Beth E. Shubin Stein
Sabrina M. Strickland

Patellofemoral Pain and Instability

Etiology, Diagnosis and Management

髌股关节疼痛和不稳定

病因、诊断和治疗

主　编　〔美〕拜斯·E.舒宾·斯特恩
　　　　　　　塞布丽娜·M.斯特里克兰

主　审　李国平

主　译　徐卫东　张　辉　敖英芳

副主译　易诚青　张　峻　何　勇　程　飚

天津出版传媒集团
天津科技翻译出版有限公司

著作权合同登记号：图字：02-2020-145

图书在版编目(CIP)数据

髌股关节疼痛和不稳定：病因、诊断和治疗 / (美)拜斯·E.舒宾·斯特恩，(美)塞布丽那·M.斯特里克兰主编；徐卫东，张辉，敖英芳主译. — 天津：天津科技翻译出版有限公司，2022.4

书名原文：Patellofemoral Pain and Instability：Etiology, Diagnosis and Management

ISBN 978-7-5433-4125-8

Ⅰ. ①髌… Ⅱ. ①拜… ②塞… ③徐… ④张… ⑤敖… Ⅲ. ①髌骨-关节疾病-疼痛-诊疗 Ⅳ. ①R684

中国版本图书馆 CIP 数据核字(2021)第 128794 号

授权单位：Springer Nature Switzerland AG
出　　版：天津科技翻译出版有限公司
出 版 人：刘子媛
地　　址：天津市南开区白堤路 244 号
邮政编码：300192
电　　话：(022)87894896
传　　真：(022)87893237
网　　址：www.tsttpc.com
印　　刷：天津新华印务有限公司
发　　行：全国新华书店
版本记录：710mm×1000mm　16 开本　12.5 印张　200 千字
2022 年 4 月第 1 版　2022 年 4 月第 1 次印刷
定价：98.00 元

译者名单

主　　审　李国平

主　　译　徐卫东　张　辉　敖英芳

副 主 译　易诚青　张　峻　何　勇　程　飚

主译助理　韩学全　周天平　徐一宏

译　　者　(按姓氏汉语拼音排序)

敖英芳　北京大学第三医院

程　飚　同济大学附属第十人民医院

冯建豪　同济大学附属同济医院

冯新哲　海军军医大学第一附属医院

韩学全　海军军医大学第一附属医院

何　勇　上海中医药大学附属光华医院

何崇儒　海军军医大学第一附属医院

黄　轩　海军军医大学第一附属医院

李　朔　海军军医大学第一附属医院

林荣强　海军军医大学第一附属医院

刘忠堂　海军军医大学第一附属医院

童文文　海军军医大学第一附属医院

王　琛　海军军医大学第一附属医院

王一鸣　海军军医大学第一附属医院

徐卫东　海军军医大学第一附属医院

徐一宏　海军军医大学第一附属医院

薛晨晨　海军军医大学第一附属医院

易诚青	复旦大学附属浦东医院
战　策	海军军医大学第一附属医院
张　辉	北京积水潭医院
张　峻	上海交通大学医学院附属第九人民医院
张　庆	海军军医大学第一附属医院
张永进	海军军医大学第一附属医院
周天平	海军军医大学第一附属医院
朱　戈	海军军医大学第一附属医院

编者名单

Christopher S. Ahmad, MD Columbia University Medical Center, Department of Orthopedic Surgery, New York, NY, USA

Jacqueline Munch Brady, MD Department of Orthopaedics and Rehabilitation, Oregon Health and Science University, Portland, OR, USA

Daniel M. Dean, MD Department of Orthopedic Surgery, Georgetown University Hospital, Washington, DC, USA

David R. Diduch, MD Department of Orthopedic Surgery, Universtiy of Virginia, Charlottesville, VA, USA

Brandon J. Erickson, MD Hospital for Special Surgery, Division of Sports and Shoulder, New York, NY, USA

Andreas H. Gomoll, MD Hospital for Special Surgery, Division of Sports and Shoulder, New York, NY, USA

Daniel W. Green, MD, MS, FAAP, FACS Hospital for Special Surgery, New York, NY, USA

Alex A. Johnson, MD Department of Orthopedic Surgery, The Johns Hopkins University, Baltimore, MD, USA

Vivek Kalia, MD, MPH, MS Hospital for Special Surgery, New York, NY, USA

Michael S. Laidlaw, MD Department of Orthopedic Surgery, Universtiy of Virginia, Charlottesville, VA, USA

Douglas N. Mintz, MD Hospital for Special Surgery, New York, NY, USA

Joseph Moloney, PT, MS, SCS, CSCS Hospital for Special Surgery, New York, NY, USA

Ryan S. Murray, MD Department of Orthopedic Surgery, Georgetown University Hospital, Washington, DC, USA

Meghan J. Price, BS Duke University School of Medicine, Durham, NC, USA

Lauren H. Redler, MD Columbia University Medical Center, Department of Orthopedic Surgery, New York, NY, USA

Beth E. Shubin Stein, MD Sports Medicine and Shoulder Service, Hospital for Special Surgery, New York, NY, USA

Sabrina M. Strickland, MD Sports Medicine and Shoulder Service, Hospital for Special Surgery, New York, NY, USA

Miho J. Tanaka, MD Department of Orthopedic Surgery, The Johns Hopkins University, Baltimore, MD, USA

Dean Wang, MD Sports Medicine and Shoulder Service, Hospital for Special Surgery, New York, NY, USA

Brian C. Werner, MD Department of Orthopedic Surgery, Universtiy of Virginia, Charlottesville, VA, USA

Robin West, MD Inova Sports Medicine, Georgetown University Medical Center, Washington, DC, USA

Virginia Commonwealth University School of Medicine, Richmond, VA, USA

中文版序言

髌股关节疾病是膝关节常见病，也是运动创伤的常见病。但一直以来，髌股关节疼痛和不稳定都较难获得满意的治疗效果。

随着研究的深入和新技术的应用，髌股关节疾病的诊疗水平有了显著提高，但与世界先进水平相比，仍存在较大差异。同时，国内各地区间的技术发展水平不均衡，也严重影响了髌股关节疾病的治疗效果以及患者最终可以达到的功能水平。

为了给所有从事髌股关节疾病诊疗工作的专业医疗人员提供一份简洁、实用的指南，提高髌股关节疾病的诊疗水平并缩小我国地区间的技术发展差异，《髌股关节疼痛和不稳定：病因、诊断和治疗》一书应运而生。作为髌股关节疾病诊疗的专业图书，本书涵盖了从基础、最新进展到当前争议的观点，内容丰富，且极为重视临床实践，是一本能够让从事髌股关节疾病诊疗工作的专业医疗人员都从中可以切实获益的好书。

本书主译及其他译者均是长期从事运动医学和关节外科诊疗工作的临床专家。他们对髌股关节疾病都具有浓厚的研究兴趣，这几年来与国内同行一道进行了不懈的探索和攻关，在该领域具有丰富的临床诊疗经验，保证了本书的翻译质量。

我认为，不断学习世界最先进的医学经验和理念，是临床医师得以迅速成长的必经之路。衷心希望本书能够给我国从事髌股关节疾病诊疗工作的临床医师一些指导和启发，使我国髌股关节疾病的诊疗水平逐步走向世界前列。

李国平

国家体育总局运动医学研究所原所长

中文版前言

髌股关节疾病的诊疗一直以来都是一个极具挑战性的临床难题。

近十几年来,新技术的涌现为髌股关节疾病的治疗提供了更多选择。高质量的生物力学研究和临床随访研究的深入开展则为我们选择合适的治疗方案提供了有力依据。目前,面对数量众多的髌股关节疾病患者,国内骨科和运动医学科医师也在致力于提高临床诊疗水平,但相关基础研究和临床实践仍落后于发达国家。国内医师目前仍然缺乏系统、规范的髌股关节疾病诊治策略。

因此,为了使国内临床医师系统、全面地掌握髌股关节疾病的诊断和治疗方法,我们甄选出《髌股关节疼痛和不稳定:病因、诊断和治疗》一书,将其介绍给国内相关读者,以期为他们的临床工作提供前沿、系统、专业、实用的指导。本书由拜斯·E.舒宾·斯特恩和塞布丽那·M.斯特里克兰两位博士领衔的世界顶尖髌股关节疾病专家团队基于长期的临床实践和科学研究编写而成,是一部聚焦于髌股关节疼痛和不稳定的骨科与运动医学图书。

本书分为髌股关节疼痛和髌股关节不稳定两部分,共10章,详细介绍了各部分常见具体疾病的病因、发病机制、诊断方法、保守治疗策略、手术指征和手术技术要点等内容。此外,每章都有详细的循证医学证据和丰富的高清图片。要点内容以卡片形式展示,汇总内容则以表格形式列出,方便读者查阅。我们相信本书将为从事髌股关节疾病诊疗工作的专业医疗人员提供详细且实用的指导。

为了保证翻译内容的准确和专业,本书翻译团队成员均为临床经验丰富、在关节外科或运动医学领域有一定造诣的医师。翻译完成后,我们邀请了髌股关节领域的知名专家对本书的内容进行了审校。在此,我们对所有参与本书翻译、校对的专家表示由衷的感谢。即使如此,本书仍可能有疏漏和不尽完善之处,希望广大读者予以批评指正。

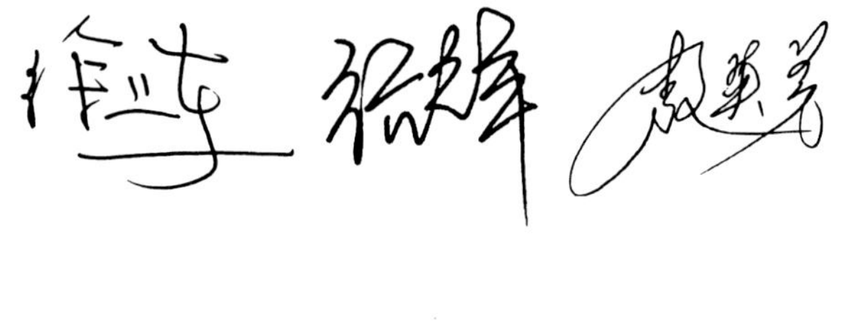

前　言

《髋股关节疼痛和不稳定：病因、诊断和治疗》一书内容简明扼要，旨在为治疗髋股关节功能障碍患者的专业人员提供指导。

近年来，随着研究的深入和新技术的涌现，人们对髋股关节疾病愈发关注，对其诊疗能力也因此不断提高。虽然过去认为髋股关节疾病诊断过程复杂且治疗难度大，但是当前，应用最新的研究成果和诊疗指南将有助于简化诊断，并提供合理的治疗方案。了解髋股关节不稳定的病因学和最新的高水平文献，熟悉髋股关节疼痛及其关节炎患者的最新治疗方案，是提高髋股关节疾病诊疗水平的关键。

每位患者的髋股关节都不尽相同，但熟悉关节的基本知识、结构和功能有助于我们发现潜在病因和发病机制，选择适合患者的治疗方案，从而缓解疼痛并恢复功能。

本书介绍了复杂髋股关节疾病患者的诊断和治疗方案。我们相信本书将是所有从事髋股关节疾病诊疗工作的物理治疗师和专业医疗人员的一份珍贵且实用的指南。

拜斯·E.舒宾·斯特恩
塞布丽那·M.斯特里克兰
美国纽约

目　录

第 1 部分

髌股关节疼痛

第 1 章

青少年髌股关节疼痛患者的诊断和治疗

Meghan J. Price, Joseph Moloney, Daniel W. Green

引言

本章重点关注儿童和青少年髌股关节膝前痛的鉴别诊断。我们讨论的膝前痛的常见原因列于表 1.1。然而，许多患者在没有明确诊断的情况下仍会出现膝前痛。这些患者属于青少年膝前痛和髌股关节疼痛综合征（PFPS）这类更广泛的诊断类别。这些情况过去常被称为髌骨软化症。在某种程度上，髌骨软化症常与膝前痛联系在一起，成为公认的髌前痛的临床诊断[1,2]。然而，现在诊断髌骨软骨软化症需要影像学或关节镜检查，证明存在软化或损坏的关节软骨。这种区别引申出了针对其他与软骨损伤无关的髌股关节疼痛的更有效和更具体的物理治疗计划。

本章将回顾儿童和青少年膝前痛的常见诊断。由不稳定和力线不良引起的髌股关节疼痛将在本书的其他章节讨论。

青少年膝前痛

当青少年出现膝前痛且无法给出一个明确的诊断时，我们通常使用术语“青少年膝前痛”来做诊断。这种情况通常发生于运动活跃的青少年。它被认为是一种

M. J. Price
Duke University School of Medicine, Durham, NC, USA

J. Moloney · D. W. Green (✉)
Hospital for Special Surgery, New York, NY, USA
e-mail: greend@hss.edu

表1.1 青少年膝前痛常见原因列表

青少年膝前痛
PFPS
Osgood-Schlatter 病(OSS)
胫骨结节骨折
Sinding-Larsen-Johansson(SLJ)综合征
髌袖骨折
二分髌骨
滑车 JOCD
髌骨 JOCD
Hoffa 脂肪垫撞击
滑膜皱襞综合征
髌骨软化症
髌前滑囊炎
髌腱炎
髌骨压力性骨折
髌骨力线不良
髌股关节不稳定
疼痛综合征
缺血性坏死
骨挫伤
关节炎
肿瘤

过度使用损伤,通常是由于患者的日常训练中并未包括对膝关节、髋关节周围肌肉及核心肌肉的足够强化和稳定训练。

青少年的膝前痛通常表现为钝痛,疼痛会随着时间的推移出现,并随着活动而加重,尤其是那些涉及肌肉收缩和伸展的活动,如跳跃、蹲坐、短跑等。其他典型症状包括膝关节反复屈膝疼痛、爬楼梯或久坐后疼痛。体格检查应包括评估小腿的力线、髌骨的位置、跟腱的张力、踝关节的灵活性、膝关节的稳定性、髋关节的旋转、膝关节和髋关节的活动度(ROM)、髌骨的触诊,以及股四头肌和腘绳肌的力量、活动度、坚硬度和张力。X线片和MRI可帮助排除更具体的诊断。然而,在青少年膝前痛患者中,影像学检查结果通常是正常的。

在大多数情况下,暂时的运动改变、短期使用非甾体抗炎药(NSAID)和冰敷可以缓解疼痛，训练中加入拉伸和放松可有效缓解症状。患者可以与康复医师合作来制订一套运动方案，限制体育活动的持续时间和强度，把重点放在低强度运动上，如骑车和游泳等。此外，物理治疗方案应包括针对性训练，如增加腘绳肌的柔韧性，以及核心和臀部肌肉的力量，这对于支持和保护膝关节很重要。教练和物理治疗师也可以帮助解决任何可能导致持续膝关节疼痛的运动技巧问题。重要的是要养成良好的训练习惯，包括穿合适的运动鞋、训练前彻底热身、运动前后进行拉伸，以及将髋部和核心力量训练列入日常训练中。

PFPS

我们承认青少年的膝前痛和 PFPS 之间有明显的重叠，以至于一些医师无法区分两者。然而，PFPS 通常伴随轻微的髌股关节不稳定(没有脱位)和(或)髌股关节过度负荷(没有明显的关节软骨损伤)。

PFPS 患者通常表现为髌骨关节周围的疼痛和僵硬。这种疼痛会在爬楼梯、跪、蹲或进行其他日常工作时加剧。患者经常主诉在变换姿势或爬楼梯时出现破裂声或爆裂声，在反复弯曲膝关节时也会感到疼痛。PFPS 是一种非特异性诊断，需临床或影像学排除其他鉴别诊断。

保守治疗包括改变运动模式、休息、冰敷、暂时加压和短期使用 NSAID 等，通常可以缓解症状。建议患者降低体育活动的强度并缩短活动时间，开始物理治疗练习，以提高关节的活动度、力量和耐力。核心、臀部和股四头肌的力量和腘绳肌的柔韧性尤为重要，因为它们有助于改善髌骨轨迹。

OSS

OSS 是指胫骨结节近端髌腱附着处因牵拉导致的炎症。OSS 最早于 1903 年由 Robert Osgood 提出，其病因被广泛认为与胫骨结节的反复牵拉劳损和继发骨化中心的慢性撕脱有关[3]。病因尚未达成共识，但在报道中提出了几种假设。Ogden 和 Southwick 认为，随着胫骨结节的成熟，如果正在生长的骨化中心不能承受来自髌腱的力量，会导致胫骨结节骨化中心的分离[4]。Lancourt 和 Cristini 提出，低位髌骨患儿的髌腱较短，可能导致继发性骨化中心的应力增加[5]。足内翻、膝外翻、内旋[6]和胫骨过度外旋[7]也与此有关。

OSS 通常高发于发育高峰期(女孩 8~12 岁，男孩 12~15 岁)人群，运动活跃人群(21%的青少年)比非运动活跃人群(4.5%的青少年)患病率更高[8]。常见的运动,如足球、橄榄球、篮球、排球、体操和花样滑冰等,由于这些运动包括冲刺、急停急转和跳跃等动作,可使得OSS更为严重。这些运动使得股四头肌强力收缩,导致髌腱反复牵拉。患者通常在胫骨结节处出现逐渐加重的疼痛、压痛和肿胀。通常在胫骨粗隆处有一块突出区域,疼痛随着膝关节抗阻伸展或关节完全屈曲的蹲坐而加剧。直腿抬高则是完全无痛的[9]。

OSS的诊断主要通过临床检查做出,但建议单侧发病者通过X线片来排除其他鉴别诊断。X线片(膝关节侧位,腿内旋10°~20°)是诊断OSS最常用的影像学检查。典型表现为早期胫骨结节的不规则突起,以及后期几乎与胫骨结节分离的小骨块[10](图1.1)。虽然影像学表现很难与结节骨化的正常变异相区分,OSS的胫骨结节还可能表现为轴向上的突起,不规则、骨性分离或特别致密。髌腱也可能表现为浅层骨化、钙化或增厚[9]。MRI对于识别OSS的非典型表现更为有用,Hirano等报道了MRI中典型OSS的五个分类阶段:正常、早期、进展、终末和愈合[11]。患者在正常及早期阶段出现症状,但MRI未见炎症及撕脱。进展期可见次级骨化中心的部分软骨性撕脱,终末期可见分离的骨块。第五阶段的骨愈合明显,未见分离的小骨块[11]。

在进行鉴别诊断时,识别非移位的胫骨结节性骨折非常重要。这些骨折在X线片上与OSS相似。然而,患者的临床表现为严重疼痛和无法做直腿抬高。

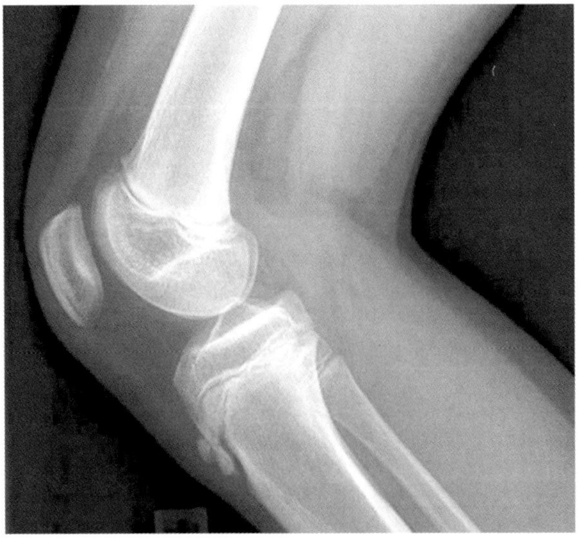

图1.1 膝关节侧位片。

OSS 是一种自限性疾病，预计超过 90%的患者可获得痊愈[12]。保守治疗包括冰敷、制动、NSAID、护膝，以及力量和灵活性的物理治疗方案。对于出现剧烈疼痛的患者，建议停止体力活动，直到剧烈疼痛消退。对于出现轻至中度疼痛的患者(大多数患者)，推荐维持适度的运动。通常需评估患者疼痛前活动水平，严格减少冲刺和跳跃等训练的时间。急性发作期建议增加休息和柔韧性练习。

当胫骨近端骨骺闭合时，绝大多数症状均可消失。但仍有不到 2%的患者会存在胫骨结节的持续疼痛和压痛。这部分患者的手术适应证包括持续存在疼痛的骨骺闭合，以及 X 线片上可见明确游离的骨块[13]。文献报道了手术治疗少数骨骺闭合后仍有症状的 OSS 患者。这些手术通常包括经髌腱纵切口切除胫骨结节的突出部分，以及骨块和软骨块的分离[14-18]。

SLJ 综合征

SLJ 综合征或髌骨远端过度牵拉是一种发生于髌腱和髌骨下缘交界处的疼痛。这一疾病最早由 Sinding-Larsen 和 Johansson 独立描述，与 OSS 的表现有许多相似之处[19,20]。SLJ 综合征是一种髌前痛中并不常见的病因，报道的发病率约为 4.8%[21]。SLJ 综合征通常发生于生长活跃的青少年人群，多与运动中过度使用有关，如冲刺或跳跃等活动使髌腱被反复牵拉。这种牵拉产生的重复性压力和微损伤被认为是疼痛的主要来源[22]。

该病临床上主要表现为 10~12 岁患者在髌骨下极出现压痛和(或)肿胀。股四头肌抗阻以及髌骨过屈时疼痛会加重[23,24]。还可出现髌腱增厚及髌下滑囊炎[23]。诊断 SLJ 综合征通常不需要影像学证据，但单侧病例建议拍摄膝关节 X 线片，以排除胫骨结节骨折、肿瘤或感染等诊断(图 1.2)。SLJ 综合征 X 线片可显示髌骨远端骨化中心的轻微分离、延长、碎裂和(或)不规则钙化[22,25]。Medlar 等报道了 SLJ 综合征的 X 线片分级：1 级表现无异常；2 级可见髌骨下极不规则钙化；3 级大面积钙化；4A 级合并髌骨钙化，4B 级髌骨内出现弥散的钙化灶[25]。

需要注意的一个重要的鉴别诊断是髌骨袖状骨折(本章后面将讨论)，因为两者在 X 线片上的表现非常相似，区别在于临床表现。髌骨袖状骨折常见于急性创伤后，患者在膝关节活动时伴有剧烈疼痛，且无法伸膝。如果无法准确判断，应行 MRI 检查。这两种疾病的鉴别诊断非常重要，这是因为髌骨袖状骨折的治疗需要膝关节制动，而 SLJ 综合征则不需要。

SLJ 综合征是一种自限性疾病，通常可在发病后 12~18 个月内自行缓解，其

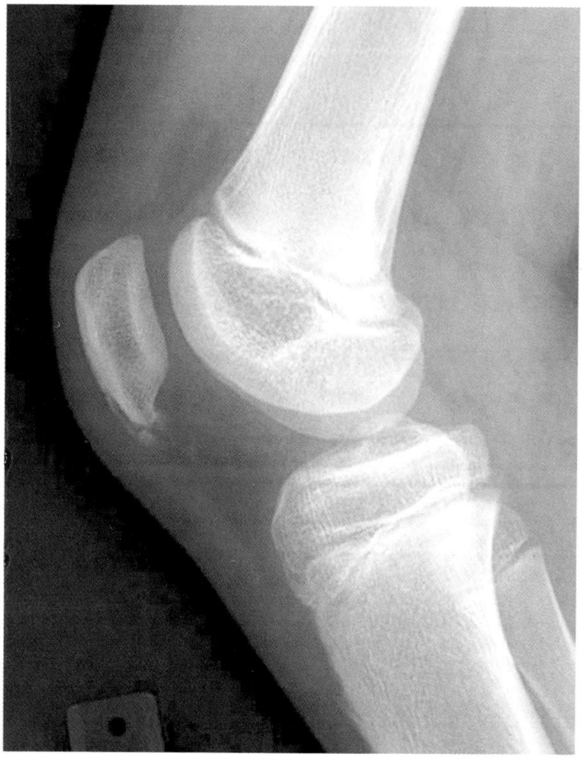

图 1.2 一例 12 岁打壁球和越野跑的男性患者，在无明显急性损伤的情况下，近 6 个月来一直右膝疼痛。侧位片显示髌骨远端有轻微骨改变，符合 SLJ 综合征的诊断。

症状持续时间与发育高峰一致。发病后，对于急性期的疼痛和肿胀，一般采用改变运动模式、冰敷、NSAID 治疗等保守治疗[26]。疼痛消退后，建议进行康复训练，重点增强股四头肌、髂胫束、腓肠肌和腘绳肌的力量和柔韧性。我们认为腘绳肌过度紧张是造成 SLJ 的一个重要危险因素，因此增加这些肌肉的活动性尤为重要。如果疼痛未缓解，建议充分休息并进行物理治疗，随后在髌骨支持带的辅助下缓慢恢复运动[10]。

手术治疗 SLJ 并不常见，但对于持续疼痛到成年的患者，手术治疗是必要的。目前仅有一例手术成功治疗 SLJ 的文献报道[27]。

二分髌骨

二分或三分髌骨是一种先天性异常，通常并无症状，但过度活动或创伤后，可能出现髌骨上外侧或外侧疼痛[28–30]。特别有趣的是，二分髌骨是膝关节上外侧疼痛和压痛的唯一病因。髌骨是人体内最大的籽骨，大部分情况下仅有一个骨化中心，当骨化中心未与主髌骨融合时，即发展为二分髌骨。二分髌骨报道的发病率低至 0.2%~6%，高至 60%[31-33]。二分髌骨在男性比女性更常见，男女比例从 4:1 到 9:1[33-35]。运动活跃人群中膝关节有症状的患者比不活跃人群中更为常见。Iossifidis 等提出，直接或间接损伤导致髌骨与副髌骨之间的纤维软骨区破裂，是二分髌骨疼痛的原因[30]。

二分髌骨的诊断需结合病史、临床检查及髌骨轴位片。Ishikawa 等认为髌骨轴位片是诊断二分髌骨最有效的方法，可排除其他导致髌骨疼痛的原因，如髌骨发育不良、髌骨不稳定或异常的髌骨轨迹等[36]。X 线片显示髌骨分为两部分，边界光滑，皮质完整(图 1.3)。Saupe 提出一个对次级骨化中心位置进行分类的系统。Ⅲ型最常见，发病率为 75%，多发于上外侧区域。Ⅱ型在横向或垂直区域，占 20%。Ⅰ型在下极，最少见，占 5%[37]。对于需要手术的患者，MRI 检查是必需的。此外，Kavanagh 等提出，MRI 检查尤其适用于因过度使用和继发异常髌骨轨迹而逐渐出现疼痛的年轻男性患者[38]。在这类情况下，MRI 并非用于诊断二分髌骨，但可能有助于显示髌骨分离部位的水肿程度并评估关节软骨的质量。所有影像学检查均应与临床表现的外侧或外上侧压痛和(或)突起吻合。二分髌骨的疼痛在行走、跳跃、上台阶等膝关节屈曲时加重。

二分髌骨通常是自限性的，大多数患者无须手术。保守治疗包括 NSAID、运动模式改变、封闭治疗和股四头肌柔韧性训练[33,35]。在一项二分髌骨手术治疗的荟萃分析中，Matic 等报道了对 125 例患者 130 个膝关节的治疗，其中 90 例是保守治疗失败的患者[34]。在保守治疗 6 个月效果不明显后，手术治疗包括副髌骨切除、

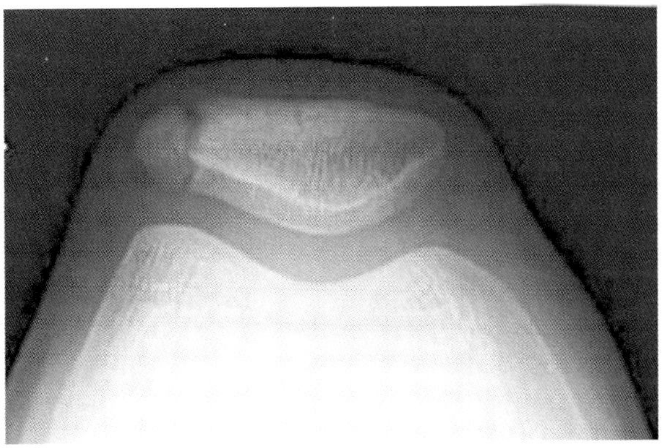

图 1.3　典型病例，13 岁女性二分髌骨。

外侧支持带松解术[39]或股外侧肌松解术[40]。对于切除会导致髌股关节不稳定的较大病灶，建议切开复位内固定[28,35]。Vaishya 等在一项对 5 例接受手术切除或切开复位内固定的患者的病例研究中报道了较好的结果。在平均 13 个月的随访中，所有患者均不再出现疼痛和其他症状[41]。Matic 的荟萃分析也报道了良好的结果，125 例接受手术或保守治疗的患者中有 105 例无症状，并且在适当康复后能够回归运动。

膝关节滑车和髌骨青少年剥脱性骨软骨炎(JOCD)

JOCD 是一种特发性疾病，以青少年软骨下骨病变为特征，可能涉及或不涉及表面的关节软骨。JOCD 是运动活跃的儿童和青少年膝关节疼痛的常见原因，报道发病率为(15~29)例/10 万[42,43]。JOCD 与剥脱性骨软骨炎(OCD)的病因并不相同。一些学者提出，OCD 是膝关节过度使用性损伤，即因反复微创伤导致脆弱的软骨下骨病损[44]。一旦受损，这一区域的负荷和压力可导致缺血性坏死和隐性骨不连[44,45]。这使得运动活跃的儿童更容易患 OCD。然而，也有许多 OCD 病例发生于不运动的儿童，最近的遗传学研究表明，有几个 DNA 位点和 OCD 之间存在潜在关联，提示遗传因素的作用[46]。OCD 最常见的发病部位是股骨内侧髁外侧面(50%~80%)，滑车和髌骨病变的发病率较低，分别为 1%和 5%~10%[44,45,47]。

患者通常表现为膝关节疼痛和膝关节前内侧压痛，以及活动后肿胀。他们可能出现胫骨外旋的疼痛步态。在影像学方面，轴位、正位和侧位片对诊断滑车的 OCD 最有帮助[48,49]。一旦怀疑有 OCD，应进行膝关节 MRI 检查，以明确诊断并追踪治疗后进展(图 1.4)。

大多数关于 OCD 治疗的研究都集中于股骨髁的软骨剥脱病变。同时，美国骨科医师学会(AAOS)关于 OCD 的临床治疗指南也未提及滑车骨软骨剥脱[50]。由于对其病因及治疗的研究较少，所以对滑车 OCD 的规范化治疗尚未建立[51-54]。由于髌股关节受力独特，所以滑车 OCD 的诊断和治疗可能与股骨髁不同。然而，在缺乏结论性研究的情况下，通常遵循与治疗股骨髁 OCD 相似的治疗指南。对于骨骼尚未发育成熟的青少年 OCD 患者，非手术治疗，如固定制动、减少负重或运动方式改变等往往能取得较好的结果[55]。对于有机械症状、有松动或关节面不稳定或骨骺已闭合的患者，应采取手术干预。手术目的是重建软骨下界面并保护上覆的关节软骨，确保早期活动，理想地保护骨而不使用同种异体骨移植，并实现刚性固定。手术方式包括关节镜探查、软骨成形、钻孔微骨折术、游离体取出、外侧支持带松解和内侧髌股韧带重建。术后处理包括外侧支持带拉伸、髌骨拍打和股内侧斜肌

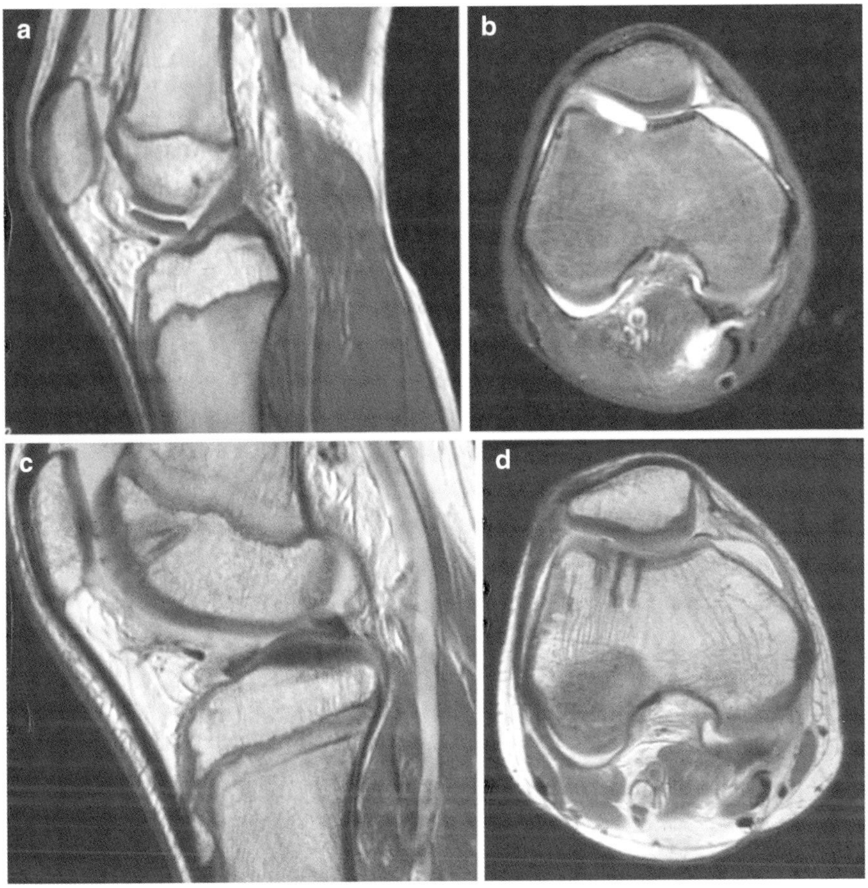

图 1.4　一例 12 岁男性右膝关节滑车 OCD 患者。患者接受 8 个生物可吸收钉内固定手术治疗。在 8 个月的随访中，患者否认疼痛或其他症状，影像学显示软骨愈合和长入。

训练[56]。

目前，对于滑车 JOCD 手术治疗的文献报道较少，仅有几个个案报道。Wall 等对 24 例滑车 OCD 进行了多中心研究，其中手术 12 例，保守治疗 12 例[51-53]。在手术患者中，8 例有愈合迹象，能重返运动。为了更好地了解这一罕见情况，我们对 30 例患者的 34 个滑车 JOCD 病变进行了回顾性研究，术后短期随访效果较好。同时，恢复效果还与患者的运动密切相关，特别是足球和篮球运动，涉及髌股关节压力负荷[57]。

与滑车 JOCD 类似，髌骨 JOCD 的病因和治疗也尚不清楚。因为它也不是一种常见部位的病变[44,47,58]。患者的典型临床表现为髌前痛，类似于滑车病变。在影像学上，病变通常位于髌骨的关节软骨面（图 1.5）。Kramer 等开展了一项评估青少年滑车和髌骨 JOCD 病变手术治疗的研究，研究包括滑车 JOCD 17 例，髌骨 JOCD 12 例，临床结果良好，48%的患者术后无疼痛，48%术后有轻度疼痛。最后随访，85%的患者能恢复运动，满意度评分和 pedi-IKDC 评分均较术前明显改善[56]。然而，也有一些文献报道了相反的结果。

Hoffa 脂肪垫撞击

膝关节内有三个主要的脂肪垫：髌前或髌下脂肪垫(IFP)、囊内或股四头肌脂肪垫，以及囊外或股骨前方脂肪垫。IFP 或 Hoffa 脂肪垫是一个囊内、髌下的楔形脂肪团，位于膝关节前部。IFP 从髌骨下极延伸至胫骨上段和髌下囊，前侧由髌腱和关节囊划界，后侧由滑膜划界[59]。这个结构充当髌腱的减震器。Hoffa 病最早由 Albert Hoffa 于 1904 年提出，是由撞击和 IFP[60]炎症引起的膝前痛。这种撞击可由多种因素引起，包括髌腱炎和直接创伤，如袖状骨折或 IFP 肿瘤[61]。肿瘤(大部分为良性)已被证明是成人疼痛的来源，但在儿童中却不常见。然而，了解肿瘤对鉴别诊断非常重要[61]。在排除这些潜在因素的情况下，脂肪垫撞击常发生于过伸性损伤后，即脂肪垫被挤压。这种损伤可由被称为 Morel-Lavallee 损伤的急性闭合性脱套引起，也可由慢性重复剪切力和过度使用引起[62]。这两种类型的损伤最常见于舞蹈演员、体操运动员或游泳运动员，他们的活动需要膝关节完全伸展。反复撞击会使 IFP 变得红肿。如果 Hoffa 脂肪垫撞击未得到解决，就会导致软骨或骨组织的纤维化改变，包括脂肪垫的骨化[62]。

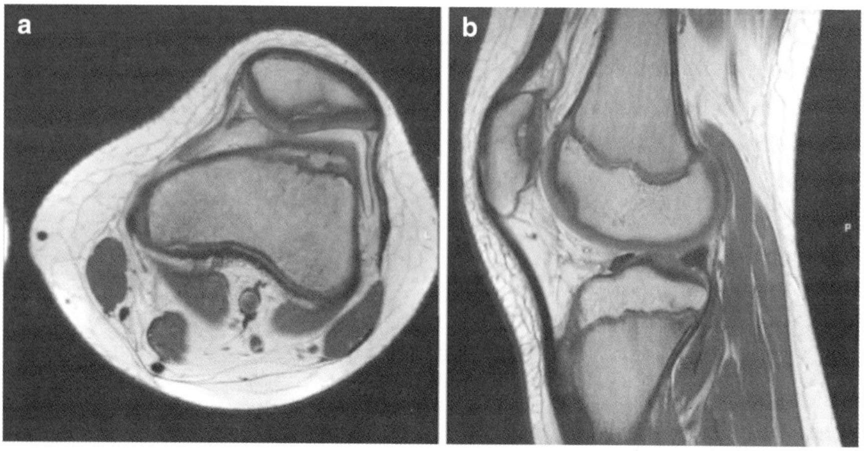

图 1.5　一例 12 岁男性患者的术前影像，患者主诉膝前痛，表现为左膝髌骨和滑车 OCD 病变。

经体格检查及触诊髌腱,患者可出现髌腱两侧压痛。这种疼痛通常在伸屈膝时加剧[26]。病情发展到骨化的慢性阶段之前,患者膝关节 X 线片通常是正常的。MRI 对诊断疼痛性撞击型 IFP 更有帮助,因为这些病例在 MRI 上常表现为水肿。髌韧带和股骨外侧髁之间的 Hoffa 脂肪垫的 MRI T2 加权成像信号增强被认为是 Hoffa 脂肪垫撞击的诊断[63-65]。然而,一些研究表明,Hoffa 脂肪垫上外侧区域的水肿与临床脂肪垫撞击有关,但水肿也可出现在无疼痛的患者中[66,67]。

一些研究也报道了髌股关节错位与 Hoffa 脂肪垫撞击的关系。Campagnes 等报道了两种可能与撞击有关的髌股关节脱位:一种是高位髌骨,一种是胫骨结节-股骨滑车沟(TT-TG)距离增加,这可能与撞击有关[68,69]。Campagna 假设,高位髌骨可使髌韧带位于滑车前面,并在运动过程中使髌韧带与股骨之间产生压力[70]。Chung 等也提出,髌韧带与股骨之间的异常狭窄可能与 Hoffa 脂肪垫撞击有关[71]。Campagna 等观察到因撞击引起的水肿患者的髌腱病变增加和髌腱到股骨的距离缩短,从而支持了这项研究[70]。

Hoffa 脂肪垫撞击的早期治疗通常包括物理治疗和 NSAID。如果撞击是由过度伸膝引起的,针对腘绳肌力量的训练可以降低反复撞击的风险。在一些极端情况下,一些诊所已经使用皮质类固醇注射来缓解疼痛[72]。对于通过保守治疗无法缓解症状的患者,手术切除脂肪垫可以缓解症状[60,72-74]。此外,如果出现继发性疾病,如骨软骨瘤,建议进行关节镜手术切除[75]。

滑膜皱襞综合征

滑膜皱襞综合征或炎症导致的髌骨周围滑膜皱襞增厚通常发生于内侧支持带的内侧上半部,向股四头肌腱内侧辐射。"滑液皱襞"是指在膝关节滑液衬里的四个确定的囊内皱襞。这些褶皱是胚胎发育过程中膝关节中间隔样分裂的残余[76,77]。如果这些胚胎残留物不能作为正常发育的一部分被重新吸收,它们在成年后就会变成皱襞[78]。这些皱襞通常没有症状,但钝性创伤、扭转损伤或屈伸活动引起的重复性机械刺激可导致炎症。特别是髌骨内侧滑膜皱襞会导致膝关节前内侧疼痛并伴有滑膜皱襞综合征[79-83]。如果在最初出现症状后未经治疗,有症状的皱襞会变成纤维状,随后失去弹性。撞击附近关节内结构导致疼痛,这是滑膜皱襞综合征的特征。症状性皱襞的发病率尚不清楚,不同的研究者报道的数字根据年龄和标准的不同有很大差异[84-86]。

滑膜皱襞综合征患者可表现为膝关节内侧间歇性钝性疼痛,或合并内侧和前部疼痛，并随着跑步、蹲姿、跪姿和上下楼梯而加重。增生的滑膜系带在弯曲时会经常弹出，患者在活动时会感到膝关节不稳定、僵硬、卡压和绞锁。临床上，通过触诊可发现膝关节内侧上半部滑膜增厚，股骨内侧髁或髌骨内侧有压痛。患者还可能出现膝关节肿胀和与髌骨内侧边缘平行的硬条索。此外，一些研究报道提示大腿周径的差异，50%或以上患者轻至中度股四头肌萎缩 0.5~1 英寸（1 英寸≈2.54 厘米）[87,88]。大多数患者 MRI 可显示内侧滑车远端皱襞增厚并伴有骨髓水肿。MRI 还可帮助排除半月板撕裂和关节软骨损伤，然而，MRI 无法帮助区分正常的滑膜组织增厚和滑膜皱襞综合征。由于在镜下滑膜皱襞增厚、呈白色、纤维性条索，关节镜可对皱襞综合征做出准确诊断，但通常在保守治疗失败时才建议进行关节镜探查（图 1.6）[80,83]。

对于皱襞综合征的早期治疗，我们推荐两个阶段的保守治疗。保守技术尤其适用于急性创伤或相关症状持续时间短的年轻患者[87,89]。为了缓解急性疼痛症状，患者应使用冰敷和 NSAID 来短期缓解。他们还应该减少加重皱襞的活动。出现严重疼痛或跛行的患者应避免所有跑步和跳跃活动。那些有轻微疼痛的患者可以和他们的医师一起制订计划，通过减少活动时间和降低强度来调整活动。有几位医师报道，通过胶带对髌骨进行向上和侧面的牵拉非常有效[90]。在物理治疗方面，专注于加强股四头肌和韧带柔韧性的训练已被证明有效[89,91,92]。虽然不是一线治疗，经关节内注射皮质类固醇已被证明有效[90]。如果在疾病早期进行治

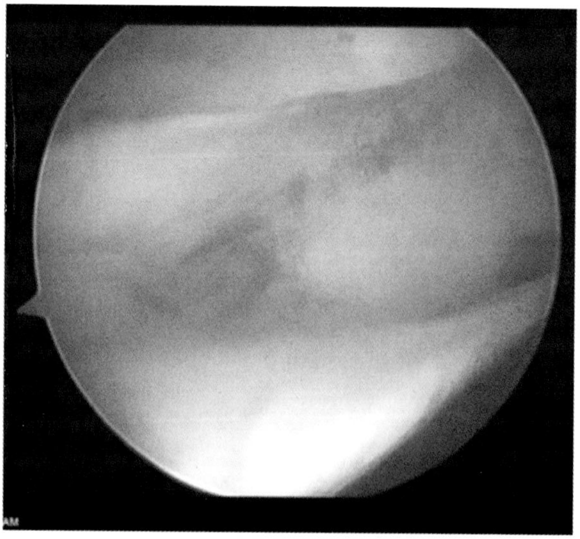

图 1.6 一例有皱襞综合征的 14 岁女性，出现症状，其关节镜照片。图像显示膝关节内侧及上方有两个大皱襞。（扫码看彩图）

疗,这些注射通常更成功。如果疼痛持续或滑膜皱襞的形态发生永久性改变,建议对有症状的皱襞进行关节镜手术切除[90]。滑膜皱襞切除的术后病理报告一般都有阳性结果[88,91,93]。

胫骨结节骨折

发生于胫骨结节骨化完成之前的胫骨结节骨折与胫骨结节骺软骨炎很难鉴别。该损伤的发病率较低,在青少年中分别占所有骺板和骨骺损伤的 3%和 1%[94-96]。这些骨折最常发生于 12~17 岁的青少年男性,如在跳跃或冲刺时股四头肌剧烈收缩而发生急性损伤,或跳跃着地时股四头肌收缩而致膝关节剧烈弯曲[97,98]。胫骨结节骨折往往会对这一年龄段的男性青少年患者造成伤害,因为他们在这个发育阶段较为脆弱。在此期间,男性青少年会经历胫骨近端快速生长,并向远端延伸至胫骨结节[99]。胫骨结节由胫骨近端继发骨化中心发展而来,在牵引过程中形成,使其对拉力[4]更加敏感。当男性经历这一脆弱的发育阶段时,他们比女性身材更高大,体重更重,有更强壮的股四头肌。这些因素结合在一起,使胫骨结节更容易受到这些潜在损伤力量的伤害。

临床上,患者表现为急性疼痛、肿胀、膝关节积液和膝关节屈伸受限。膝关节侧位片显示骨折。Reginald Watson-Jones 于 1955 年建立了三种类型的胫骨结节骨折分型,此后,几位学者对此进行了扩展[97]。Watson-Jones 将Ⅰ型骨折定义为胫骨结节以远的小部分胫骨结节撕脱骨折。Ⅱ型被归类为跨骨骺线但不进入膝关节的骨折。Ⅲ型被定义为延伸至膝关节的骺端撕脱伤[97]。Ogden 等通过定义位移和粉碎程度,对这一分类系统进行了补充,帮助描述不同的骨折类型,从而制订不同的治疗策略[100]。后来在分型中增加了Ⅲ、Ⅳ、Ⅴ及ⅢB 型。Ryu 和 Debenham 将Ⅳ型骨折定义为整个近端骨骺的撕脱,并沿胫骨近端骨骺向后延伸[101]。Ⅲ型骨折同时伴有髌韧带撕脱[102],Ⅴ型骨折是指将Ⅲ型骨折和Ⅳ型骨折结合,形成"Y"形外观[99,103]。X 线片通常足以确定这些分类, 然而, 复杂骨折可能需要额外的成像, 如 CT 或 MRI。这类成像对可能有骨膜卡压的不可复位骨折更有帮助[104]。

正确的胫骨结节骨折分型是最佳治疗建议的重要前提。非移位型骨折可采用外固定治疗约 4 周。拆除外固定后应进行康复,在 8 周内达到完全屈膝角度。移位骨折应采用手术切开复位内固定治疗。在此手术中使用空心螺钉是最常见的,文献报道了较好的结果。此外,更严重的非移位型骨折可使用经皮螺钉治疗[105]。通过精细的物理治疗帮助恢复 ROM 和肌肉力量,患者应该能够在手术后 3~4 个月恢复正常活动。重要的是要了解一些伴随胫骨结节骨折的并发症,包括最初出现的骨筋膜室综合征、半月板撕裂、治疗后的膝关节僵硬和膝过伸[106]。最近对336例小儿胫骨结节骨折的结果和并发症的文献进行荟萃分析,结果显示骨筋膜室综合征占3.57%[107]。半月板撕裂合并胫骨结节外移很少见,但在少数Ⅲ型骨折患者中有报道[108]。

髌袖骨折

髌袖骨折需要与SLJ综合征相鉴别。髌袖骨折的特征是一小块附着在软骨、骨膜和支持带上的骨碎片从髌骨下极撕脱。这些骨折是儿童特有的,发病率极低,为1%~6.5%[109,110]。直接创伤和髌骨半脱位或脱位是这些骨折的常见原因[111]。

临床上,患者表现为膝关节异常疼痛和肿胀。如果骨折明显移位,体格检查可发现明显的间隙[110,112]。侧位X线片可显示撕脱的骨块和髌骨(图1.7)。然而,如果碎片主要由软骨组成,则在诊断中可能漏诊[110,113,114]。正位或侧位片也可排除二分髌骨、副骨化中心和SLJ综合征,这些都很常见,类似于髌袖骨折。如果损伤在X线片上显示清晰,则无须进行MRI。髌袖骨折的矢状位T2加权图像可以提供有关软骨损伤程度和骨折碎片位置等的有用信息[113,115]。骨折线通常表现为高信号,与低信号软骨形成良好对比。

与SLJ综合征不同,髌袖骨折不应进行保守治疗。如果患者被误诊,并进行非手术保守治疗,患者容易出现伸膝延迟、髌骨畸形和突出,如果初始保守治疗采用

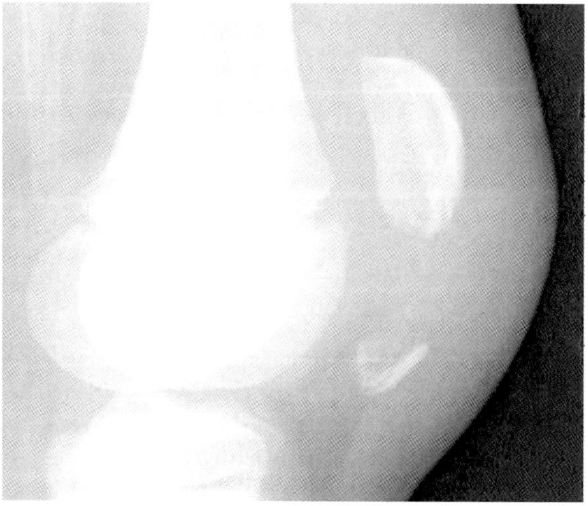

图1.7 髌袖骨折伴移位。

外固定治疗，可能出现膝关节屈膝功能受限[116-118]。对于移位的髌袖骨折，建议进行冲洗、清创、切开复位和内固定等手术治疗。如果伸肌支持带撕裂，也应该修复。需要注意的手术并发症是髌骨远端前表面过度暴露或意外损伤。因为这是髌骨生长的主要血供来源，该结构的损伤可能导致近端的缺血性坏死[119]。

髌股关节疼痛的康复

治疗幼儿和青少年髌股关节疼痛的指导原则是进行所有运动而不产生疼痛。此外，应调整每日活动量，使患者尽可能无症状地活动[120]。导致疼痛的活动应避免，以免造成不必要的破坏。一般来说，可以进行不影响膝关节的活动，如游泳、骑自行车和使用椭圆机。在治疗中，开链等长运动倾向于产生最低程度的刺激。直腿抬高可在不同方向进行，以增强膝关节和髋关节的力量。这些动作可以利用松紧带在仰卧位或站立位进行。应拉伸紧绷的肌肉群，特别是腘绳肌和股四头肌、髂胫束和屈髋肌。应注意鉴别过度松弛与过度活动，如果存在，不要使其加重。当开始闭链练习时，在没有疼痛的情况下使膝关节尽可能地弯曲。随着症状缓解，可以提高膝关节屈曲的程度。在闭链练习中，重要的是要利用髋部策略来调动臀肌和腘绳肌，从而减少髌股负荷。当膝关节屈曲的静态练习可以无痛地进行时，可在短时间内无痛地进行活动，从双腿活动到单腿活动，从低负荷、短时间活动到低负荷、长时间活动，从高负荷、短时间活动到高负荷、长时间活动，再到强调软着陆的渐进式冲击活动。

在闭链练习中，应注意正确的下肢对齐[121]。为了达到中立位对齐，脚必须正确定位，这可以通过主动定位和外部定位来实现。主动定位是可以教的。在出现扁平足的情况下，指导患者积极保持适当的足弓，保持第一跖骨头在地板上，而不是简单地转动脚进入倒置。足内侧肌强化可以帮助形成一个强力的支撑，在此基础上，肢体可以发挥功能。用裹毛巾，或者通过脚趾张开而不是卷曲的方式捡大理石，都是很有用的技巧。穿合适的鞋和使用足弓支撑器械或正规的矫正器可以帮助优化定位。髋部和核心肌群也起着重要作用[122-125]。可以立即开始这些身体部位的训练。可进行简单的练习，如髋外展、俯卧和侧平板核心练习。

有效治疗的其他组成部分包括对运动的调整。那些倾向于通过脚跟触碰进行初始接触的患者，可以进行低冲击跑步训练，即利用前足/中足的初始接触。这减少了对膝关节的冲击力。鞋子也很重要。不理想的鞋，如旧鞋，或不正确的个人设计（如极简风格的跑鞋，对一例严重内翻的患者），也可能是诱发症状的一个因素。有关鞋子与实际情况相匹配的指导也很有帮助（在坚硬的干燥草地上穿草皮鞋而不是钉鞋)。为了最大限度地加快康复速度,防止复发,建立一个长期的家庭计划至关重要[126]。依从性可通过每天数量有限的基本练习而得到强化。每天都要与患者联系,进行练习并建立监督机制,如通知父母。医师应与患者进行开诚布公的谈话,并以坦诚的态度和积极、非威胁的方式进行讨论,旨在帮助制订有效的策略。其他方法包括写训练日志/日记和利用提醒,如在卧室镜子上贴便利贴或在电子设备(如手机或平板电脑)上设置闹钟。在使用康复器械方面,由于担心超声和电刺激对生长的潜在影响,故不建议使用。冰敷是有用的,通常不提倡热敷。

(何崇儒 薛晨晨 译 易诚青 敖英芳 校)

参考文献

1. Bentley G, Dowd G. Current concepts of etiology and treatment of chondromalacia patellae. Clin Orthop Relat Res. 1984;189:209–28.
2. Insall J, Falvo KA, Wise DW. Chondromalacia patellae. A prospective study. J Bone Joint Surg Am. 1976;58(1):1–8.
3. Osgood RB. Lesions of the tibial tubercle occurring during adolescence. Bost Med Surg J. 1903;148:114.
4. Ogden JA, Southwick WO. Osgood-Schlatter's disease and tibial tuberosity development. Clin Orthop Relat Res. 1976;116:180–9.
5. Lancourt JE, Cristini JA. Patella Alta and patella infera. Their etiological role in patellar dislocation, chondromalacia, and apophysitis of the tibial tubercle. J Bone Joint Surg Am. 1975;57(8):1112–5.
6. Willner P. Osgood-Schlatter's disease: etiology and treatment. Clin Orthop Relat Res. 1969;62:178–9.
7. Gigante A, Bevilacqua C, Bonetti MG, Greco F. Increased external tibial torsion in Osgood-Schlatter disease. Acta Orthop Scand. 2003;74(4):431–6. https://doi.org/10.1080/00016470310017749.
8. Kujala UM, Kvist M, Heinonen O. Osgood-Schlatter's disease in adolescent athletes. Retrospective study of incidence and duration. Am J Sports Med. 1985;13(4):236–41.
9. Dunn JF. Osgood-Schlatter disease. Am Fam Physician. 1990;41(1):173–6.
10. Gholve PA, Scher DM, Khakharia S, Widmann RF, Green DW. Osgood Schlatter syndrome. Curr Opin Pediatr. 2007;19(1):44–50. https://doi.org/10.1097/MOP.0b013e328013dbea.
11. Hirano A, Fukubayashi T, Ishii T, Ochiai N. Magnetic resonance imaging of Osgood-Schlatter disease: the course of the disease. Skelet Radiol. 2002;31(6):334–42. https://doi.org/10.1007/s00256-002-0486-z.
12. Krause BL, Williams JP, Catterall A. Natural history of Osgood-Schlatter disease. J Pediatr Orthop. 1990;10(1):65–8.
13. Mital MA, Matza RA, Cohen J. The so-called unresolved Osgood-Schlatter lesion: a concept based on fifteen surgically treated lesions. J Bone Joint Surg Am. 1980;62(5):732–9.
14. Orava S, Malinen L, Karpakka J, et al. Results of surgical treatment of unresolved Osgood-Schlatter lesion. Ann Chir Gynaecol. 2000;89(4):298–302.
15. Flowers MJ, Bhadreshwar DR. Tibial tuberosity excision for symptomatic Osgood-Schlatter disease. J Pediatr Orthop. 1995;15(3):292–7.
16. FERCIOT CF. Surgical management of anterior tibial epiphysis. Clin Orthop. 1955;5:204–6.
17. Glynn MK, Regan BF. Surgical treatment of Osgood-Schlatter's disease. J Pediatr Orthop. 1983;3(2):216–9.
18. Bosworth DM. Lesions of the tibial tubercle and their treatment. Am J Surg. 1939;43(2):526–

31. https://doi.org/10.1016/S0002-9610(39)90874-3.
19. Sinding-Larsen M. A hitherto unknown affection of the patella in children. Acta Radiol. 1921;1:171.
20. Johansson S. En forut icke beskriven sjukdom patella. Hygie. 1922;84:161.
21. Foss KDB, Myer GD, Magnussen RA, Hewett TE. Diagnostic differences for anterior knee pain between sexes in adolescent basketball players. J Athl Enhanc. 2014;3(1):1814. https://doi.org/10.4172/2324-9080.1000139.
22. Bernhardt D. Overuse injuries of the knee. In: Harris SS, Anderson SJ, editors. Care of the young athlete. 2nd ed. Elk Grove Village: American Academy of Pediatrics; 2010. p. 421.
23. Valentino M, Quiligotti C, Ruggirello M. Sinding-Larsen-Johansson syndrome: a case report. J Ultrasound. 2012;15(2):127–9. https://doi.org/10.1016/j.jus.2012.03.001.
24. Cook C, Hegedus E, Hawkins R, Scovell F, Wyland D. Diagnostic accuracy and association to disability of clinical test findings associated with patellofemoral pain syndrome. Physiother Can Physiothér Can. 2010;62(1):17–24. https://doi.org/10.3138/physio.62.1.17.
25. Medlar RC, Lyne ED. Sinding-Larsen-Johansson disease. Its etiology and natural history. J Bone Jt Surg. 1978;60(8):1113–6.
26. Duri ZA, Patel DV, Aichroth PM. The immature athlete. Clin Sports Med. 2002;21(3):461–82. https://doi.org/10.1016/S0278-5919(01)00008-4.
27. Kajetanek C, Thaunat M, Guimaraes T, Carnesecchi O, Daggett M, Sonnery-Cottet B. Arthroscopic treatment of painful Sinding-Larsen-Johansson syndrome in a professional handball player. Orthop Traumatol Surg Res. 2016;102(5):677–80. https://doi.org/10.1016/j.otsr.2016.05.011.
28. Atesok K, Doral MN, Lowe J, Finsterbush A. Symptomatic bipartite patella: treatment alternatives. J Am Acad Orthop Surg. 2008;16(8):455–61.
29. Weaver JK. Bipartite patellae as a cause of disability in the athlete. Am J Sports Med. 1977;5(4):137–43.
30. Iossifidis A, Brueton RN. Painful bipartite patella following injury. Injury. 1995;26(3):175–6.
31. Sponseller P, Stanitski C. Fractures and dislocation. In: Beaty B, Kasser J, editors. Rockwood and Wilkin's fractures in children. Phladelphia: Lippincott Williams & Wilkins; 2001. p. 981.
32. Melvin JS, Mehta S. Patellar fractures in adults. J Am Acad Orthop Surg. 2011;19(4):198–207.
33. Oohashi Y, Koshino T, Oohashi Y. Clinical features and classification of bipartite or tripartite patella. Knee Surg Sports Traumatol Arthrosc. 2010;18(11):1465–9. https://doi.org/10.1007/s00167-010-1047-y.
34. Matic GT, Flanigan DC. Return to activity among athletes with a symptomatic bipartite patella: a systematic review. Knee. 2015;22(4):280–5. https://doi.org/10.1016/j.knee.2015.01.005.
35. Gaheer RS, Kapoor S, Rysavy M. Contemporary management of symptomatic bipartite patella. Orthopedics. 2009;32(11):850–1. https://doi.org/10.3928/01477447-20091101-04.
36. Ishikawa H, Sakurai A, Hirata S, et al. Painful bipartite patella in young athletes. The diagnostic value of skyline views taken in squatting position and the results of surgical excision. Clin Orthop Relat Res. 1994;305:223–8.
37. Saupe H. Primäre Krochenmark serelung der kniescheibe. Dtsch Z Chir. 1943;258:386–92.
38. Kavanagh EC, Zoga A, Omar I, Ford S, Schweitzer M, Eustace S. MRI findings in bipartite patella. Skelet Radiol. 2007;36(3):209–14. https://doi.org/10.1007/s00256-006-0232-z.
39. Mori Y, Okumo H, Iketani H, Kuroki Y. Efficacy of lateral retinacular release for painful bipartite patella. Am J Sports Med. 1995;23(1):13–8.
40. Adachi N, Ochi M, Yamaguchi H, Uchio Y, Kuriwaka M. Vastus lateralis release for painful bipartite patella. Arthroscopy. 2002;18(4):404–11.
41. Vaishya R, Chopra S, Vijay V, Vaish A. Bipartite patella causing knee pain in young adults: a report of 5 cases. J Orthop Surg (Hong Kong). 2015;23(1):127–30.
42. Hughston JC, Hergenroeder PT, Courtenay BG. Osteochondritis dissecans of the femoral condyles. J Bone Joint Surg Am. 1984;66(9):1340–8.
43. Linden B. The incidence of osteochondritis dissecans in the condyles of the femur. Acta Orthop Scand. 1976;47(6):664–7.
44. Flynn JM, Kocher MS, Ganley TJ. Osteochondritis dissecans of the knee. J Pediatr Orthop. 2004;24(4):434–43.
45. Kocher MS, Tucker R, Ganley TJ, Flynn JM. Management of osteochondritis dissecans of the knee: current concepts review. Am J Sports Med. 2006;34(7):1181–91. https://doi.

org/10.1177/0363546506290127.
46. Yellin JL, Gans I, Carey JL, Shea KG, Ganley TJ. The surgical management of osteochondritis dissecans of the knee in the skeletally immature: a survey of the pediatric orthopedic society of North America (POSNA) membership. J Pediatr Orthop. 2015;37:491. https://doi.org/10.1097/BPO.0000000000000696.
47. Hixon AL, Gibbs LM. Osteochondritis dissecans: a diagnosis not to miss. Am Fam Physician. 2000;61(1):151–6. 158
48. Bohndorf K. Osteochondritis (osteochondrosis) dissecans: a review and new MRI classification. Eur Radiol. 1998;8(1):103–12. https://doi.org/10.1007/s003300050348.
49. Schenck RC, Goodnight JM. Osteochondritis dissecans. J Bone Joint Surg Am. 1996;78(3):439–56.
50. Chambers HG, Shea KG, Carey JL. AAOS clinical practice guideline: diagnosis and treatment of osteochondritis dissecans. J Am Acad Orthop Surg. 2011;19(5):307–9.
51. Kurzweil PR, Zambetti GJ, Hamilton WG. Osteochondritis dissecans in the lateral patellofemoral groove. Am J Sports Med. 1988;16(3):308–10.
52. Luessenhop S, Behrens P, Bruns J, Rehder U. Bilateral osteochondritis dissecans of the medial trochlea femoris: an unusual case of patellofemoral pain. Knee Surg Sports Traumatol Arthrosc. 1993;1(3–4):187–8.
53. Mori Y, Kubo M, Shimokoube J, Kuroki Y. Osteochondritis dissecans of the patellofemoral groove in athletes: unusual cases of patellofemoral pain. Knee Surg Sports Traumatol Arthrosc. 1994;2(4):242–4.
54. Ronga M, Zappalà G, Cherubino M, Genovese EA, Bulgheroni P. Osteochondritis dissecans of the entire femoral trochlea. Am J Sports Med. 2006;34(9):1508–11. https://doi.org/10.1177/0363546506286342.
55. Twyman RS, Desai K, Aichroth PM. Osteochondritis dissecans of the knee. A long-term study. J Bone Joint Surg Br. 1991;73(3):461–4.
56. Kramer DE, Yen Y-M, Simoni MK, et al. Surgical management of osteochondritis dissecans lesions of the patella and trochlea in the pediatric and adolescent population. Am J Sports Med. 2015;43(3):654–62. https://doi.org/10.1177/0363546514562174.
57. Price MJ, Tuca M, Nguyen J, et al. Juvenile osteochondritis dissecans of the trochlea. J Pediatr Orthop. 2018;38:176–80. https://doi.org/10.1097/BPO.0000000000001174.
58. Kocher MS, Micheli LJ, Yaniv M, Zurakowski D, Ames A, Adrignolo AA. Functional and radiographic outcome of juvenile osteochondritis dissecans of the knee treated with transarticular arthroscopic drilling. Am J Sports Med. 2001;29(5):562–6.
59. Maurel B, Le Corroller T, Cohen M, et al. Infrapatellar fat pad: anterior crossroads of the knee. J Radiol. 2010;91(9 Pt 1):841–55.
60. Hoffa A. Influence of adipose tissue with regard to the pathology of the knee joint. JAMA. 1904;43:795–6.
61. Albergo JI, Gaston CLL, Davies M, et al. Hoffa's fat pad tumours: what do we know about them? Int Orthop. 2013;37(11):2225–9. https://doi.org/10.1007/s00264-013-2041-z.
62. Lapègue F, Sans N, Brun C, et al. Imaging of traumatic injury and impingement of anterior knee fat. Diagn Interv Imaging. 2016;97(7–8):789–807. https://doi.org/10.1016/j.diii.2016.02.012.
63. Subhawong TK, Eng J, Carrino JA, Chhabra A. Superolateral Hoffa's fat pad edema: association with patellofemoral maltracking and impingement. AJR Am J Roentgenol. 2010;195(6):1367–73. https://doi.org/10.2214/AJR.10.4668.
64. Chhabra A, Subhawong TK, Carrino JA. A systematised MRI approach to evaluating the patellofemoral joint. Skelet Radiol. 2011;40(4):375–87. https://doi.org/10.1007/s00256-010-0909-1.
65. Saddik D, McNally EG, Richardson M. MRI of Hoffa's fat pad. Skelet Radiol. 2004;33(8):433–44. https://doi.org/10.1007/s00256-003-0724-z.
66. De Smet AA, Davis KW, Dahab KS, Blankenbaker DG, del Rio AM, Bernhardt DT. Is there an association between superolateral Hoffa fat pad edema on MRI and clinical evidence of fat pad impingement? AJR Am J Roentgenol. 2012;199(5):1099–104. https://doi.org/10.2214/AJR.12.8798.
67. Tsavalas N, Karantanas AH. Suprapatellar fat-pad mass effect: MRI findings and correlation

with anterior knee pain. Am J Roentgenol. 2013;200(3):W291–6. https://doi.org/10.2214/AJR.12.8821.
68. Dejour H, Walch G, Nove-Josserand L, Guier C. Factors of patellar instability: an anatomic radiographic study. Knee Surg Sports Traumatol Arthrosc. 1994;2(1):19–26.
69. Kannus PA. Long patellar tendon: radiographic sign of patellofemoral pain syndrome--a prospective study. Radiology. 1992;185(3):859–63. https://doi.org/10.1148/radiology.185.3.1438776.
70. Campagna R, Pessis E, Biau DJ, et al. Is superolateral Hoffa fat pad edema a consequence of impingement between lateral femoral condyle and patellar ligament? Radiology. 2012;263(2):469–74. https://doi.org/10.1148/radiol.12111066.
71. Chung CB, Skaf A, Roger B, Campos J, Stump X, Resnick D. Patellar tendon-lateral femoral condyle friction syndrome: MR imaging in 42 patients. Skelet Radiol. 2001;30(12):694–7. https://doi.org/10.1007/s002560100409.
72. Larbi A, Cyteval C, Hamoui M, et al. Hoffa's disease: a report on 5 cases. Diagn Interv Imaging. 2014;95:1079–84. https://doi.org/10.1016/j.diii.2014.06.009.
73. Smilie IS. Lesions of the infrapatellar fat pad and synovial fringes: Hoff's disease. Acta Orthop Scand. 1963;33:371–7.
74. Metheny JA, Mayor MB. Hoffa disease: chronic impingement of the infra-patellar fat pad. Am J Knee Surg. 1988;1:134–9.
75. Krebs VE, Parker RD. Arthroscopic resection of an extrasynovial ossifying chondroma of the infrapatellar fat pad: end-stage Hoffa's disease? Arthroscopy. 1994;10(3):301–4.
76. Gray DJ, Gardner E. Prenatal development of the human knee and superior tibiofibular joints. Am J Anat. 1950;86(2):235–87. https://doi.org/10.1002/aja.1000860204.
77. Ogata S, Uhthoff HK. The development of synovial plicae in human knee joints: an embryologic study. Arthroscopy. 1990;6(4):315–21.
78. Pipkin G. Knee injuries: the role of the suprapatellar plica and suprapatellar bursa in simulating internal derangements. Clin Orthop Relat Res. 1971;74:161–76.
79. Mital MA, Hayden J. Pain in the knee in children: the medial plica shelf syndrome. Orthop Clin North Am. 1979;10(3):713–22.
80. Møller H. Incarcerating mediopatellar synovial plica syndrome. Acta Orthop Scand. 1981;52(3):357–61.
81. Munzinger U, Ruckstuhl J, Scherrer H, Gschwend N. Internal derangement of the knee joint due to pathologic synovial folds: the mediopatellar plica syndrome. Clin Orthop Relat Res. 1981;155:59–64.
82. Nottage WM, Sprague NF, Auerbach BJ, Shahriaree H. The medial patellar plica syndrome. Am J Sports Med. 1983;11(4):211–4.
83. Patel D. Plica as a cause of anterior knee pain. Orthop Clin North Am. 1986;17(2):273–7.
84. Barber FA. Fenestrated medial patella plica. Arthroscopy. 1987;3(4):253–7.
85. Nakayama A, Sugita T, Aizawa T, Takahashi A, Honma T. Incidence of medial plica in 3,889 knee joints in the Japanese population. Arthroscopy. 2011;27(11):1523–7. https://doi.org/10.1016/j.arthro.2011.06.022.
86. Jackson RW, Marshall DJ, Fujisawa Y. The pathologic medical shelf. Orthop Clin North Am. 1982;13(2):307–12.
87. Hardaker WT, Whipple TL, Bassett FH. Diagnosis and treatment of the plica syndrome of the knee. J Bone Joint Surg Am. 1980;62(2):221–5.
88. Richmond JC, McGinty JB. Segmental arthroscopic resection of the hypertrophic mediopatellar plica. Clin Orthop Relat Res. 1983;178:185–9.
89. Griffith CJ, LaPrade RF. Medial plica irritation: diagnosis and treatment. Curr Rev Musculoskelet Med. 2008;1(1):53–60. https://doi.org/10.1007/s12178-007-9006-z.
90. Schindler OS. "The sneaky plica" revisited: morphology, pathophysiology and treatment of synovial plicae of the knee. Knee Surg Sports Traumatol Arthrosc. 2014;22(2):247–62. https://doi.org/10.1007/s00167-013-2368-4.
91. Dorchak JD, Barrack RL, Kneisl JS, Alexander AH. Arthroscopic treatment of symptomatic synovial plica of the knee. Long-term followup. Am J Sports Med. 1991;19(5):503–7.
92. Amatuzzi MM, Fazzi A, Varella MH. Pathologic synovial plica of the knee. Results of conservative treatment. Am J Sports Med. 1990;18(5):466–9.

93. Klein W. The medial shelf of the knee. A follow-up study. Arch Orthop Trauma surgery Arch für orthopädische und Unfall-Chirurgie. 1983;102(2):67–72.
94. Osgood RB. Lesions of the tibial tubercle occurring during adolescence. 1903. Clin Orthop Relat Res. 1993;286:4–9.
95. Frey S, Hosalkar H, Cameron DB, Heath A, David Horn B, Ganley TJ. Tibial tuberosity fractures in adolescents. J Child Orthop. 2008;2(6):469–74. https://doi.org/10.1007/s11832-008-0131-z.
96. Abalo A, Akakpo-numado KG, Dossim A, Walla A, Gnassingbe K, Tekou AH. Avulsion fractures of the tibial tubercle. J Orthop Surg (Hong Kong). 2008;16(3):308–11.
97. Watson-Jones R. The classic: "fractures and joint injuries" by sir Reginald Watson-Jones, taken from "fractures and joint injuries," by R. Watson-Jones, vol. II, 4th ed., Baltimore, Williams and Wilkins Company. Clin Orthop Relat Res. 1955;105:4–10.
98. Levi JH, Coleman CR. Fracture of the tibial tubercle. Am J Sports Med. 1976;4(6):254–63.
99. McKoy BE, Stanitski CL. Acute tibial tubercle avulsion fractures. Orthop Clin North Am. 2003;34(3):397–403.
100. Ogden JA, Tross RB, Murphy MJ. Fractures of the tibial tuberosity in adolescents. J Bone Joint Surg Am. 1980;62(2):205–15.
101. Ryu RK, Debenham JO. An unusual avulsion fracture of the proximal tibial epiphysis. Case report and proposed addition to the Watson-Jones classification. Clin Orthop Relat Res. 1985;194:181–4.
102. Frankl U, Wasilewski SA, Healy WL. Avulsion fracture of the tibial tubercle with avulsion of the patellar ligament. Report of two cases. J Bone Joint Surg Am. 1990;72(9):1411–3.
103. Curtis JF. Type IV tibial tubercle fracture revisited: a case report. Clin Orthop Relat Res. 2001;389:191–5.
104. Whan A, Breidahl W, Janes G. MRI of trapped periosteum in a proximal tibial physeal injury of a pediatric patient. AJR Am J Roentgenol. 2003;181(5):1397–9. https://doi.org/10.2214/ajr.181.5.1811397.
105. Ozkayin N, Aktuglu K. Avulsion fractures of tibial tuberosity in adolescents. Treatment with closed reduction and percutaneous screwing, using MRI to identify combined intraarticular lesions. Saudi Med J. 2005;26(10):1636–9.
106. Pape JM, Goulet JA, Hensinger RN. Compartment syndrome complicating tibial tubercle avulsion. Clin Orthop Relat Res. 1993;295:201–4.
107. Pretell-Mazzini J, Kelly DM, Sawyer JR, et al. Outcomes and complications of tibial tubercle fractures in pediatric patients: a systematic review of the literature. J Pediatr Orthop. 2016;36(5):440–6. https://doi.org/10.1097/BPO.0000000000000488.
108. Choi NH, Kim NM. Tibial tuberosity avulsion fracture combined with meniscal tear. Arthroscopy. 1999;15(7):766–9.
109. Kimball MJ, Kumar NS, Jakoi AM, Tom JA. Subacute superior patellar pole sleeve fracture. Am J Orthop (Belle Mead NJ). 2014;43(1):29–32.
110. Ray JM, Hendrix J. Incidence, mechanism of injury, and treatment of fractures of the patella in children. J Trauma. 1992;32(4):464–7.
111. Heckman JD, Alkire CC. Distal patellar pole fractures. A proposed common mechanism of injury. Am J Sports Med. 1984;12(6):424–8.
112. Sponsellar PD, Beaty JH. Fractures and dislocations of the knee. Fract Patella Chlild. 1996;3:1284–90.
113. Bates DG, Hresko MT, Jaramillo D. Patellar sleeve fracture: demonstration with MR imaging. Radiology. 1994;193(3):825–7. https://doi.org/10.1148/radiology.193.3.7972832.
114. Gao GX, Mahadev A, Lee EH. Sleeve fracture of the patella in children. J Orthop Surg (Hong Kong). 2008;16(1):43–6.
115. Yu JS, Petersilge C, Sartoris DJ, Pathria MN, Resnick D. MR imaging of injuries of the extensor mechanism of the knee. Radiographics. 1994;14(3):541–51.
116. Bruijn JD, Sanders RJ, Jansen BR. Ossification in the patellar tendon and patella Alta following sports injuries in children. Complications of sleeve fractures after conservative treatment. Arch Orthop Trauma Surg. 1993;112(3):157–8.
117. Houghton G, Ackroyd C. Sleeve fractures of the patella in children: a report of three cases. Bone Joint J. 1979;61-B(2):165–8.

118. Dai LY, Zhang WM. Fractures of the patella in children. Knee Surg Sports Traumatol Arthrosc. 1999;7(4):243–5. https://doi.org/10.1007/s001670050156.
119. Shands PA, McQueen DA. Demonstration of avulsion fracture of the inferior pole of the patella by magnetic resonance imaging. A case report. J Bone Joint Surg Am. 1995;77(11):1721–3.
120. Gorman McNerney ML, Arendt EA. Anterior knee pain in the active and athletic adolescent. Curr Sports Med Rep. 2013;12(6):404–10. https://doi.org/10.1249/JSR.0000000000000013.
121. Noehren B, Pohl MB, Sanchez Z, Cunningham T, Lattermann C. Proximal and distal kinematics in female runners with patellofemoral pain. Clin Biomech. 2012;27(4):366–71. https://doi.org/10.1016/j.clinbiomech.2011.10.005.
122. Crossley KM, van Middelkoop M, Callaghan MJ, Collins NJ, Rathleff MS, Barton CJ. 2016 patellofemoral pain consensus statement from the 4th international patellofemoral pain research retreat, Manchester. Part 2: recommended physical interventions (exercise, taping, bracing, foot orthoses and combined interventions). Br J Sports Med. 2016;50(14):844–52. https://doi.org/10.1136/bjsports-2016-096268.
123. Ferber R, Bolgla L, Earl-Boehm JE, Emery C, Hamstra-Wright K. Strengthening of the hip and Core versus knee muscles for the treatment of patellofemoral pain: a multicenter randomized controlled trial. J Athl Train. 2015;50(4):366–77. https://doi.org/10.4085/1062-6050-49.3.70.
124. Bloomer BA, Durall CJ. Does the addition of hip strengthening to a knee-focused exercise program improve outcomes in patients with patellofemoral pain syndrome? J Sport Rehabil. 2015;24(4):428–33. https://doi.org/10.1123/jsr.2014-0184.
125. Khayambashi K, Ghoddosi N, Straub RK, Powers CM. Hip muscle strength predicts noncontact anterior cruciate ligament injury in male and female athletes: a prospective study. Am J Sports Med. 2016;44(2):355–61. https://doi.org/10.1177/0363546515616237.
126. Rathleff MS, Bandholm T, McGirr KA, Harring SI, Sørensen AS, Thorborg K. New exercise-integrated technology can monitor the dosage and quality of exercise performed against an elastic resistance band by adolescents with patellofemoral pain: an observational study. J Physiother. 2016;62(3):159–63. https://doi.org/10.1016/j.jphys.2016.05.016.

第2章 膝前痛

Alex A. Johnson, Miho J. Tanaka

缩略语

ACI	自体软骨细胞植入
CT	计算机断层扫描
ESWT	体外冲击波治疗
GAGPS	多硫酸糖胺聚糖
HA	透明质酸
ITBS	髂胫束综合征
LPFC	外侧髌股高压
MPP	内侧髌骨皱襞
MRI	磁共振成像
PRP	富血小板血浆
TTO	胫骨结节截骨术
VMO	股内斜肌

流行病学

膝前痛是最常见的骨科疾病之一[1,2]。据估计，25%的运动员受膝前痛影响，主要发生于年轻患者中[3]。对于那些到运动医学诊所就诊的人来说，70%的髌股疼痛

A. A. Johnson · M. J. Tanaka (✉)
Department of Orthopedic Surgery,
The Johns Hopkins University, Baltimore, MD, USA
e-mail: Mtanaka4@jhmi.edu

诊断病例发生于16~25岁患者中[4]。据报道，一般年轻人群的患病率为13.5%，该病对女性的影响比对男性的影响要大得多，约为25%[5]。膝前痛是每位骨科医师都会遇到的情况。因此，临床医师应对引起疼痛的各种原因有一个明确的认识，有能力描述和诊断这些原因，并有能力对它们进行治疗。

病因学

膝前痛包含广泛的临床疾病，但最常见的是PFPS的同义词。其特征是在没有器质性病理异常的情况下发生髌股关节疼痛，包括髌股关节不稳定。这种情况的治疗可能会令人沮丧和困惑，因为我们对其原因还没有完全了解。关于膝前痛原因的几种理论为了解大多数患者的髌股关节疼痛和功能障碍提供了框架，并在本章进行了讨论。

传入神经有三种产生感知疼痛信号的途径。第一种是传入神经固有的损伤或改变，如在脱髓鞘、纤维化或炎症过程中。异常的神经可能会发出变化的信号，这些信号会被感觉为疼痛。髌股复合体传入神经的内在变化已被认为是膝前痛的原因之一。在对膝前痛患者的组织学研究中，整个外侧支持带都发现了退行性神经改变。有些人将这些变化与足部莫顿神经瘤相比较。有趣的是，相比没有疼痛的患者，这些神经瘤在有膝前痛的患者中可能更为常见[6]。膝前痛的患者也有本体感觉神经纤维受损的报道[7]。髌骨脱位导致膝部本体感觉减弱，被认为是本体感觉神经受损的原因[8]。然而，与传入神经内在的变化不同，本体感觉的丧失间接作用于疼痛通路。缺乏有效的本体感觉会造成髌股复合体稳定性不理想，导致半脱位和不对称负荷等产生疼痛的状态。

第二种导致外周疼痛的现象是当有更多的感觉神经可用来传递疼痛信号时。更大的“电缆”会带来更强大的信号传输。这种超神经支配已被证明在髌股复合体的疼痛产生中起重要作用。与疼痛较轻的患者相比，有严重膝前痛的患者外侧支持带的感觉神经支配增加[9]。此外，与内侧支持带神经相比，外侧支持带神经具有更多的有害物质P物质，其被认为在膝前痛综合征的发生中起主要作用[6]。据推测，这种主要发生在血管周围的超神经支配是由组织缺血和血管内皮生长因子的释放引起的[9]。也有人认为这种缺血可能是由机械原因引起的，包括后侧视网膜的收缩或拉紧[9]。这种超神经支配理论，结合外侧支持带神经的组织学变化，代表了膝前痛的“神经模型”。

第三种产生外周疼痛的方式是传入神经受到伤害性来源的刺激，如软骨下骨负荷过重或神经支配的软组织改变。许多“机械”理论已经被提出，用来解释这种髌股复合体产生外周疼痛的方式。早期的理论研究了作为疼痛来源的髌骨关节软骨的变化。人们认为，软骨本身不会产生疼痛，但富含神经的软骨下骨的过载会在膝关节前产生疼痛。然而，这一理论一直存在争议，因为髌骨软骨病变的存在与膝前痛没有很好的相关性[10-12]。髌股轨迹不良理论提出了与外侧支持带紧密相关的膝前痛的力学基础。这种紧凑的外侧支持带被认为会造成髌骨小关节的不平衡，导致外侧压力增加，内侧压力降低，这两种情况都对软骨有害[13]。然而，Fulkerson 对将软骨损伤视为髌股关节轨迹不良中疼痛的主要来源这一理论持谨慎态度[14]。在一项对 78 例髌股关节疼痛的膝关节患者进行的前瞻性研究中，只有 29%的患者在关节镜下可见软骨软化。Fulkerson 提出，外侧支持带本身是一种疼痛生成器，因为它受到持续不断的压力，并随着膝关节屈曲和滑车内髌骨的居中，对紧凑的支持带产生长期刺激。正如 Fulkerson 所讨论的那样，这种对外侧支持带的强调与上述神经理论相重叠，既讨论了外侧支持带丰富的神经分布，也讨论了组织学研究中所见的痛性神经改变[14]。这一理论解决了这些问题，但它没有考虑到没有疼痛的轨迹不良患者和轨迹相对较好但有实质性疼痛的患者。这导致了膝前痛的髌股关节轨迹不良理论的扩展和组织内稳态理论的发展[15]。

这一由 Dye[16]提出的理论引入了“功能包络”的概念，在这个包络中，髌股关节可以在无痛下进行操作。根据 Dye[16]的说法，解剖学、运动学、生理学和治疗因素决定了功能的范围。解剖学因素包括膝关节和髌股关节的生物力学排列。运动学因素与这些形态特征有关，它们在负荷条件下起作用，并由神经系统在本体感觉和协调方面进行主动控制。生理因素与身体适应和修复髌股复合体损伤的能力有关。治疗因素包括任何旨在改变前三个因素的手术或非手术药物和功能的总体包络。这一功能范围决定了髌股复合体在出现症状之前能“吸收”的负荷量。相对“正常”的膝关节如果承受持续的“超生理”负荷，可能会出现症状，这在因过度使用而疼痛的年轻健康患者中很常见。此外，如果承受最小的负荷，“异常”或不平衡的膝关节可能是无症状的。功能包络可以随着前面提到的四个因素中的任何一个的变化而变化。这一理论结合了我们所知的髌股排列不良作为疼痛诱因的事实，也解释了没有可识别的解剖学、运动学或生理学异常患者的膝前痛。

最近的研究表明了在这些定义功能包络的因素中，哪些对年轻的运动型患者最重要。Witvrouw 等[17]对 282 名参加标准体育计划的年轻男性和女性进行了前瞻性研究。在两年的时间里，35 名参与者(12%)被诊断为 PFPS。在调查了包括身体素质、关节松弛、髌股静态和动态排列特征以及心理参数在内的因素后，他们发现，唯一显著的因素是股四头肌肌肉柔韧性降低，股内斜肌(VMO)肌肉反射反应异常，垂直跳跃能力降低，髌骨内侧活动度增加。这项研究强调了动态因素在确定年轻的运动患者的功能包络方面的重要性，主要是在股四头肌和 VMO。

尽管有这些关于如何在髌股关节周围产生疼痛的理论，一些人认为膝前痛有心理方面的原因。Domenech 等[18]探讨了心理因素在膝前痛患者伤残和疼痛中的作用。在对 97 例膝前痛患者的心理变量(包括焦虑、抑郁、疼痛应对策略、灾难化认知和对运动的恐惧)评估中，他们发现灾难化认知在疼痛和残疾中起重要作用。灾难化认知，即认为疼痛永远不会好转的信念，也被证明与大脑疼痛中心活动增加有关，包括情绪处理和对功能 MRI 研究的预期[19]。即使在膝前痛有潜在神经解剖学因素的患者中，这些心理方面也不应被忽视，因为解决这些问题可能是暂时性事件和慢性疼痛状况之间的区别。

膝前痛的评估

病史

尽管髌股关节疼痛或软骨病理可能是创伤性损伤的结果，尤其是当患者跌倒并直接落在膝关节上时，大多数膝前痛的原因都是非创伤性的。应确定增加髌股关节内重复应力的因素，包括跑步、跳跃或蹲下的活动。生物力学研究表明，髌骨和股骨之间的第一次接触发生在屈曲 10°~20°之间，并且接触持续增加到 90°以上。最大髌骨接触压力出现在膝关节屈曲 90°时。接触表面积增加有助于抵消屈曲程度较高时的部分负荷，但不能完全补偿增加的应力，因此，屈曲角度越高，接触压力越大[20]。这解释了伴随膝关节弯曲活动的疼痛加剧。患者经常主诉说，他们的症状往往出现在活动量或跑步里程突然增加后。应确定症状开始时体重的变化，因为一些研究报道了体重指数和 PFPS 之间的关联[21,22]。然而，最近的一项研究发现，体格或体重指数与髌股疼痛没有关系[23]。步态和(或)鞋子的改变可以改变髌股关节的负荷分布，应作为病史的一部分加以研究[24–26]。

患者疼痛的性质应从性质、位置和相关症状来描述，同时排除其他情况，如神经根性疼痛或慢性劳力间隔综合征，这些症状通常会出现伴随症状，如麻木和刺痛。患者经常主诉下蹲、奔跑和下楼梯时疼痛。“戏剧性体征”通常被描述为膝前痛，当膝关节以屈曲的姿势长时间坐着时，疼痛会变得更加明显[27]。

积液的存在应从病史、程度和频率方面加以鉴别，并应与泛发性肿胀相鉴别。患者可能会主诉有机械症状，如爆裂或咔嗒声。关键是要排除髌骨脱位病史，因为对此的治疗是不同的。膝关节功能性“让位”应与膝关节不稳定或髌骨脱位相鉴别。

临床检查

髌股关节疼痛的评估始于对力线的评估。站立位力线通常能够反映骨骼排列不齐，这可能会导致膝前痛。与髌股关节紊乱相关的股骨前倾可通过站立位评估发现，在站立状态下，双脚处于中立位置，但髌骨面向对方[24,28,29]。这也被称为“斜眼髌骨”。俯卧位时也可以通过比较髋关节旋转来评估股骨前倾。Q角是一项力线不良的测量指标，其反映伸膝装置产生的相对于膝关节轴线的外向作用力[30]，其通过从髂前上棘到髌骨中心的连线和从髌骨中心到胫骨结节的连线之间形成的角度来测量(图2.1)。这在坐位和仰卧位都有描述[31]，正常值为12°~18°[32,33]。Q角增大长期以来一直被认为是髌股关节疼痛的风险因素，然而，最近的研究对此提出了质疑。研究已经证明，较大的Q角与跑步过程中较少的外展瞬间和冲量有关，这导致学者认为这可能与PFPS无关[17,34]。即使根据这些研究，Q角在髌股关节疼痛患者中也应作为可能导致髌股关节运动学异常的对位不良的指标进行评估。另外还应评估平足和足内翻的存在，因为这些都会导致膝关节外翻[25,26]。

功能评估对于确定可能导致患者疼痛的力量、协调性或灵活性方面的轻微缺陷至关重要。应评估患者的步态是否有任何异常。髋部和腿部的功能评估可以通

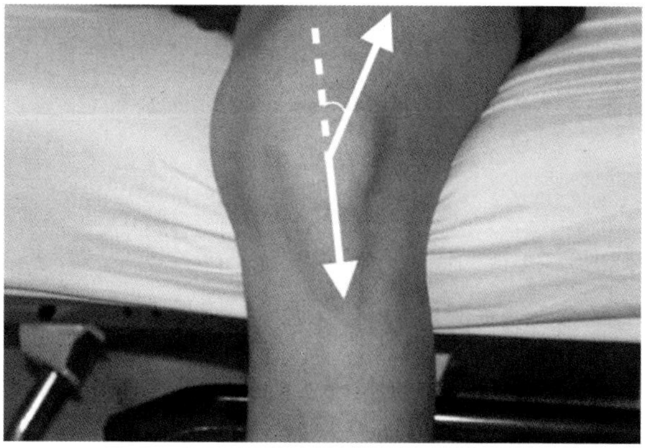

图2.1 Q角是一项力线不良的测量指标，其反映伸膝装置产生的相对于膝关节轴线的外向作用力。这是通过从髂前上棘到髌骨中心的连线和从髌骨中心到胫骨结节的连线之间形成的角度来测量的。

过要求患者进行单腿下蹲来完成。评估者应评估与对侧的对称性，包括躯干倾斜、臀部下沉、膝关节外翻或在此运动过程中脚掌旋前，任何这些都可能表明膝关节动力稳定性的薄弱。髋外旋肌和股四头肌抵抗阻力的力量测试可能会有所帮助，因为与对照组相比，女性 PFPS 患者表现出偏心的髋关节外展和内收峰值扭矩[35]。VMO 萎缩的存在可能是另一个弱指标。

柔韧性，或缺乏柔韧性，可提示病理或导致膝关节功能障碍。腘绳肌紧张与髌股关节疼痛有关[36]。在一项病例对照研究中，与性别匹配的对照组相比，PFPS 患者的腓肠肌、比目鱼肌、股四头肌和腘绳肌的柔韧性较差。腘绳肌的灵活性可以通过患者仰卧位和膝关节伸展被动髋屈曲来评估。这应该与对侧进行比较。Ober 试验用于确定髂胫束紧张程度，这也可能是病因，或与现有病理有关[37]。

韧带松弛也与髌股疼痛有关[38]。一系列被称为 Beighton 评分的标准可以计算用来帮助诊断。以下每项得分为 1 分：①当腿伸直，身体向前弯曲时，手掌放在地面上的能力；②每个手肘过度伸展的能力；③每个膝关节过度伸展的能力；④每个可以向后弯曲以触摸前臂的拇指；⑤每个可以向后弯曲超过 90°的小指[39]。

膝关节检查时首先对皮肤、活动范围和韧带稳定性进行标准评估。在年轻患者中，积液的存在可提示软骨病变。直接按压髌骨，同时要求患者主动收缩股四头肌，可引起髌骨负荷的疼痛或捻发音。这可以通过腿部伸展位休息来完成，通过股四头肌的主动收缩，或者在坐着的状态下，膝关节从弯曲到伸展进行主动屈伸。这种方法引起的疼痛被认为是髌股疼痛的病因。应评估髌骨内侧和外侧的稳定性。应仔细评估外侧支持带的紧密性。这是在评估髌骨内侧偏移时进行的，髌骨内侧偏移可能受到外侧支持带过紧的限制。髌骨的倾斜度也可能明显增加，无法使髌骨保持中立。如果可能，检查应始终与对侧无症状的膝关节进行比较。Cook 等[40]对 9 项研究中的 22 项髌股测试进行了系统回顾，发现主动不稳定测试、攀登时的疼痛、Clarke 测试（在检查者手动按压髌骨上极股四头肌激活时的疼痛）、长时间坐着和髌骨下极倾斜时，疼痛出现的概率更高。

体检时应仔细确定疼痛和（或）压痛的位置（图 2.2）。这包括对髌骨内侧和外侧面、髌骨下极和髌腱的触诊。髌腱上的压痛应与胫骨结节近端、中端或远端相鉴别。应使用标准检查技术评估关节线的柔软度。有症状性皱襞的患者可能在内侧关节线稍近端有压痛，这应与内侧关节线疼痛进行鉴别。滑膜皱襞综合征患者可能会主诉内侧关节线上的疼痛，这可能被误认为是半月板症状。还应仔细检查 Gerdy 结节、髂胫束和鹅足腱是否有压痛。患者症状的位置可以作为诊断的重要指南。

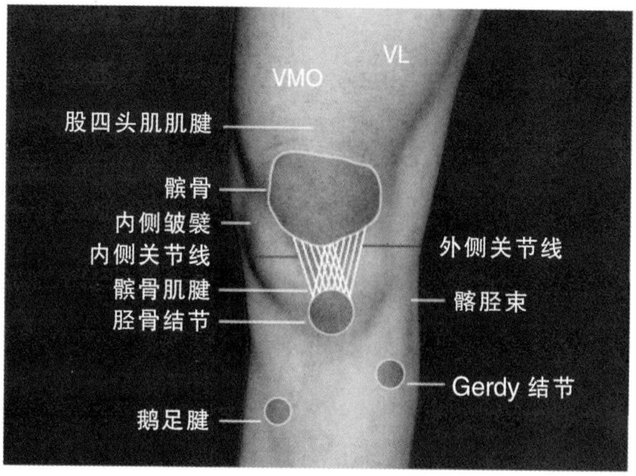

图 2.2 髌股压痛的特征性部位。VL,股外侧肌;VMO,股内斜肌。

影像学检查

膝关节X线片通常是在评估膝前痛的过程中拍摄的，以寻找骨骼病理的迹象,并评估力线情况。负重时应拍摄前后位片,如果要评估胫股关节炎,应拍摄后前屈曲位片。标准侧位应仔细评估髌股形态和对位情况,包括高位髌骨和滑车发育不良。软组织疾病,如OSS及SLJ综合征(上一章讨论),都可以在侧位X线片上看到。可以在屈曲20°、30°或45°时获得轴位视图[41-43]。这可以显示髌骨外移、倾斜和退行性关节疾病。髌骨倾斜度增加的一个例子如图2.3所示。

MRI通常用于顽固性病例或原因不明的积液。MRI可用于评估髌股关节的软骨表面。然而,应该注意的是,软骨变薄并不一定是有症状的。全层局灶性软骨缺损可能是进一步干预的指征。髌前或Hoffa脂肪垫水肿是髌骨畸形患者的常见症状,与较大的髌腱-髌骨长度比显著相关,与髌骨倾斜增加和滑车沟浅有关[44]。虽然

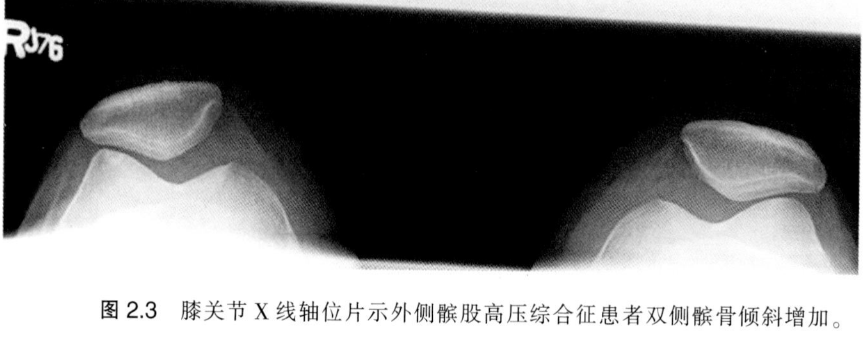

图 2.3 膝关节X线轴位片示外侧髌股高压综合征患者双侧髌骨倾斜增加。

在 MRI 上并不总是能看到皱襞,滑车形态通常能很好地显示出来。肌腱病变可表现为腱中部组织或腱止点信号增加,并可发现部分肌腱撕裂。这些肌腱异常也可在髂胫束附着处和鹅足腱附着处进行评估。CT 通常用于需要评估骨骼愈合质量的病例。大多数医师更喜欢 MRI 而不是 CT,因为 MRI 具有增强的软组织可视化和较低的辐射暴露。

动态成像已被报道用于评估膝前痛[45,46]。在运动触发动态 MRI 与传统 X 线片的比较中,动态 MRI 作为判断髌股关节重建手术成功与否的预测工具更具优势。类似的,已经描述了动态 CT 在表征错误跟踪模式方面的效用[46,47]。

膝前痛的康复观念

大多数膝前痛的康复方案都是基于上述的组织稳态理论("功能包络")。许多治疗髌股关节疼痛的外科疗法都寻求解决解剖学因素,但康复的主要焦点是影响功能包络的运动学因素。康复方案的要素试图解决影响动态髌股功能的特定紊乱,如股四头肌或髋关节无力。解决这些缺陷可使髌骨在动态条件下的功能得到改善,从而有利地改变了功能包络,缓解了症状。许多研究表明,这些运动学因素,包括股四头肌无力、髋关节无力、下肢柔韧性降低和肌肉异常激活,与髌股疼痛有关。

Pappas 等[48]在一项荟萃分析中分析了 PFPS 发生的危险因素,他们发现膝伸展力量是唯一的预测变量。Giles 等[49]发现,髌股疼痛患者股四头肌萎缩。髋关节无力也被报道为髌股疼痛的预测因素[36,50]。髋部、股四头肌、腘绳肌和比目鱼肌的柔韧性降低与髌股疼痛有关[36]。在髌股关节康复中,肌肉激活的协调性也被研究过。许多人认为,在膝前痛患者的自主和反射功能过程中,VMO 相对于股外侧肌的活动存在延迟[51]。此外,步态异常,最常见的是活动时髋关节过度内旋,也与髌股疼痛患者有关[24]。

所有这些因素都可以通过康复来改变,针对这些因素的方案已经显示出有希望减轻髌股关节疼痛。加强股四头肌训练已成为膝前痛康复的基础,其益处已在多项研究中得到证实。例如,在对 7 项研究的系统回顾中,Kooiker 等[52]发现强有力的证据表明:与安慰剂相比,加强股四头肌可以改善功能,减少髌股关节疼痛。Sheehan 等[53]在一项新的研究中观察到年轻健康女性受试者在动态 MRI 期间感受到 VMO 的运动分支阻滞,重现了与髌股疼痛患者相似的运动学,包括髌股外移。

最近的研究表明了加强髋关节力量训练的重要性。在一项涉及 33 例有 PFPS

的女性患者的随机临床试验中，Dolak 等[54]比较了初始髋关节强化和初始股四头肌强化组，发现初始髋关节强化组的疼痛缓解时间更早。最近，来自 Hamstra-Wright 等[3]的证据还显示加强髋关节和膝关节的力量可以改善患者主诉的髌股疼痛的长期(>6 个月)结果。Cochrane 对涉及髌股疼痛患者的 31 项试验(包括 25 项随机对照试验)进行的调查发现，就短期和长期(16~52 周)疼痛和功能的改善而言，运动疗法比不治疗或安慰剂更有效[55]。

髌股关节疼痛康复治疗中的一个争议是应该使用开放式还是封闭式运动链训练。在一项随机前瞻性研究中，Witrvrouw 等[56]发现，在长期功能结果方面，它们之间没有差异。然而，Bakhtiary 和 Fatemi 发现[57]，当特别考虑软骨软化症时，封闭运动链练习比开放运动链练习更有效。

膝前痛的非手术治疗通常采用替代疗法。这些治疗包括 NSAID、皮质类固醇注射、多硫酸糖胺聚糖(GAGPS)注射、透明质酸(HA)注射、髌骨贴扎、离子导入和矫形。我们将简要介绍每一种疗法在治疗髌股疼痛中的作用。

NSAID 和皮质类固醇注射是膝关节骨性关节炎(包括髌股关节炎)的一线治疗方法，然而，它们在治疗 PFPS 中的有效性尚不清楚。Cochrane 对治疗 PFPS 的药物疗法的回顾发现，阿司匹林与安慰剂没有什么不同，然而，就缓解短期疼痛而言，萘普生优于安慰剂[58]。

GAGPS 与更常用的 HA 相似，但作用机制不同。GAGPS 已被证明可以降低软骨降解酶，如透明质酸酶、β-葡萄糖醛酸酶和酸性磷酸酶，并促进 HA 的合成。相反，HA 注射只是将更多完全合成的润滑物质添加到注射的关节中[59]。Cochrane 综述显示 GAGPS 肌内和关节内注射的效果中等。在一项研究中，GAGPS 注射剂在 6 周后的功能改善方面优于利多卡因注射剂[60]。

目前还没有关于 HA 治疗髌股疼痛的疗效的比较研究。然而，Clarke 等[61]最近的一项研究探讨了 HA 在髌股关节骨性关节炎治疗中的应用。他们展示了 43 例患者在 3 次 HA 注射(欣维可；健赞公司，马萨诸塞州坎布里奇)长达 26 周后，疼痛分级和爬楼梯疼痛程度有所改善。然而，有大量证据表明 HA 被用于全身和胫股膝关节骨性关节炎。研究表明，与对照组相比，使用增黏剂有显著益处，但效果较小，这些发现的临床意义一直受到质疑[62,63]。基于这些和其他因素，AAOS 的临床实践指南不推荐使用 HA 治疗膝关节骨性关节炎[64]。

离子导入是一种利用电流使离子化合物通过皮肤进入结缔组织的过程。由于 PFPS 的大部分疼痛产生于软组织内(如支持带、髌腱)，通常在关节内注射前尝试皮质类固醇离子导入作为一线治疗，这种治疗方法对软骨下或骨性疼痛源更有帮助。离子导入已被证明可以穿透人体皮下30mm,这一深度足以到达髌股关节[65]。

髌骨贴扎是髌股关节疼痛多模式物理治疗的主要组成部分。贴扎的目的是向髌骨施加内侧方向的力,以解决外侧病理解剖问题,并最终减轻疼痛。关于髌骨贴扎的有效性已经进行了大量研究。Barton等[66]的系统综述和荟萃分析确定了20项研究,发现当与训练相结合时,髌骨贴扎可以立即减轻疼痛,在长达4周的时间内,减轻疼痛的效果优于单独训练。他们对Gilleard等[67]所描述的量身定制的贴扎带进行了区分。这一贴扎带解决了患者特有的髌骨滑动、倾斜和旋转问题,而不是仅试图施加向内的力的未剪裁的绷带。他们发现,与未裁剪的方法相比,量身定制的绷带可以更好地减轻疼痛[66]。

几乎没有证据表明膝关节支具对髌股关节疼痛的疗效。然而,一项动态MRI研究显示,髌股支撑可以减少髌骨的外侧平移和接近完全伸展的髌骨倾斜。这项研究还显示,髌骨可以减少外侧平移,尽管比支具要少,对髌骨倾斜没有影响[68]。在他们对矫正设备和髌股疼痛支具的系统回顾中,Swart等[69]认为,与单独训练相比,他们评估的支具支撑没有一个能显著缓解疼痛。然而,作者考虑到某些精心设计的支具可能有助于缓解症状,这些支具在一些研究中显示出了优势[70,71]。

足部矫形术也成为治疗髌股疼痛的一个有趣的领域。在一项前瞻性研究中,Thijs等[26]发现髌股疼痛与步态中的足部功能之间存在关联,包括髌股疼痛患者的脚后跟内旋较少,脚外侧受压较大。这种足部功能和髌股疼痛之间的理论联系是双重的。首先,脚跟着地时脚掌旋得越小,脚着地时吸收的震动就越少,从而导致更近端的关节承受更大的压力。第二,较少的胫骨内旋转是由于在整个翻转过程中足部旋前较少,导致胫骨结节动态性外侧移和较大的Q角[26]。Sutlive等[25]的一项前瞻性研究支持这一理论。然而,其他人认为过度内翻是问题所在[72]。无论如何,足部功能已经成为治疗髌股疼痛的目标,因为旋前和翻转是可以通过矫形器改变的。一项由Collins等[73]进行的随机对照试验显示:在6周时,矫形器比平底鞋提供了更好的止痛效果。然而作者发现,联合物理治疗和矫形器,与单独物理治疗没有区别。他们的结论是,某些患者最好保留矫形器以加速康复。

我们剩下的讨论集中于膝关节周围的具体诊断,表现为膝关节前部和外侧疼痛。这些包括髂胫束综合征(ITBS)、外侧髌股高压(LPFC)、髌股和股四头肌肌腱病、皱襞综合征和软骨病理学。我们将讨论每一种情况及其诊断和治疗。

ITBS

ITBS在年轻、活跃的膝关节前外侧疼痛患者中很常见。它被认为是跑步者和骑自行车者膝关节外侧疼痛的最常见原因[74]。正如James Renne[75]首次描述的那样,ITBS被认为是由在周期性屈曲和伸展过程中(如跑步时),髂胫束在股骨外侧上髁突起处摩擦所致。这一解释在今天仍然受到高度重视,尽管一些人认为这种情况更多的是髂胫束的远端伸展或潜在的髂胫束滑囊炎[76,77]。

不管病因如何,诊断和治疗都是相似的。患者对ITBS的描述相当一致。他们描述膝关节外侧疼痛,正好在股骨外侧髁的远端和Gerdy结节的近端。跑步会加剧这种疼痛,特别是在丘陵地带和速度较慢时[78]。体格检查通常显示股骨外上髁部位有压痛。Ober测试是ITBS的经典检查。1936年,Ober这样描述该测试:"患者侧卧,大腿贴着桌子,屈曲程度足以消除任何腰椎前凸。大腿在膝部呈直角弯曲。检查人员一只手轻轻抓住脚踝,另一只手稳住患者的臀部。大腿广泛外展并伸展,使大腿与身体保持一致。如果有外展挛缩,腿部将或多或少保持被动外展,这取决于髂胫束的缩短"[37](图2.4)。

在难治性病例或诊断不明的情况下,MRI可以用来识别髂胫束内和周围的高信号,并排除其他病理[76]。包括活动矫正和物理治疗在内的非手术治疗是ITBS的主要治疗方法。应鼓励跑步者先休息一段时间,然后逐渐恢复活动。可以启动髂胫束特异性伸展计划,通常包括使用泡沫滚筒。加强髋部外展肌和核心肌肉力量也是有益的。很少需要手术延长髂胫束,因为大多数患者都能在6~8周内缓解疼痛并恢复活动[74]。

LPFC

LPFC在病因和治疗方面与PFPS相似。LPFC存在紧密的外侧支持带,导致髌骨外侧倾斜增加,从而导致外侧髌股关节接触压力增加。在存在LPFC和髌骨倾斜增加的情况下,确认不存在髌骨不稳定至关重要。正如前面关于膝前痛的讨论一样,LPFC的确切疼痛原因尚不清楚,可能是多种因素的综合作用,包括外侧支持带内的异常或超敏神经、软骨下骨对外侧髌股负荷增加的敏感性以及软骨软化。

LPFC患者表现为膝关节前外侧疼痛,伴有反复屈膝和长时间坐位[27]。体格检

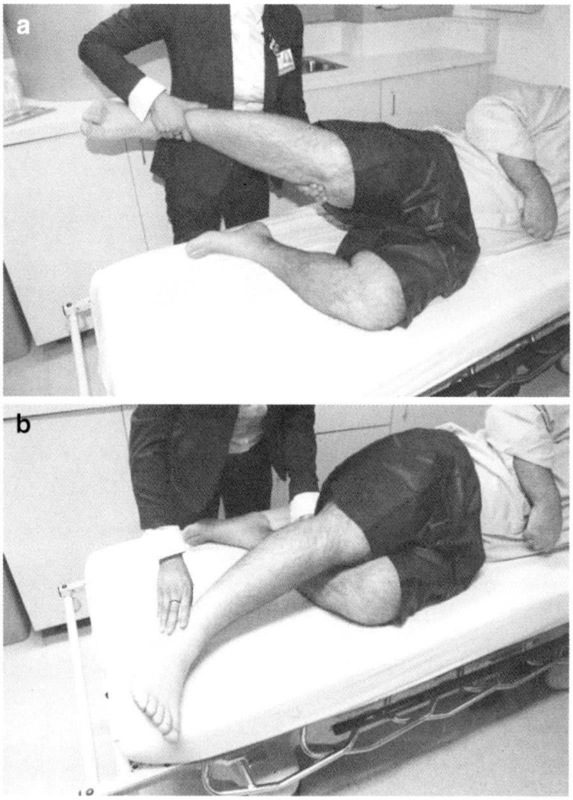

图 2.4 Ober 测试显示(a)测试体位髋关节伸展和外展以及(b)阴性测试,髋关节被动内收。

查显示髌骨过度外侧倾斜,外侧支持带紧绷,限制了髌骨外翻和髌骨内侧活动度。AJ 征可能存在,表明髌骨外侧支持带不平衡。VMO 加强和髂胫束伸展使髌股关节重新平衡是 LPFC 的康复重点。

LPFC 是其中一种情况,当非手术治疗无效时,可能符合外侧支持带松解或延长的指征,尽管这种情况并不常见。正如 Fulkerson 所说,“外侧松解最适用于有紧密的外侧支持带并伴有髌骨旋转(倾斜)不稳的患者。 这种机械结构通常与过度外侧压力综合征有关”[79](图 2.5)。然而,临床医师应注意,这只在真正的向外侧移动引起高压的难治性病例中进行,医源性内侧不稳定可能是这一过程的并发症。

髌腱病

髌腱病,也被称为跳跃膝,对于年轻的活跃的患者,特别是运动员来说,可能是一种持续性的疼痛状况。挪威的一项横断面研究报道显示,所有运动员的患病

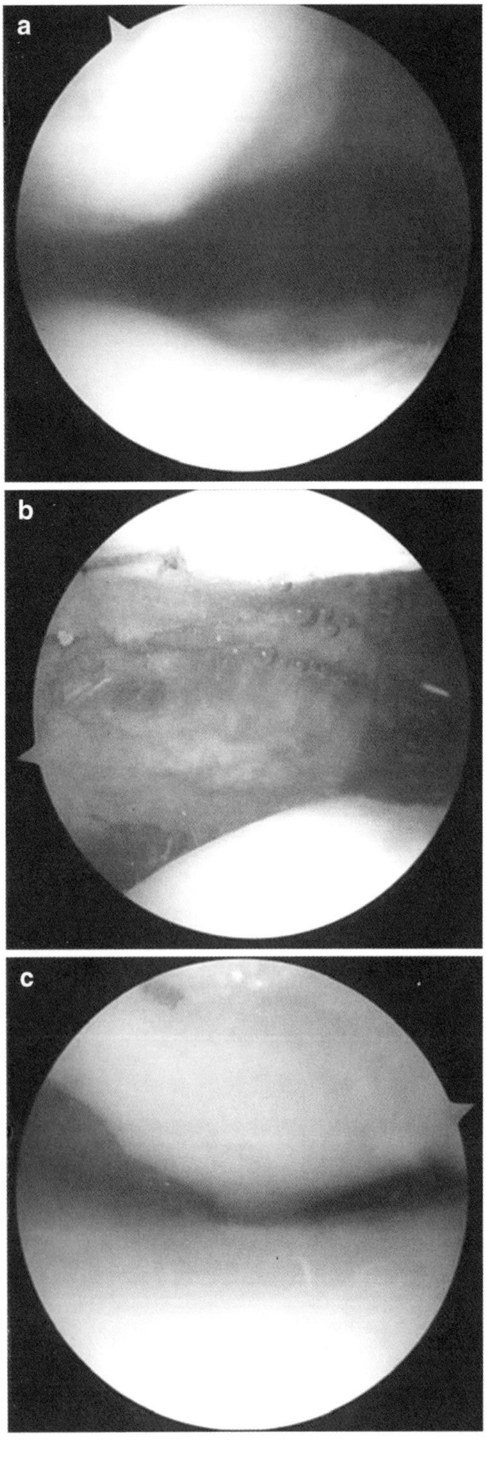

图 2.5 关节镜下髌骨侧倾角矫正及外侧支持带松解手术的图像。(a)髌骨倾斜增加。(b)松解外侧髌骨支持带。(c)外侧松解后髌股关节正确对齐。(扫码看彩图)

率为14%，篮球和排球运动员的患病率分别高达32%和45%[80]。肌腱病被认为是一种过度使用的现象。肌腱病发展背后的三个主要解释是机械理论、血管理论和神经理论，其中机械理论被最广泛接受[81]。

力学理论将周期性微损伤描述为肌腱细胞变化和力学特性改变的原因[82]。这种微创伤会随着时间的推移而积累，可能会导致实质的组织损伤，而没有任何可识别的创伤事件[81]。与其他血管"脆弱"的肌腱，如跟腱、冈上肌和胫骨后肌相比，髌腱病的血管理论较少[82]。然而，该理论认为肌腱的血液供应较差，使得它们容易受到血管损害、愈合不良和退化的影响。与一般髌股疼痛的神经学理论非常相似，肌腱病的神经学理论指出神经内的细胞变化导致P物质和产生疼痛的神经递质的释放[81]。

许多来自病史和体检的线索有助于髌腱病的诊断。与大多数膝前痛患者一样，髌腱病患者主诉，在肌腱受到压力，如下蹲和爬楼梯时，疼痛会立即发生[83]。髌骨下极压痛是主要的体检发现[84]，这通常与MRI所见相关联(图2.6)。非手术治疗包括活动调节、抗炎药物[85]和引导强化计划，包括离心运动[86,87]。然而，人们对其他方法很感兴趣，包括体外冲击波治疗(ESWT)和富血小板血浆(PRP)注射。ESWT治疗髌腱病的系统综述发现，ESWT在短期和长期都是有益的。然而，作者认为证据是有限的，这些文献包含了相互矛盾的结果。在一项随机对照试验中，Zwerver等[88]发现，ESWT在患有髌腱病的积极参赛运动员中的效果并不比安慰剂好。然而，Taunton等[89]发现，ESWT与安慰剂相比在短期结果评分上有显著改善。关于PRP注射的证据也是类似的。最近一项对注射PRP治疗髌腱病的系统综述发现，

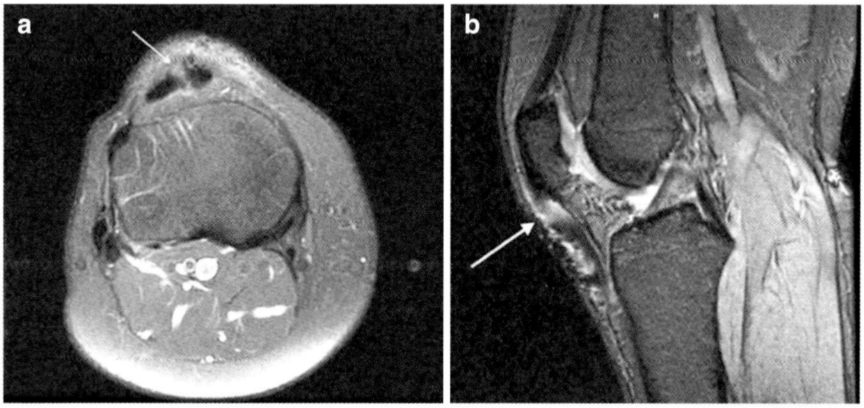

图2.6 (a)轴位质子密度脂肪抑制MRI。(b)矢状位T2加权图像显示髌腱近端中心部分的肌腱病变(箭头所示)。

在非比较研究中,注射PRP可以显著改善疼痛和功能,但在比较研究中,结果却不一致,这使得作者得出结论,PRP并没有被证明优于标准物理治疗方案[90]。

高达14%的髌腱病患者将发展为慢性髌腱病[80],大约10%的非手术治疗患者最终接受手术干预,主要包括关节镜下或髌骨下极开放清理术[91]。这涉及持续性肌腱病的部分切除,如果肌腱的很大一部分被清创,则修复肌腱。一项对髌腱病手术治疗的系统回顾发现,关节镜治疗在减轻疼痛和患者满意度方面与开放手术同样有效,同时可提供更快的恢复运动的能力[92]。

内侧髌骨皱襞综合征

随着膝关节镜的出现,膝关节内的滑膜带或皱襞开始受到越来越多的关注。这些带被认为是在胎儿发育期间,当边界的滑膜组织无法吸收,以及当滑膜间室在胚胎发育融合成膝关节时形成[93]。皱襞被认为在经历固有的结构变化时会出现症状,包括由导致膝关节内部紊乱的炎症过程引起的纤维化。这一过程可以是任何一过性或慢性滑膜炎、外伤引起的滑膜血肿或关节内病理引起的关节出血,如半月板撕裂[94]。

内侧髌骨皱襞(MPP)与症状关系最大[95]。它被认为会撞击内侧滑车或股骨内侧髁的内侧边缘,引起滑膜刺激和股骨内侧髁上相应的软骨退化[95]。患者出现膝关节上部的隐痛,这种疼痛随着活动的增加而增加[96]。高达50%的患者有损伤和关节积血史[95]。检查时常可见关节线附近的内侧压痛。MPP试验对诊断也有很大帮助。这是通过对髌骨下极施加一个力,同时将膝关节从完全伸展弯曲到90°来实现的。如果患者在膝关节伸展时感到疼痛,并在膝关节弯曲到90°时疼痛缓解,则该测试被认为是阳性的。Stubbings和Smith[97]最近的一项荟萃分析证明了体检对于先进成像的重要性。他们发现MPP试验检测MPP综合征的敏感性为90%,特异性为89%。超声检查也类似,敏感性为90%,特异性为83%[98]。MRI的敏感性(77%)和特异性(58%)低于MPP测试或超声检查[97]。

治疗开始于活动调整和休息,然后是伸展腿筋和加强股四头肌[99]。手术治疗保留给拉伸、强化、非甾体抗炎药和皮质类固醇注射失败的顽固性病例。手术治疗与Muse等[100]在1985年对53例关节镜下皱襞切除术中的经典报道相比变化不大。一项涉及969例患者的23项研究的系统回顾发现,在超过2年的随访中,在90%的患者中,皱襞切除可以完全缓解或显著改善疼痛(图2.7)[95]。

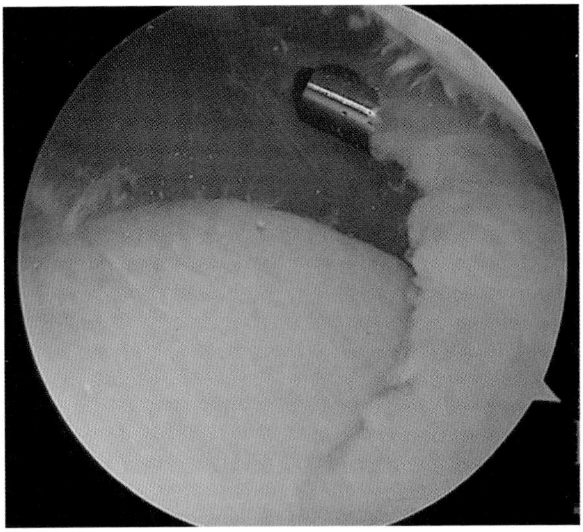

图 2.7　关节镜下内侧皱襞图像。

软骨病理学

虽然并不总是导致症状,软骨病理可能是膝前痛的原因之一。在接受膝前痛关节镜检查的患者中,大约 45%会有髌骨软骨病变[101]。在因任何原因接受膝关节镜检查的患者中,21%~23%的患者存在髌骨局部全层软骨缺损,8%~15%的患者存在滑车损伤[102,103]。软骨缺损在某些损伤后很常见,包括髌骨脱位(57%)和前十字韧带断裂(29%)[102]。

由于膝前痛的潜在原因很多,髌骨软骨缺损很常见,有时很难将软骨缺损定为症状性软骨缺损,并将其作为患者膝关节疼痛的主要原因。因此,一些人建议软骨缺损应该被认为是膝前痛的"排除性诊断"[101]。然而,对于许多患者来说,髌骨软骨损伤是有症状的,需要治疗,特别是如果它们引起机械性症状时(图 2.8)。有症状的髌骨软骨病变患者报道,活动,包括上下楼梯,会使髌股关节承受负荷,从而产生疼痛。膝关节积液病史可提示存在症状性软骨缺损。如果患者有髌骨脱位病史,临床怀疑就会增加[104]。最近涉及髌骨软骨缺损的研究大多集中在外科治疗上,包括微骨折术、自体软骨细胞植入(ACI)、同种异体颗粒幼年软骨移植、自体骨软骨移植和髌股关节重排。尽管有一些关于微骨折术的长期疗效良好的报道[105,106],髌股病变微骨折术疼痛和结果评分的改善似乎是短暂的(<18 个月)[107,108]。这些发现并不令人惊讶,因为微骨折术导致的纤维软骨的机械性能比天然透明软骨差[109]。

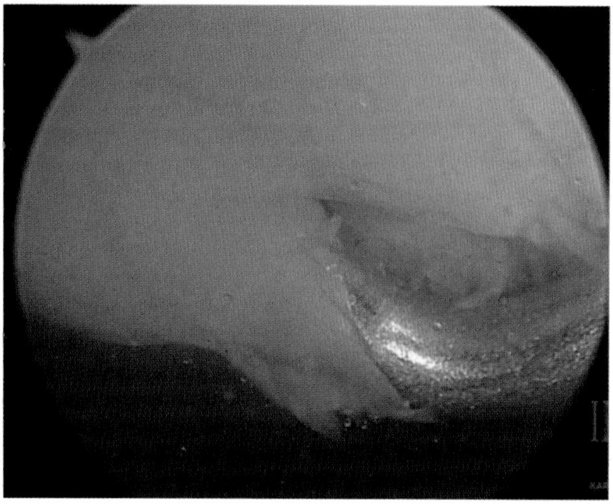

图2.8 移位的髌骨软骨瓣引起髌股关节机械症状的关节镜图像。

ACI已经显示出髌股关节的良好结果，长期随访长达20年[110]。然而，最近的一项随机对照试验对股骨髁部病变的ACI和微骨折术进行了比较，结果显示在长期随访中没有差异[111]。同种异体颗粒幼年软骨移植是治疗髌股关节软骨损伤的一种相对较新的选择。在短期内（平均8个月），结果评分和疼痛缓解方面已经显示出改善[112]。自体骨软骨移植治疗软骨损伤很有吸引力，因为它使关节表面恢复了稳定的透明软骨[113]。Astur等[113]最近的一项研究显示，33例髌骨软骨损伤<2.5cm的患者均行自体髌骨软骨移植，术后2年疼痛明显改善。不管用什么技术来处理这些软骨损伤，如果潜在的生物力学异常导致了缺损的发展，这种异常应该在治疗计划中被考虑到。因此，作为症状性髌股软骨缺损的治疗，髌股关节重建手术通常单独进行或与前面提到的任何一种手术联合进行。例如，在选定的患者中，有证据支持ACI与单独ACI相比伴随的伸肌重新排列[114]。我们很清楚哪些髌股关节病变可以从前内侧胫骨结节截骨术（TTO）中受益。Pidoriano等[115]将TTO术后患者结果与髌骨病变的部位相关联。他们发现，髌骨下极的Ⅰ型病变和髌骨外侧面的Ⅱ型病变对TTO反应良好，在85%以上患者中效果良好/优秀。内侧小关节Ⅲ型病变和弥漫性或近侧型Ⅳ型病变反应较差，分别有56%和20%的患者效果为良好和优秀[115]。

结论

髌股疼痛是多因素且复杂的。然而，了解髌股疼痛的主要理论，熟悉诊断和治疗原则，以及了解特定髌股疼痛产生的条件，可为临床医师诊断和治疗这些常见情况奠定坚实的理论基础。随着对髌股关节的研究不断深入,我们对膝前痛的理解也会不断加深。这里提出的理论和原则将会发展,这篇综述可以作为未来研究的起点。

致谢:作者感谢 Gail Richter-Nelson 为本文提供的图片。

(童文文 冯新哲 译 易诚青 敖英芳 校)

参考文献

1. DeHaven KE, Lintner DM. Athletic injuries: comparison by age, sport, and gender. Am J Sports Med. 1986;14:218–24.
2. Wood L, Muller S, Peat G. The epidemiology of patellofemoral disorders in adulthood: a review of routine general practice morbidity recording. Prim Health Care Res Dev. 2011;12:157–64. https://doi.org/10.1017/s1463423610000460.
3. Hamstra-Wright KL, Aydemir B, Earl-Boehm J, Bolgla L, Emery C, Ferber R. Patient-reported outcomes remain improved 6-months post patellofemoral pain rehabilitation. J Sport Rehabil. 2017;26:223–33. https://doi.org/10.1123/jsr.2015-0176.
4. Devereaux MD, Lachmann SM. Patello-femoral arthralgia in athletes attending a sports injury clinic. Br J Sports Med. 1984;18:18–21.
5. Boling M, Padua D, Marshall S, Guskiewicz K, Pyne S, Beutler A. Gender differences in the incidence and prevalence of patellofemoral pain syndrome. Scand J Med Sci Sports. 2010;20:725–30. https://doi.org/10.1111/j.1600-0838.2009.00996.x.
6. Sanchis-Alfonso V, Rosello-Sastre E. Immunohistochemical analysis for neural markers of the lateral retinaculum in patients with isolated symptomatic patellofemoral malalignment. A neuroanatomic basis for anterior knee pain in the active young patient. Am J Sports Med. 2000;28:725–31.
7. Fulkerson JP, Tennant R, Jaivin JS, Grunnet M. Histologic evidence of retinacular nerve injury associated with patellofemoral malalignment. Clin Orthop. 1985;197:196–205.
8. Jerosch J, Prymka M. Knee joint proprioception in patients with posttraumatic recurrent patella dislocation. Knee Surg, Sports Traumatol, Arthros : Off J ESSKA. 1996;4:14–8.
9. Sanchis-Alfonso V, Rosello-Sastre E, Revert F, Garcia A. Histologic retinacular changes associated with ischemia in painful patellofemoral malalignment. Orthopedics. 2005;28:593–9.
10. Insall JN, Aglietti P, Tria AJ Jr. Patellar pain and incongruence. II: Clinical application. Clin Orthop Relat Res. 1983;176:225–32.
11. Leslie IJ, Bentley G. Arthroscopy in the diagnosis of chondromalacia patellae. Ann Rheum Dis. 1978;37:540–7.
12. Royle SG, Noble J, Davies DR, Kay PR. The significance of chondromalacic changes on the patella. Arthrosc : J Arthrosc Relat Surg : Off Publication of the Arthrosc Assoc North Am Int Arthrosc Assoc. 1991;7:158–60.
13. Ficat RP, Hungerford DS. Disorders of the Patello-femoral joint. Baltimore: Williams & Wilkins; 1977.
14. Fulkerson JP. The etiology of patellofemoral pain in young, active patients: a prospective study. Clin Orthop. 1983;179:129–33.
15. Dye SF, Staubli HU, Biedert RM, Vaupel GL. The mosaic of pathophysiology causing patellofemoral pain: therapeutic implications. Oper Tech Sports Med. 1999;7:46–54.
16. Dye SF. The knee as a biologic transmission with an envelope of function: a theory. Clin Orthop. 1996;325:10–8.
17. Witvrouw E, Bellemans J, Lysens R, Danneels L, Cambier D. Intrinsic risk factors for the development of patellar tendinitis in an athletic population. A two-year prospective study. Am J Sports Med. 2001;29:190–5.

18. Domenech J, Sanchis-Alfonso V, Lopez L, Espejo B. Influence of kinesiophobia and catastrophizing on pain and disability in anterior knee pain patients. Knee Surg, Sports Traumatol, Arthrosc : Off J ESSKA. 2013;21:1562–8. https://doi.org/10.1007/s00167-012-2238-5.
19. Gracely RH, Geisser ME, Giesecke T, Grant MA, Petzke F, Williams DA, Clauw DJ. Pain catastrophizing and neural responses to pain among persons with fibromyalgia. Brain :J Neurol. 2004;127:835–43. https://doi.org/10.1093/brain/awh098.
20. Hungerford DS, Barry M. Biomechanics of the patellofemoral joint. Clin Orthop Relat Res. 1979;144:9–15.
21. Yard E, Comstock D. Injury patterns by body mass index in US high school athletes. J Phys Act Health. 2011;8:182–91.
22. Zhai G, Cicuttini F, Ding C, Scott F, Garnero P, Jones G. Correlates of knee pain in younger subjects. Clin Rheumatol. 2007;26:75–80. https://doi.org/10.1007/s10067-006-0248-8.
23. Barber Foss KD, Hornsby M, Edwards NM, Myer GD, Hewett TE. Is body composition associated with an increased risk of developing anterior knee pain in adolescent female athletes? Phys Sports Med. 2012;40:13–9. https://doi.org/10.3810/psm.2012.02.1947.
24. Souza RB, Powers CM. Predictors of hip internal rotation during running: an evaluation of hip strength and femoral structure in women with and without patellofemoral pain. Am J Sports Med. 2009;37:579–87. https://doi.org/10.1177/0363546508326711.
25. Sutlive TG, Mitchell SD, Maxfield SN, McLean CL, Neumann JC, Swiecki CR, Hall RC, Bare AC, Flynn TW. Identification of individuals with patellofemoral pain whose symptoms improved after a combined program of foot orthosis use and modified activity: a preliminary investigation. Phys Ther. 2004;84:49–61.
26. Thijs Y, Van Tiggelen D, Roosen P, De Clercq D, Witvrouw E. A prospective study on gait-related intrinsic risk factors for patellofemoral pain. Clin J Sport Med : Off J Can Acad Sport Med. 2007;17:437–45. https://doi.org/10.1097/JSM.0b013e31815ac44f.
27. Larson RL, Cabaud HE, Slocum DB, James SL, Keenan T, Hutchinson T. The patellar compression syndrome: surgical treatment by lateral retinacular release. Clin Orthop Relat Res. 1978;134:158–67.
28. Eckhoff DG, Montgomery WK, Kilcoyne RF, Stamm ER. Femoral morphometry and anterior knee pain. Clin Orthop. 1994;302:64–8.
29. Post WR. Current concepts. clinical evaluation of patients with patellofemoral disorders. Arthroscopy. 1999;15:841–51.
30. Huberti HH, Hayes WC. Patellofemoral contact pressures. The influence of q-angle and tendofemoral contact. J Bone Joint Surg Am. 1984;66:715–24.
31. Sendur OF, Gurer G, Yildirim T, Ozturk E, Aydeniz A. Relationship of Q angle and joint hypermobility and Q angle values in different positions. Clin Rheumatol. 2006;25:304–8. https://doi.org/10.1007/s10067-005-0003-6.
32. Aglietti P, Insall JN, Cerulli G. Patellar pain and incongruence. I: Measurements of incongruence. Clin Orthop Relat Res. 1983;176:217–24.
33. Horton MG, Hall TL. Quadriceps femoris muscle angle: normal values and relationships with gender and selected skeletal measures. Phys Ther. 1989;69:897–901.
34. Park SK, Stefanyshyn DJ. Greater Q angle may not be a risk factor of patellofemoral pain syndrome. Clin Biomech (Bristol, Avon). 2011;26:392–6. https://doi.org/10.1016/j.clinbiomech.2010.11.015.
35. Baldon Rde M, Nakagawa TH, Muniz TB, Amorim CF, Maciel CD, Serrao FV. Eccentric hip muscle function in females with and without patellofemoral pain syndrome. J Athl Train. 2009;44:490–6. https://doi.org/10.4085/1062-6050-44.5.490.
36. Piva SR, Goodnite EA, Childs JD. Strength around the hip and flexibility of soft tissues in individuals with and without patellofemoral pain syndrome. J Orthop Sports Phys Ther. 2005;35:793–801. https://doi.org/10.2519/jospt.2005.35.12.793.
37. Ober FR. The role of the iliotibial band and fascia lata as a factor in the causation of low-back disabilities and sciatica. J Bone Joint Surg Am. 1936;18:105–10.
38. al-Rawi Z, Nessan AH. Joint hypermobility in patients with chondromalacia patellae. Br J Rheumatol. 1997;36:1324–7.
39. Beighton P, Solomon L, Soskolne CL. Articular mobility in an African population. Ann Rheum Dis. 1973;32:413–8.

40. Cook C, Mabry L, Reiman MP, Hegedus EJ. Best tests/clinical findings for screening and diagnosis of patellofemoral pain syndrome: a systematic review. Physiotherapy. 2012;98:93–100. https://doi.org/10.1016/j.physio.2011.09.001.
41. Laurin CA, Levesque HP, Dussault R, Labelle H, Peides JP. The abnormal lateral patellofemoral angle: a diagnostic roentgenographic sign of recurrent patellar subluxation. J Bone Joint Surg Am. 1978;60:55–60.
42. Macnab I. Recurrent dislocation of the patella. J Bone Joint Surg Am. 1952;34 a:957–67. passim.
43. Merchant AC, Mercer RL, Jacobsen RH, Cool CR. Roentgenographic analysis of patellofemoral congruence. J Bone Joint Surg Am. 1974;56:1391–6.
44. Subhawong TK, Eng J, Carrino JA, Chhabra A. Superolateral Hoffa's fat pad edema: association with patellofemoral maltracking and impingement. AJR Am J Roentgenol. 2010;195:1367–73. https://doi.org/10.2214/ajr.10.4668.
45. McNally EG, Ostlere SJ, Pal C, Phillips A, Reid H, Dodd C. Assessment of patellar maltracking using combined static and dynamic MRI. Eur Radiol. 2000;10:1051–5.
46. Muhle C, Brossmann J, Heller M. Kinematic CT and MR imaging of the patellofemoral joint. Eur Radiol. 1999;9:508–18.
47. Dupuy DE, Hangen DH, Zachazewski JE, Boland AL, Palmer W. Kinematic CT of the patellofemoral joint. AJR Am J Roentgenol. 1997;169:211–5. https://doi.org/10.2214/ajr.169.1.9207527.
48. Pappas E, Wong-Tom WM. Prospective predictors of patellofemoral pain syndrome: a systematic review with meta-analysis. Sports Health. 2012;4:115–20. https://doi.org/10.1177/1941738111432097.
49. Giles LS, Webster KE, McClelland JA, Cook J. Does quadriceps atrophy exist in individuals with patellofemoral pain? A systematic literature review with meta-analysis. J Orthop Sports Phys Ther. 2013;43:766–76. https://doi.org/10.2519/jospt.2013.4833.
50. Bolgla LA, Malone TR, Umberger BR, Uhl TL. Hip strength and hip and knee kinematics during stair descent in females with and without patellofemoral pain syndrome. J Orthop Sports Phys Ther. 2008;38:12–8. https://doi.org/10.2519/jospt.2008.2462.
51. Chester R, Smith TO, Sweeting D, Dixon J, Wood S, Song F. The relative timing of VMO and VL in the aetiology of anterior knee pain: a systematic review and meta-analysis. BMC Musculoskelet Disord. 2008;9:64. https://doi.org/10.1186/1471-2474-9-64.
52. Kooiker L, Van De Port IG, Weir A, Moen MH. Effects of physical therapist-guided quadriceps-strengthening exercises for the treatment of patellofemoral pain syndrome: a systematic review. J Orthop Sports Phys Ther. 2014;44:391–b391. https://doi.org/10.2519/jospt.2014.4127.
53. Sheehan FT, Borotikar BS, Behnam AJ, Alter KE. Alterations in in vivo knee joint kinematics following a femoral nerve branch block of the vastus medialis: implications for patellofemoral pain syndrome. Clin Biomech (Bristol, Avon). 2012;27:525–31. https://doi.org/10.1016/j.clinbiomech.2011.12.012.
54. Dolak KL, Silkman C, Medina McKeon J, Hosey RG, Lattermann C, Uhl TL. Hip strengthening prior to functional exercises reduces pain sooner than quadriceps strengthening in females with patellofemoral pain syndrome: a randomized clinical trial. J Orthop Sports Phys Ther. 2011;41:560–70. https://doi.org/10.2519/jospt.2011.3499.
55. Van Der Heijden RA, Lankhorst NE, Van Linschoten R, Bierma-Zeinstra SM, Van Middelkoop M. Exercise for treating patellofemoral pain syndrome: an abridged version of Cochrane systematic review. Eur J Phys Rehabil Med. 2016;52:110–33.
56. Witvrouw E, Danneels L, Van Tiggelen D, Willems TM, Cambier D. Open versus closed kinetic chain exercises in patellofemoral pain: a 5-year prospective randomized study. Am J Sports Med. 2004;32:1122–30. https://doi.org/10.1177/0363546503262187.
57. Bakhtiary AH, Fatemi E. Open versus closed kinetic chain exercises for patellar chondromalacia. Br J Sports Med. 2008;42:99–102.; discussion 102. https://doi.org/10.1136/bjsm.2007.038109.
58. Heintjes E, Berger MY, Bierma-Zeinstra SM, Bernsen RM, Verhaar JA, Koes BW. Pharmacotherapy for patellofemoral pain syndrome. Cochrane Database Syst Rev. 2004;3:Cd003470. https://doi.org/10.1002/14651858.CD003470.pub2.
59. Nethery A, Giles I, Jenkins K, Jackson C, Brooks P, Burkhardt D, Ghosh P, Whitelock J,

O'Grady RL, Welgus HG, et al. The chondroprotective drugs, Arteparon and sodium pentosan polysulphate, increase collagenase activity and inhibit stromelysin activity in vitro. Biochem Pharmacol. 1992;44:1549–53.
60. Kannus P, Natri A, Paakkala T, Jarvinen M. An outcome study of chronic patellofemoral pain syndrome. Seven-year follow-up of patients in a randomized, controlled trial. J Bone Joint Surg Am. 1999;81:355–63.
61. Clarke S, Lock V, Duddy J, Sharif M, Newman JH, Kirwan JR. Intra-articular hylan G-F 20 (Synvisc) in the management of patellofemoral osteoarthritis of the knee (POAK). Knee. 2005;12:57–62. https://doi.org/10.1016/j.knee.2004.03.002.
62. Lohmander LS, Dalen N, Englund G, Hamalainen M, Jensen EM, Karlsson K, Odensten M, Ryd L, Sernbo I, Suomalainen O, Tegnander A. Intra-articular hyaluronan injections in the treatment of osteoarthritis of the knee: a randomised, double blind, placebo controlled multicentre trial. Hyaluronan multicentre trial group. Ann Rheum Dis. 1996;55:424–31.
63. Petrella RJ, Petrella M. A prospective, randomized, double-blind, placebo controlled study to evaluate the efficacy of intraarticular hyaluronic acid for osteoarthritis of the knee. J Rheumatol. 2006;33:951–6.
64. American Academy of Orthopedic Surgeons (2018) Treatment of osteoarthritis of the knee: evidence-based guideline. 2nd edition. Available at https://www.aaos.org/research/guidelines/TreatmentofOsteoarthritisoftheKneeGuideline.pdf. Accessed on May 31.
65. Gurney B, Wascher D, Eaton L, Benesh E, Lucak J. The effect of skin thickness and time in the absorption of dexamethasone in human tendons using iontophoresis. J Orthop Sports Phys Ther. 2008;38:238–45. https://doi.org/10.2519/jospt.2008.2648.
66. Barton C, Balachandar V, Lack S, Morrissey D. Patellar taping for patellofemoral pain: a systematic review and meta-analysis to evaluate clinical outcomes and biomechanical mechanisms. Br J Sports Med. 2014;48:417–24. https://doi.org/10.1136/bjsports-2013-092437.
67. Gilleard W, McConnell J, Parsons D. The effect of patellar taping on the onset of vastus medialis obliquus and vastus lateralis muscle activity in persons with patellofemoral pain. Phys Ther. 1998;78:25–32.
68. Draper CE, Besier TF, Santos JM, Jennings F, Fredericson M, Gold GE, Beaupre GS, Delp SL. Using real-time MRI to quantify altered joint kinematics in subjects with patellofemoral pain and to evaluate the effects of a patellar brace or sleeve on joint motion. J Orthop Res. 2009;27:571–7. https://doi.org/10.1002/jor.20790.
69. Swart NM, van Linschoten R, Bierma-Zeinstra SM, van Middelkoop M. The additional effect of orthotic devices on exercise therapy for patients with patellofemoral pain syndrome: a systematic review. Br J Sports Med. 2012;46:570–7. https://doi.org/10.1136/bjsm.2010.080218.
70. Denton J, Willson JD, Ballantyne BT, Davis IS. The addition of the Protonics brace system to a rehabilitation protocol to address patellofemoral joint syndrome. J Orthop Sports Phys Ther. 2005;35:210–9. https://doi.org/10.2519/jospt.2005.35.4.210.
71. Schneider F, Labs K, Wagner S. Chronic patellofemoral pain syndrome: alternatives for cases of therapy resistance. Knee Surg, Sports Traumatol, Arthrosc : Off J ESSKA. 2001;9:290–5. https://doi.org/10.1007/s001670100219.
72. Tiberio D. The effect of excessive subtalar joint pronation on patellofemoral mechanics: a theoretical model. J Orthop Sports Phys Ther. 1987;9:160–5.
73. Collins N, Crossley K, Beller E, Darnell R, McPoil T, Vicenzino B. Foot orthoses and physiotherapy in the treatment of patellofemoral pain syndrome: randomised clinical trial. BMJ (Clin Res ed). 2008;337:a1735. https://doi.org/10.1136/bmj.a1735.
74. Strauss EJ, Kim S, Calcei JG, Park D. Iliotibial band syndrome: evaluation and management. J Am Acad Orthop Surg. 2011;19:728–36.
75. Renne JW. The iliotibial band friction syndrome. J Bone Joint Surg Am. 1975;57:1110–1.
76. Ekman EF, Pope T, Martin DF, Curl WW. Magnetic resonance imaging of iliotibial band syndrome. Am J Sports Med. 1994;22:851–4.
77. Fairclough J, Hayashi K, Toumi H, Lyons K, Bydder G, Phillips N, Best TM, Benjamin M. The functional anatomy of the iliotibial band during flexion and extension of the knee: implications for understanding iliotibial band syndrome. J Anat. 2006;208:309–16. https://doi.org/10.1111/j.1469-7580.2006.00531.x.
78. Orchard JW, Fricker PA, Abud AT, Mason BR. Biomechanics of iliotibial band friction syn-

drome in runners. Am J Sports Med. 1996;24:375–9.
79. Fulkerson JP. Diagnosis and treatment of patients with patellofemoral pain. Am J Sports Med. 2002;30:447–56.
80. Lian OB, Engebretsen L, Bahr R. Prevalence of jumper's knee among elite athletes from different sports: a cross-sectional study. Am J Sports Med. 2005;33:561–7. https://doi.org/10.1177/0363546504270454.
81. Rees JD, Maffulli N, Cook J. Management of tendinopathy. Am J Sports Med. 2009;37:1855–67. https://doi.org/10.1177/0363546508324283.
82. Ker RF. The implications of the adaptable fatigue quality of tendons for their construction, repair and function. Comp Biochem Physiol A Mol Integr Physiol. 2002;133:987–1000.
83. Rio E, Moseley L, Purdam C, Samiric T, Kidgell D, Pearce AJ, Jaberzadeh S, Cook J. The pain of tendinopathy: physiological or pathophysiological? Sports Med (Auckland, NZ). 2014;44:9–23. https://doi.org/10.1007/s40279-013-0096-z.
84. Cook JL, Khan KM, Kiss ZS, Purdam CR, Griffiths L. Reproducibility and clinical utility of tendon palpation to detect patellar tendinopathy in young basketball players. Victorian Institute of Sport tendon study group. Br J Sports Med. 2001;35:65–9.
85. Almekinders LC, Temple JD. Etiology, diagnosis, and treatment of tendonitis: an analysis of the literature. Med Sci Sports Exerc. 1998;30:1183–90.
86. Mafi N, Lorentzon R, Alfredson H. Superior short-term results with eccentric calf muscle training compared to concentric training in a randomized prospective multicenter study on patients with chronic Achilles tendinosis. Knee Surg, Sports Traumatol, Arthrosc : Off J ESSKA. 2001;9:42–7. https://doi.org/10.1007/s001670000148.
87. Purdam CR, Jonsson P, Alfredson H, Lorentzon R, Cook JL, Khan KM. A pilot study of the eccentric decline squat in the management of painful chronic patellar tendinopathy. Br J Sports Med. 2004;38:395–7. https://doi.org/10.1136/bjsm.2003.000053.
88. Zwerver J, Hartgens F, Verhagen E, van der Worp H, van den Akker-Scheek I, Diercks RL. No effect of extracorporeal shockwave therapy on patellar tendinopathy in jumping athletes during the competitive season: a randomized clinical trial. Am J Sports Med. 2011;39:1191–9. https://doi.org/10.1177/0363546510395492.
89. Taunton JE, Taunton KM, Khan KM. Treatment of patellar tendinopathy with extracorporeal shock wave therapy. B C Med J. 2003;45:1–7.
90. Liddle AD, Rodriguez-Merchan EC. Platelet-rich plasma in the treatment of patellar tendinopathy: a systematic review. Am J Sports Med. 2015;43:2583–90. https://doi.org/10.1177/0363546514560726.
91. Ferretti A, Puddu G, Mariani PP, Neri M. The natural history of jumper's knee. Patellar or quadriceps tendonitis. Int Orthop. 1985;8:239–42.
92. Brockmeyer M, Diehl N, Schmitt C, Kohn DM, Lorbach O. Results of surgical treatment of chronic patellar tendinosis (Jumper's knee): a systematic review of the literature. Arthrosc : J Arthrosc Relat Surg: Off Publication Arthrosc Assoc North Am Int Arthrosc Assoc. 2015;31:2424–2429.e2423. https://doi.org/10.1016/j.arthro.2015.06.010.
93. Ogata S, Uhthoff HK. The development of synovial plicae in human knee joints: an embryologic study. Arthrosc: J Arthrosc Relat Surg: Off Publication Arthrosc Assoc North Am Int Arthrosc Assoc. 1990;6:315–21.
94. Munzinger U, Ruckstuhl J, Scherrer H, Gschwend N. Internal derangement of the knee joint due to pathologic synovial folds: the mediopatellar plica syndrome. Clin Orthop. 1981;155:59–64.
95. Schindler OS. 'The sneaky Plica' revisited: morphology, pathophysiology and treatment of synovial plicae of the knee. Knee Surg Sports Traumatol Arthrosc. 2014;22:247–62. https://doi.org/10.1007/s00167-013-2368-4.
96. Hardaker WT, Whipple TL, Bassett FH 3rd. Diagnosis and treatment of the plica syndrome of the knee. J Bone Joint Surg Am. 1980;62:221–5.
97. Stubbings N, Smith T. Diagnostic test accuracy of clinical and radiological assessments for medial patella plica syndrome: a systematic review and meta-analysis. Knee. 2014;21:486–90. https://doi.org/10.1016/j.knee.2013.11.001.
98. Paczesny L, Kruczynski J. Medial plica syndrome of the knee: diagnosis with dynamic sonography. Radiology. 2009;251:439–46. https://doi.org/10.1148/radiol.2512081652.

99. Blackburn TA, Eiland G, Bandy WD. An introduction to the plica. J Orthop Sports Phys Ther. 1982;3:171–7. https://doi.org/10.2519/jospt.1982.3.4.171.
100. Muse GL, Grana WA, Hollingsworth S. Arthroscopic treatment of medial shelf syndrome. Arthrosc : J Arthrosc Relat Surg: Off Publication Arthrosc Assoc North Am Int Arthrosc Assoc. 1985;1:63–7.
101. Pihlajamaki HK, Kuikka PI, Leppanen VV, Kiuru MJ, Mattila VM. Reliability of clinical findings and magnetic resonance imaging for the diagnosis of chondromalacia patellae. J Bone Joint Surg Am. 2010;92:927–34. https://doi.org/10.2106/jbjs.h.01527.
102. Aroen A, Loken S, Heir S, Alvik E, Ekeland A, Granlund OG, Engebretsen L. Articular cartilage lesions in 993 consecutive knee arthroscopies. Am J Sports Med. 2004;32:211–5.
103. Curl WW, Krome J, Gordon ES, Rushing J, Smith BP, Poehling GG. Cartilage injuries: a review of 31,516 knee arthroscopies. Arthroscopy. 1997;13:456–60.
104. Nomura E, Inoue M, Kurimura M. Chondral and osteochondral injuries associated with acute patellar dislocation. Arthroscopy. 2003;19:717–21.
105. Knutsen G, Engebretsen L, Ludvigsen TC, Drogset JO, Grontvedt T, Solheim E, Strand T, Roberts S, Isaksen V, Johansen O. Autologous chondrocyte implantation compared with microfracture in the knee. A randomized trial. J Bone Joint Surg Am. 2004;86-a:455–64.
106. Steadman JR, Briggs KK, Rodrigo JJ, Kocher MS, Gill TJ, Rodkey WG. Outcomes of microfracture for traumatic chondral defects of the knee: average 11-year follow-up. Arthroscopy. 2003;19:477–84. https://doi.org/10.1053/jars.2003.50112.
107. Kreuz PC, Steinwachs MR, Erggelet C, Krause SJ, Konrad G, Uhl M, Sudkamp N. Results after microfracture of full-thickness chondral defects in different compartments in the knee. Osteoarthr Cartil. 2006;14:1119–25. https://doi.org/10.1016/j.joca.2006.05.003.
108. Mithoefer K, McAdams T, Williams RJ, Kreuz PC, Mandelbaum BR. Clinical efficacy of the microfracture technique for articular cartilage repair in the knee: an evidence-based systematic analysis. Am J Sports Med. 2009;37:2053–63. https://doi.org/10.1177/0363546508328414.
109. Furukawa T, Eyre DR, Koide S, Glimcher MJ. Biochemical studies on repair cartilage resurfacing experimental defects in the rabbit knee. J Bone Joint Surg Am. 1980;62:79–89.
110. Peterson L, Vasiliadis HS, Brittberg M, Lindahl A. Autologous chondrocyte implantation: a long-term follow-up. Am J Sports Med. 2010;38:1117–24. https://doi.org/10.1177/0363546509357915.
111. Knutsen G, Drogset JO, Engebretsen L, Grontvedt T, Ludvigsen TC, Loken S, Solheim E, Strand T, Johansen O. A randomized multicenter trial comparing autologous chondrocyte implantation with microfracture: long-term follow-up at 14 to 15 years. J Bone Joint Surg Am. 2016;98:1332–9. https://doi.org/10.2106/jbjs.15.01208.
112. Buckwalter JA, Bowman GN, Albright JP, Wolf BR, Bollier M. Clinical outcomes of patellar chondral lesions treated with juvenile particulated cartilage allografts. Iowa Orthop J. 2014;34:44–9.
113. Astur DC, Arliani GG, Binz M, Astur N, Kaleka CC, Amaro JT, Pochini A, Cohen M. Autologous osteochondral transplantation for treating patellar chondral injuries: evaluation, treatment, and outcomes of a two-year follow-up study. J Bone Joint Surg Am. 2014;96:816–23. https://doi.org/10.2106/jbjs.m.00312.
114. Henderson IJ, Lavigne P. Periosteal autologous chondrocyte implantation for patellar chondral defect in patients with normal and abnormal patellar tracking. Knee. 2006;13:274–9. https://doi.org/10.1016/j.knee.2006.04.006.
115. Pidoriano AJ, Weinstein RN, Buuck DA, Fulkerson JP. Correlation of patellar articular lesions with results from anteromedial tibial tubercle transfer. Am J Sports Med. 1997;25:533–7.

第 3 章
力线不良和高压综合征

Brandon J. Erickson, Andreas H. Gomoll

引言

膝前痛是许多骨科医师在日常诊疗中遇到的一种常见症状[1,2]。许多情况可导致膝前痛，包括股四头肌和腘绳肌失衡、髌股关节不稳定、慢性髌骨或滑车软骨磨损和外侧支持韧带紧张[3-8]。具体来说，外侧支撑带过紧而导致的固定髌骨外倾会导致外侧髌股关节高压，继而导致软骨退行性病变及疼痛[9]。非手术治疗往往能在短期内缓解症状，但由髌股关节高压引起软骨损伤的患者通常需要手术干预，以获得持久的疼痛缓解和功能改善[10]。本章将讨论外侧髌骨和滑车高压的发病机制、诊断、手术治疗以及 TTO 的并发症和临床结果。

发病机制

一部分膝前痛患者产生疼痛的原因是外侧髌股及滑车的压力增高。髌股关节的压力在伸膝时较低，但随着屈膝角度增加，由股四头肌肌腱和髌腱传导的向后方的定量力也相应增加，继而增加了关节的反作用力[11]。此外，外侧支持带紧张可导致固定的髌骨外倾，这可导致髌骨外侧面压力过高（图 3.1a）[9,12]。压力过高可加速关节面磨损，增加软骨下骨负荷，最终导致持续疼痛和功能受限（图 3.1b）。

B. J. Erickson (✉) · A. H. Gomoll
Hospital for Special Surgery, Division of Sports and Shoulder, New York, NY, USA

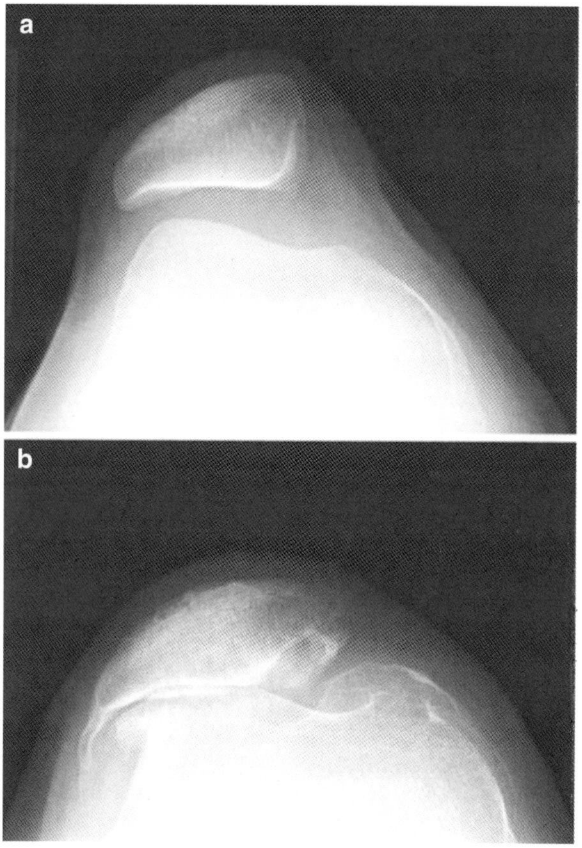

图 3.1 Merchant 位 X 线片显示髌骨外侧倾斜(a)以及严重的外侧髌骨面及滑车关节病变(b)。

病史和体格检查

有症状的髌骨外侧高压患者最主要的主诉是疼痛而不是不稳[10]。疼痛通常在屈膝运动时加重,如上下楼、下蹲等,疼痛位置往往位于膝前髌周区域。应着重询问患者有无潜在的髌骨不稳的情况。如既往接受过手术,应询问手术情况并回顾手术记录。询问病史后需进行全面的体格检查。首先充分显露膝关节,在站立位、坐位、仰卧位时评估患者的膝关节静态对线。检查主要围绕膝关节,但也不能忽视患者髋关节的评估,尤其是股骨是否有过度旋转,股骨旋转也可引起相应症状。髋关节检查和膝关节视诊结束后,可让患者坐下时主动和被动伸屈膝关节,评估有无捻发音。开链伸膝运动时髌骨关节的捻发音需予以重视。

剩余的检查应在仰卧位进行。测量股四头肌周径并与健侧比较,观察股四头肌萎缩情况。检查髌骨活动度,将髌骨向外侧及内侧滑动,滑动量以1/4髌骨宽度为单位计算。检查者可尝试将髌骨翻转至中立位,如果不能翻转至中立位,则应考虑外侧松解或在TTO时松解外侧支持带。触诊髌骨内侧面及外侧面,检查疼痛来源,触诊外侧面时应能够诱发疼痛,而触压内侧面时应无痛或仅有轻微疼痛。通过髌研磨试验评估软骨磨损。最后,还需评估膝关节韧带情况和末梢血管神经状态。

影像学检查

所有膝痛患者应接受一系列标准的影像学检查,包括站立位正位片、侧位片、Merchant位或日出位轴位片。除髌骨关节外,也需关注胫股关节有无关节病变。通过侧位片可测量髌骨高度,通过Merchant位可评估髌骨倾斜。滑车沟角也可在Merchant位片上测量(图3.2)。除X线片外,还需行MRI检查,评估髌骨及滑车软骨。需测量软骨损伤的大小,因为损伤大小决定了治疗方式(图3.3)。检查者还需关注髌骨及滑车软骨下骨水肿(图3.4)。髌骨或滑车软骨损伤的位置至关重要,髌骨内侧或滑车内侧的软骨损伤是TTO的相对禁忌证[13]。需测量TT-TG距离以及髌骨高度[10]。

治疗

治疗外侧高压患者的基本方法是减少外侧接触面的压力,并将压力从有症状的外侧髌股关节转移到无症状的内侧髌股关节。在计划行TTO时,应同时考虑髌

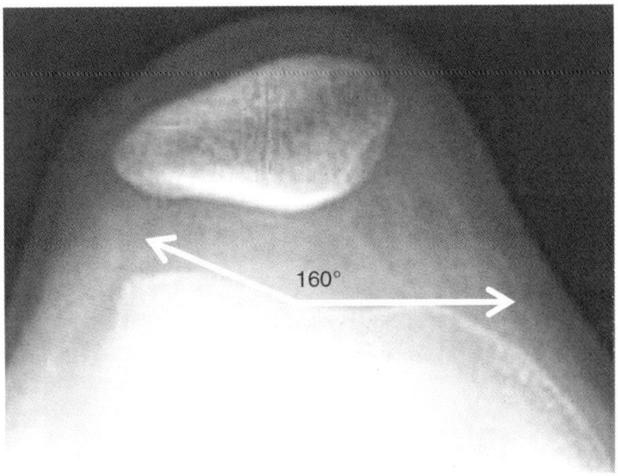

图3.2　Merchant位X线片显示滑车沟角。

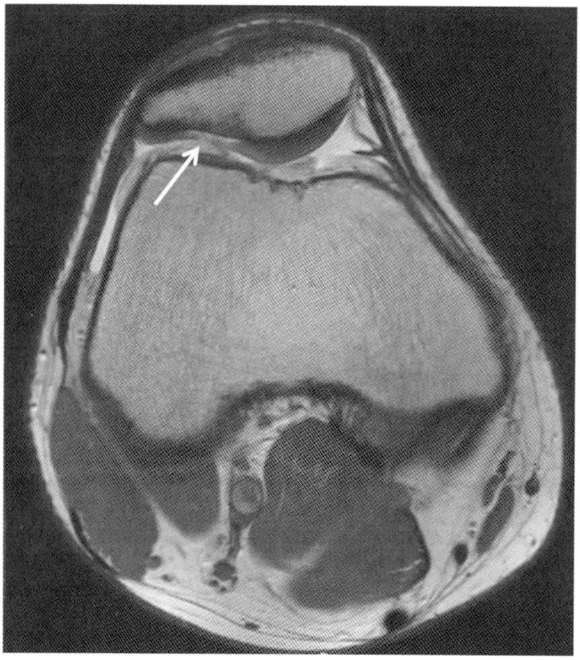

图 3.3 轴位质子密度 MRI 显示外侧髌骨软骨缺损。

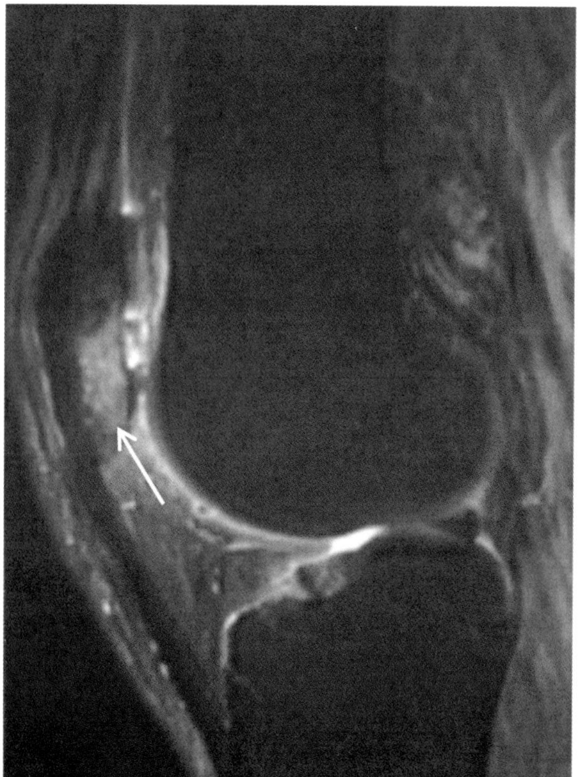

图 3.4 矢状位压脂像 MRI 显示外侧髌骨软骨下骨水肿。

骨和滑车的压力[14-16]。Fulkerson 等在 5 具尸体的膝关节标本上分别测量胫骨结节前内移位前和两种不同前内移位方式后各屈膝角度时髌骨内侧面和外侧面的压力[15]。第一种前内移位将胫骨结节前移 8.8mm 并内移 8.4mm。第二种前内移位将胫骨结节前移 14.8mm 并内移 8.4mm。作者发现第一种前内移位后解除区域的压力与基线无显著性差异，但第二种前内移位可显著降低接触区域的髌股关节压力。Beck 等进行了一项尸体研究，研究胫骨结节前内移位对滑车压力的影响[14]。作者研究了 10 例膝关节，测量截骨前后不同屈膝角度时滑车接触区域的压力。前内移位在 30°时实施，胫骨结节向前内侧移位 15mm。作者发现在各屈膝角度时滑车接触压力均显著降低。作者还发现膝关节位于各个角度时外侧和滑车压力明显减小，而内侧滑车的压力显著增加。

Saranathan 等在 10 例膝关节标本上进行了类似的研究，使用压力探测器测量前内移前、后不同屈膝角度时的髌骨所受压力[16]。作者发现前内移后髌骨外侧面压力明显降低，且髌骨内侧面压力显著增高(仍低于病理状态下的髌骨外侧面压力)。综上所述，前内移可降低髌股关节的总体压力，且可将外侧压力转移至内侧髌骨和滑车。对于严重高位髌骨患者，可在前内移的同时向远端移位，但应避免过度远端移位，以防关节压力增高[17]。

继发于外侧高压的膝前痛患者有时可通过休息、抗炎药物、物理治疗和关节腔注射治疗。这些保守治疗方式可缓解疼痛，但无法改变外侧高压状态，因此往往难以保证长期疗效。对于有症状的外侧高压患者，保守治疗失效后可考虑行 TTO。尸体研究表明，截骨可纠正有症状的外侧高压，降低整个髌股关节的压力，并将其转移至髌骨及滑车内侧[14,16]。此外，TTO 可保证同期进行的各种修复外侧髌骨及滑车软骨手术的疗效[18-20]。内侧髌骨或滑车软骨损伤是 TTO 的相对禁忌证，因其会将压力转移到已受损的部位，除非是严重髌骨半脱位导致髌股关节不稳定的患者[21]。

胫骨结节前移和内移的程度取决于患者的解剖。对于 TT-TG<10mm 的患者，应着重于胫骨结节前移而防止过度内移。做陡峭的阶梯截骨比标准的斜行截骨更有利于胫骨结节前移。对于 TT-TG>15mm 的患者，可采用标准的前内移位，仍应保持前移多于内移，因为此类患者的主要目标是通过减少压力缓解疼痛而非恢复稳定性。胫骨结节的前移可有效缓解疼痛[22,23]。但过度前移(>2cm)，如以往的 Maquet 术，可导致切口裂开，因此需避免。不推荐单纯的内移，因为内移不具有减压的作用，仅适用于髌股关节不稳时纠正冠状面的对线不良。

外科技术

患者在手术室内麻醉。应避免采用长效坐骨神经阻滞麻醉，以防掩盖术后可能出现的骨筋膜室综合征。患者取仰卧位，必要时可垫高髋关节，以恢复膝关节的中立位对线。将止血带置于患肢大腿根部，常规消毒铺单。在麻醉状态下进行系统检查，并尝试将髌骨翻转回中立位。如果髌骨无法翻转至中立位，则需进行外侧松解或外侧延长术。氨甲环酸(1g，静脉注射)，一种血栓稳定药物，应在切开前使用，以预防术后瘀斑和肿胀。术前核对完成后进行关节镜探查，着重观察髌骨及滑车软骨。处理所有关节内病变，如果需要外侧松解，也可在关节镜下进行。结束探查后止血带充气至250mmHg(1mmHg≈0.133kPa)。如患者需治疗软骨损伤，可取髌旁内侧或髌旁外侧切口，外侧延长术也可在此时实施。根据缺损大小和软骨下骨的情况决定软骨修复方式。对于单纯的软骨损伤，较大的缺损推荐使用基质介导的软骨细胞植入术(MACI)，较小的缺损可考虑使用同种异体幼年软骨颗粒移植，但保险审批困难(图3.5)。对于骨软骨损伤患者，小面积损伤可使用自体骨软骨移植，较大损伤可使用新鲜同种异体骨软骨移植。

对于TTO，可沿胫骨结节外侧缘做约5cm的切口，锐性分离至筋膜。自骨膜下将前间室呈套状整体剥离胫骨外侧，从而减少肌肉损伤和出血。显露胫骨结节处的髌腱内、外侧缘，游离髌腱至拉钩可置于髌腱下方。截骨导向器已面市，但作者更喜欢徒手技术。将两枚克氏针放置在截骨所需的角度。为优先前移，选择较陡峭的角度。使用摆锯从胫骨内侧皮质向后方截骨，但不截穿外侧皮质。保留截骨远端的骨皮质。由外侧皮质反向截骨。使用小骨凿进行近端截骨，应小心避免损伤髌腱。检查截骨块的活动度。一旦骨块活动，使用大的平骨刀截断远端合叶，并将胫骨结节向前、内方向转位。胫骨结节向前内移动1.2~1.5cm，以降低接触面压力(图3.6)。使用带垫片的4.5mm全螺纹螺钉固定胫骨结节。应尽可能保证螺钉与截骨块垂直，以确保螺钉能有效加压。最后，透视确认螺钉长度是否合适。松开止血带止血。作者通常不用引流，如无骨筋膜室综合征风险，也不常规行前室筋膜切开术。术后患者穿戴铰链式可调支具，膝关节固定于伸膝位，在4~6周可着地负重。根据需求，患者可出院回家或入院过夜，观察筋膜室情况及镇痛治疗。术后第一天可开始关节活动度训练，并在术后6周逐步达到屈膝90°。6周内应避免主动伸膝和直腿抬高，如耐受可行股四头肌等长收缩练习。

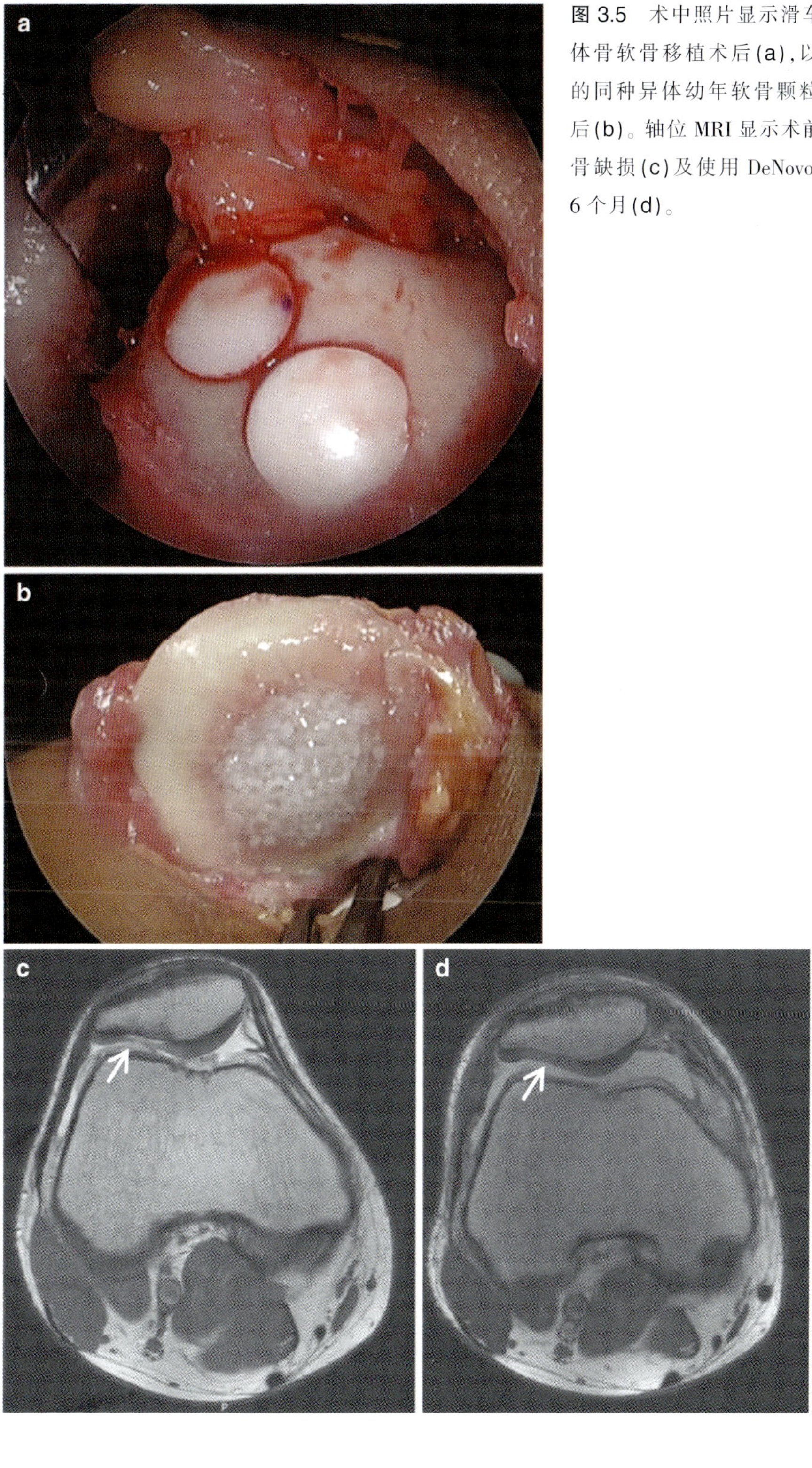

图 3.5　术中照片显示滑车同种异体骨软骨移植术后(a),以及年轻的同种异体幼年软骨颗粒移植术后(b)。轴位 MRI 显示术前髌骨软骨缺损(c)及使用 DeNovo 治疗后 6 个月(d)。

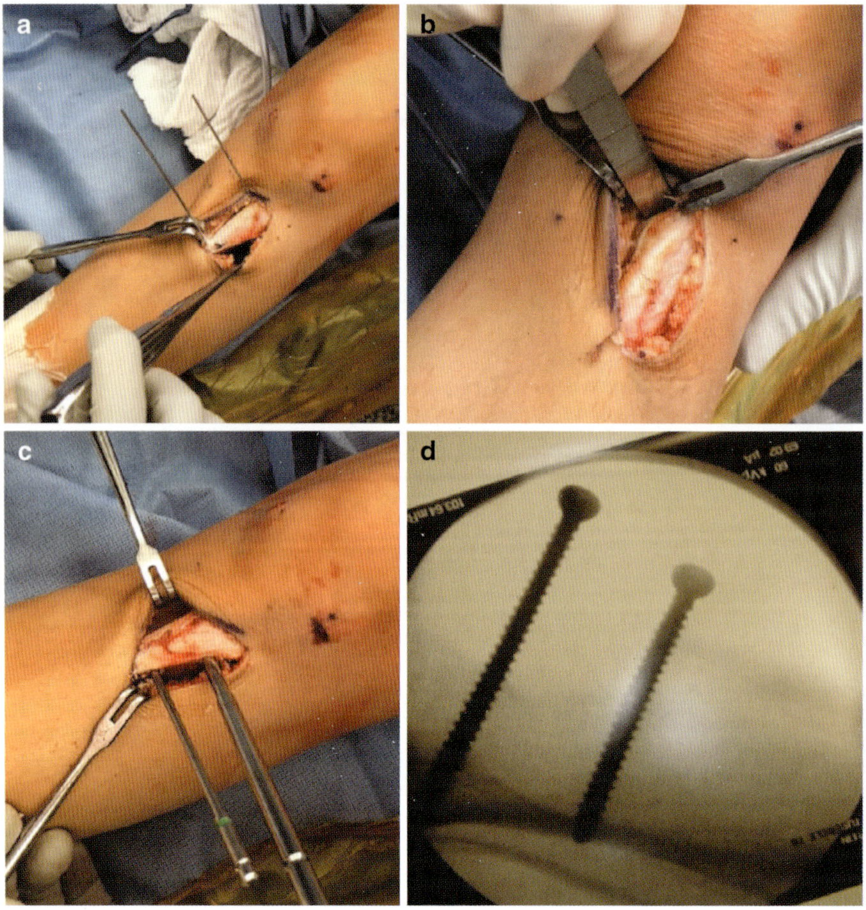

图 3.6 TTO 的步骤。(a)使用克氏针作为截骨导针。(b)在摆锯于内侧及外侧截骨后,使用骨刀于近端截骨。(c)截骨块转位后置入螺钉。(d)术中透视显示使用两枚拉力螺钉固定骨块。

结果

TTO 作为缓解疼痛的治疗方法效果斐然[24-27]。近期一项包含 21 项研究,976 例患者的系统综述表明,TTO 可显著改善患者的 Lysholm 评分、Kujala 评分和视觉模拟疼痛评分。Liu 等报道了 48 例 TTO 治疗疼痛和(或)骨性关节炎的研究[25]。发现 TTO 后疼痛评分和 Kujala 评分均显著改善[分别为 4.1~1.8 分($P<0.001$)和 51.2~82.6 分($P<0.0001$)]。作者还评估了患者重返运动的能力,发现 83.3%的患者术后平均 7.8 个月可重返运动。Rosso 等评估了 69 例接受 TTO 的髌股关节软骨病

变患者，以确定潜在的不良预后因素[26]。作者发现在TTO后所有结果评分均有显著改善，但他们研究显示年龄增加、股骨前倾增加、足内旋和术后髌股关节捻发音是不良预后因素。

并发症

TTO后最常见的并发症是后续需手术取出导致症状的内固定物（文献报道16%~50%的患者）[27,28]。其他并发症包括骨不连、骨筋膜室综合征、感染、骨折、腓总神经损伤和深静脉血栓形成（DVT）[20,27,29]。

结论

对于保守治疗失败的髌股关节疼痛患者，TTO可解除髌股关节高压，是一种有效且成功的治疗选择。适当的术前计划和严谨的手术技术可为患者提供满意的结果，大多数患者能够重返运动。

（朱戈 徐卫东 译 张峻 张辉 校）

参考文献

1. Blond L, Hansen L. Patellofemoral pain syndrome in athletes: a 5.7-year retrospective follow-up study of 250 athletes. Acta Orthop Belg. 1998;64(4):393–400.
2. Fairbank JC, Pynsent PB, van Poortvliet JA, Phillips H. Mechanical factors in the incidence of knee pain in adolescents and young adults. J Bone Joint Surg Br. 1984;66(5):685–93.
3. Ebert JR, Fallon M, Smith A, Janes GC, Wood DJ. Prospective clinical and radiologic evaluation of patellofemoral matrix-induced autologous chondrocyte implantation. Am J Sports Med. 2015;43(6):1362 72.
4. Erickson BJ, Mascarenhas R, Sayegh ET, et al. Does operative treatment of first-time patellar dislocations lead to increased patellofemoral stability? A systematic review of overlapping meta-analyses. Arthroscopy. 2015;31:1207–15.
5. Petersen W, Ellermann A, Gosele-Koppenburg A, et al. Patellofemoral pain syndrome. Knee Surg Sports Traumatol Arthrosc. 2014;22(10):2264–74.
6. Saper MG, Shneider DA. Diagnosis and treatment of lateral patellar compression syndrome. Arthrosc Tech. 2014;3(5):e633–8.
7. Sherman SL, Erickson BJ, Cvetanovich GL, et al. Tibial tuberosity osteotomy: indications, techniques, and outcomes. Am J Sports Med. 2014;42:2006–17.
8. van Middelkoop M, van der Heijden RA, Bierma-Zeinstra SMA. Characteristics and outcome of patellofemoral pain in adolescents: do they differ from adults? J Orthop Sports Phys Ther. 2017;47(10):801–5.
9. Fu FH, Maday MG. Arthroscopic lateral release and the lateral patellar compression syndrome. Orthop Clin North Am. 1992;23(4):601–12.
10. Grawe B, Stein BE. Tibial tubercle osteotomy: indication and techniques. J Knee Surg. 2015;28(4):279–84.

11. Hungerford DS, Barry M. Biomechanics of the patellofemoral joint. Clin Orthop Relat Res. 1979;144:9–15.
12. Paulos LE, O'Connor DL, Karistinos A. Partial lateral patellar facetectomy for treatment of arthritis due to lateral patellar compression syndrome. Arthroscopy. 2008;24(5):547–53.
13. Lewallen DG, Riegger CL, Myers ER, Hayes WC. Effects of retinacular release and tibial tubercle elevation in patellofemoral degenerative joint disease. J Orthop Res. 1990;8(6):856–62.
14. Beck PR, Thomas AL, Farr J, Lewis PB, Cole BJ. Trochlear contact pressures after anteromedialization of the tibial tubercle. Am J Sports Med. 2005;33(11):1710–5.
15. Fulkerson JP, Becker GJ, Meaney JA, Miranda M, Folcik MA. Anteromedial tibial tubercle transfer without bone graft. Am J Sports Med. 1990;18(5):490–6. discussion 496-497
16. Saranathan A, Kirkpatrick MS, Mani S, et al. The effect of tibial tuberosity realignment procedures on the patellofemoral pressure distribution. Knee Surg Sports Traumatol Arthrosc. 2012;20(10):2054–61.
17. Yang JS, Fulkerson JP, Obopilwe E, et al. Patellofemoral contact pressures after patellar distalization: a biomechanical study. Arthroscopy. 2017;33(11):2038–44.
18. Cotter EJ, Waterman BR, Kelly MP, Wang KC, Frank RM, Cole BJ. Multiple osteochondral allograft transplantation with concomitant tibial tubercle osteotomy for multifocal chondral disease of the knee. Arthrosc Tech. 2017;6(4):e1393–8.
19. von Keudell A, Han R, Bryant T, Minas T. Autologous chondrocyte implantation to isolated Patella cartilage defects. Cartilage. 2017;8(2):146–54.
20. Yanke AB, Wuerz T, Saltzman BM, Butty D, Cole BJ. Management of patellofemoral chondral injuries. Clin Sports Med. 2014;33(3):477–500.
21. Pidoriano AJ, Weinstein RN, Buuck DA, Fulkerson JP. Correlation of patellar articular lesions with results from anteromedial tibial tubercle transfer. Am J Sports Med. 1997;25(4):533–7.
22. Guillamon JL, Lord G, Marotte JH, Blanchard JP. Treatment of patello-femoral arthrosis by anterior displacement of the tibial tuberosity (Maquet procedure). Rev Chir Orthop Reparatrice Appar Mot. 1977;63(6):545–62.
23. Hirsh DM, Reddy DK. Experience with Maquet anterior tibial tubercle advancement for patellofemoral arthralgia. Clin Orthop Relat Res. 1980;148:136–9.
24. Fisher TF, Waterman BR, Orr JD, Holland CA, Bader J, Belmont PJ Jr. Tibial tubercle osteotomy for patellar chondral pathology in an active United States military population. Arthroscopy. 2016;32(11):2342–9.
25. Liu JN, Wu HH, Garcia GH, Kalbian IL, Strickland SM, Shubin Stein BE. Return to sports after tibial tubercle osteotomy for patellofemoral pain and osteoarthritis. Arthroscopy. 2018;34:1022–9.
26. Rosso F, Rossi R, Governale G, et al. Tibial tuberosity anteromedialization for patellofemoral chondral disease: prognostic factors. Am J Sports Med. 2017;45(7):1589–98.
27. Saltzman BM, Rao A, Erickson BJ, et al. A systematic review of 21 Tibial tubercle osteotomy studies and more than 1000 knees: indications, clinical outcomes, complications, and reoperations. Am J Orthop (Belle Mead NJ). 2017;46(6):E396–407.
28. Farr J. Autologous chondrocyte implantation improves patellofemoral cartilage treatment outcomes. Clin Orthop Relat Res. 2007;463:187–94.
29. Erickson BJ, Tilton A, Frank RM, Park W, Cole BJ. Rates of deep vein thrombosis occurring after osteotomy about the knee. Am J Orthop (Belle Mead NJ). 2017;46(1):E23–7.

第4章 髌股关节炎

Dean Wang, Sabrina M. Strickland, Beth E. Shubin Stein

髌股(PF)关节炎的病因学

膝关节软骨磨损和破坏的发病机制通常是多样的。然而，孤立性PF关节炎(图4.1)通常由机械因素，如PF软骨超负荷或外伤性剪切损伤所致，包括创伤、髌骨不稳定、力线畸形和发育不良等。关节表面破裂导致能够吸收关节负荷的软骨液压丧失，由此产生的高应力将破坏胶原纤维，扩大软骨缺损。在非创伤性情况下，任何PF关节的异常力学改变都会对关节软骨造成异常负荷，从而使软骨更易于被破坏。

PF软骨外伤可发生于钝器损伤(如屈膝跪地伤或髌前直接撞击伤)或关节内骨折。根据这种病因，软骨损伤最常见的是髌骨和股骨滑车的中央双极损伤，或者是由受伤时膝关节处于屈曲位而导致的髌骨内上侧面的损伤[1]。创伤后病因约占孤立性髌股关节骨关节炎(PFOA)患者的9%[22]。

软骨和骨软骨的剪切损伤常在髌骨脱位后发现，且常发生于较年轻的人群[44]。髌骨的稳定性依赖于正常的下肢力线、骨结构将髌骨约束于股骨滑车中、静态和动态软组织约束的完整性，以及广义的韧带松弛。非发育不良的膝关节需要巨大的能量才能使髌骨从股骨滑车脱位，所以，发生髌骨脱位的患者出现明显的内侧髌面软骨或骨软骨损伤的概率高达70%~96%[12,13,38,39]。另一方面，由于韧带松弛，患者缺乏对髌骨脱位的有效解剖约束，PF关节不稳定发生概率大，关节软骨损伤

D. Wang (✉) · S. M. Strickland · B. E. Shubin Stein
Sports Medicine and Shoulder Service, Hospital for Special Surgery, New York, NY, USA
e-mail: Stricklandoffice@HSS.EDU; shubinsteinoffice@hss.edu

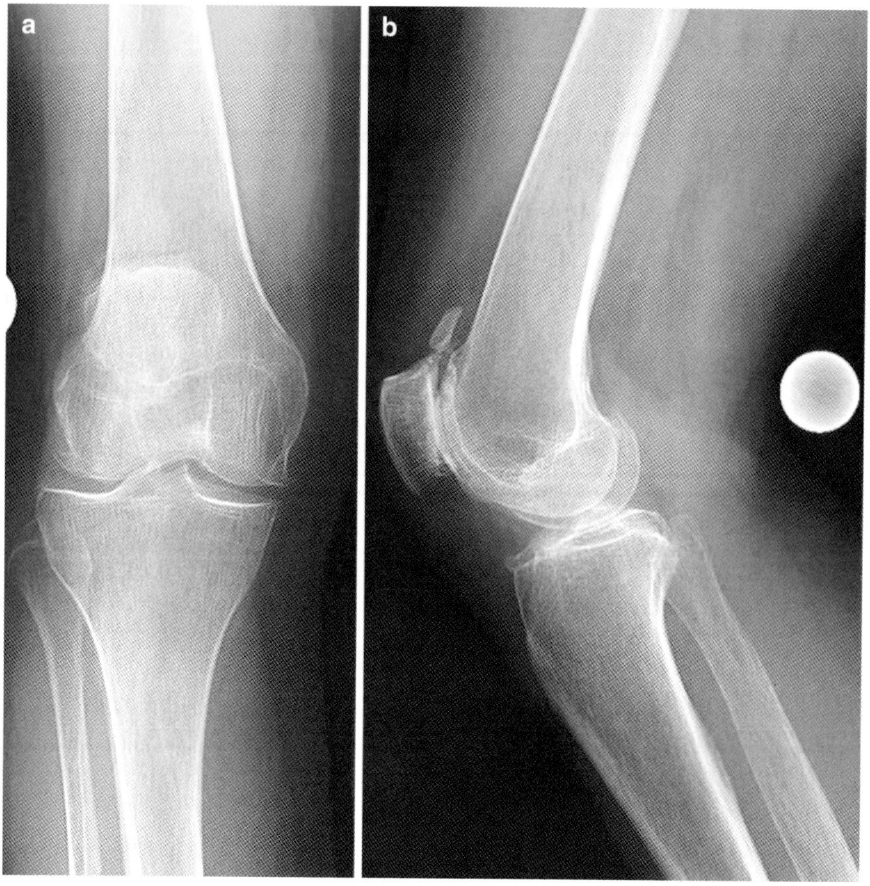

图 4.1 右膝关节孤立性 PFOA(a)前后位和(b)侧位 X 线片。

反而较轻[42]。股骨滑车发育不良、高位髌骨、TT–TG 距离过大，以及内侧髌股韧带(MPFL)的病理性松弛是髌骨不稳定的高频并存病理性改变。有证据表明髌骨脱位的次数与 PFOA 患病率存在较强相关性[17,39]，但值得注意的是，33%的孤立性 PFOA 患者有确切的髌骨脱位病史[22]。

在没有髌骨脱位病史的孤立性 PFOA 患者中，常有股骨滑车发育不良、髌骨高位和 TT–TG 距离过大等解剖异常。在髌骨高位的病例中，由于髌骨在滑车中的接触减少，髌骨远端会产生负荷。负荷集中在较小面积的软骨上，增加了局部压强和软骨磨损风险。轴位旋转不对称导致 TT–TG 值过大和髌骨倾斜，增加了髌骨外侧关节面的压力，易导致外侧 PF 关节软骨损伤。TT–TG 值的增加与 PF 软骨损伤和骨关节炎(OA)的发展呈正比[47]。最后，严重的滑车发育不良存在于绝大多数孤立性 PFOA 患者中[22]。在 Dejour B~D 分型中，股骨滑车凸起的存在可导致屈膝初期阶段 PF 关节内高接触负荷[50]。

非手术治疗

PFOA 非手术治疗的重点是恢复力量、平衡和活动度。一个全面的康复计划应该首先以恢复活动和灵活性为目标，然后是步态训练和针对核心区、骨盆和股四头肌的肌肉强化训练。其他非手术治疗包括 NSAID、关节内皮质类固醇和黏性补充剂注射、肌内贴扎和支具。目前研究表明，关节内注射 PRP 治疗膝关节 OA 可改善疼痛和膝关节功能，但对 PFOA 症状的改善可能效果欠佳[24]。另外的非手术治疗方法还有已商业化的提取骨髓或脂肪干细胞的注射疗法，但目前这方面的研究数据有限。研究表明，McConnell 贴扎和 Kinesio 贴扎的应用无确切效果[28]，但如果患者症状有缓解，肌内效贴则可能有助于协助他们参加物理治疗和肌肉力量训练。

手术治疗

TTO

TTO 是一种功能广泛的手术，可用于矫正不稳定情况下的冠状面力线不正以及改善 TT-TG 的距离，还能减少疼痛或受损软骨的负荷。TTO 常与髌骨或滑车的软骨修复术联合，以减少软骨修复部位的负荷。胫骨结节前移术（Maquet 术）1.3cm 能够在任何屈曲角度下减少髌骨下极 57%~84%[15]和滑车 20%~32%的负荷[43]。胫骨结节前内侧移位可将接触力转移至髌骨和滑车内侧，从而减少在任意屈曲角度下髌骨和滑车的外侧峰值和总负荷[3]。然而在生理轨迹下，胫骨结节的前内方向移位可潜在增加滑车中央或内侧软骨缺损患者的滑车负荷。对于 ACI，比较同时做 TTO 和未做 TTO 的研究结果表明，与单纯的 ACI 相比，联合减负截骨能够显著改善患者预后[40,49]。为了给软骨修复位置减负，TTO 胫骨结节移位的程度和方向会因患者个体的解剖特点、病因特点以及软骨缺损的位置不同而存在差异。此外，在外侧 PF 不稳定的情况下，提倡 TTO 联合 MPFL 重建来恢复髌骨的稳定性[32]。

对于有症状的、保守治疗无效的孤立性 PFOA 患者，TTO 能改善预后。对于 PFOA 患者，前内移位 TTO 的预后与软骨磨损的位置而非严重性相关。髌骨下极或外侧面磨损的患者预后最好，而髌骨上极或弥漫性磨损以及滑车中央磨损的患者预后最差[41]。滑车中央磨损常存在对应髌骨面的磨损，对于这些患者，髌股关节置换术(PFA)可能是优于 TTO 联合软骨修复的选择。Atkinson 等调查了平均年龄为 29 岁的 40 例患者(50 个膝关节),因 PFOA 接受 TTO,研究表明在平均 81 个月的随访过程中,94%的患者疼痛评分改善,77%的患者具有良好或极好的预后[2]。同样,Carofino 和 Fulkerson 调查了平均年龄为 55 岁的 17 例患者(22 个膝关节),因 PFOA 接受前内 TTO,研究表明在平均 77 个月的随访过程中,63%的患者具有良好到极好的预后[8]。Liu 等调查了平均年龄为 30 岁的 57 例患者(61 个膝关节),因 PFOA 接受前内 TTO,研究表明在术后平均 8 个月后,重返运动的比率达 83%[27]。未来的研究需进一步调查初次 TTO 治疗 PFOA 的长期并发症和关节生存率。

软骨修补术

目前,有许多借鉴自股骨髁软骨缺损的软骨修复方法可用于治疗 PF 关节的软骨缺损,但这些方法对 PF 关节软骨缺损的治疗效果通常欠佳。其中,单独的股骨滑车软骨缺损患者的临床效果要好于存在髌骨软骨缺损的患者[7,16,20,45]。目前基于细胞的技术常用于治疗 PF 关节软骨缺损,因为移植物可以与关节缺损的形态良好匹配。然而,这些技术依赖于下方软骨下骨为移植物提供稳定的基底,而且依赖完整的软骨边缘来防止移植物位移(图 4.2)。因此,在存在潜在骨畸形、囊性变和缺损时,使用骨软骨移植可能是更合适的治疗选择。

微骨折手术

过去,微骨折手术是膝关节软骨缺损的一线治疗方法。对于 PF 关节,使用专用的锥子可以实现髌骨和滑车软骨下板的垂直穿透。然而,多项研究表明在术后的 18~36 个月临床效果恶化[25,35]。微骨折手术因具备操作难度低、花费小以及其关节镜下可操作等特点而成为一种很有优势的选择,但新生纤维软骨(尤其是产生很大剪切力的 PF 关节)的耐久性不够可靠,且无法修复较大的缺损(>2cm)也限制了其推广和应用。

ACI 和 MACI

ACI 分为两个阶段。首先从膝关节非负重区域获取少量软骨,消化后将软骨细胞培养扩增约 3 周。然后用补片(过去是骨膜,现在胶原更常见)缝合软骨缺损。再将扩增的软骨细胞注射到补片下面。对于 PF 软骨缺损,ACI 的优势包括能够治疗大面积的软骨缺损, 而且相对于其他移植物而言,ACI 更适用于形态结构复杂

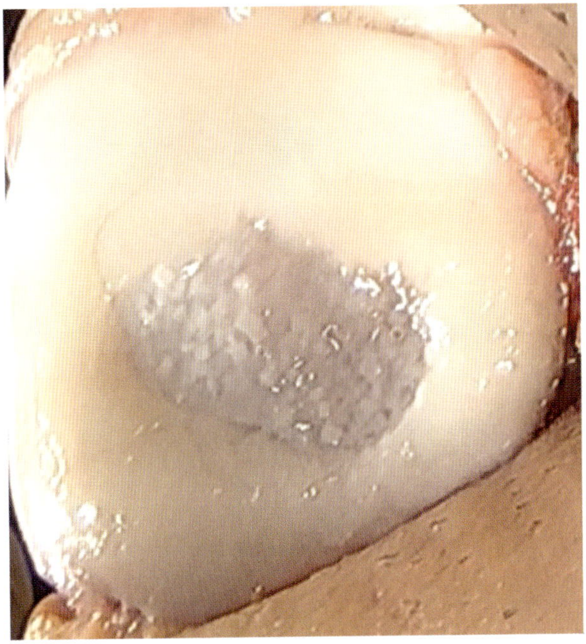

图 4.2 采用幼年关节软骨颗粒移植治疗具有完整底部的髌骨软骨损伤，并且其边缘正常可容纳移植颗粒。

的 PF 关节。第一代 ACI 治疗髌骨软骨损伤的早期结果较差[5],但当 ACI 与 TTO 联合应用以减轻 PF 关节负荷时,功能恢复和患者满意度则有显著提高[40,49]。最近的研究表明,ACI 应用于 PF 软骨损伤具有良好的长期疗效，患者满意率达 80%~90%[18,19]。然而,悬浮液中植入软骨细胞成为新的关注点,因为这可能导致缺损内软骨细胞分布不均匀、细胞渗漏,以及软骨细胞表型异常等问题。为了克服这些问题,出现了 MACI,将患者的软骨细胞种植到猪Ⅰ型/Ⅲ型胶原双层三维支架中(图 4.3)。MACI 治疗 PF 关节软骨缺损的早期疗效可靠[11,34],但仍需要更长时间的随访研究来评估其是否优于 ACI。

幼年关节软骨颗粒

另一种基于细胞的修复方法是幼年关节软骨颗粒移植。这一技术采用现成的软骨细胞来填补软骨缺损,因此避免了 ACI 和 MACI 软骨供区的损伤。软骨取自死亡的未成年人(新生儿至 13 岁)捐献者。然后对软骨进行筛选和处理。移植时，将幼年关节软骨颗粒与纤维蛋白凝胶混合并置于已准备好的病变部位（图 4.4)。与ACI 和 MACI 一样,微粒化的移植物和纤维蛋白凝胶结构方便成型,以匹

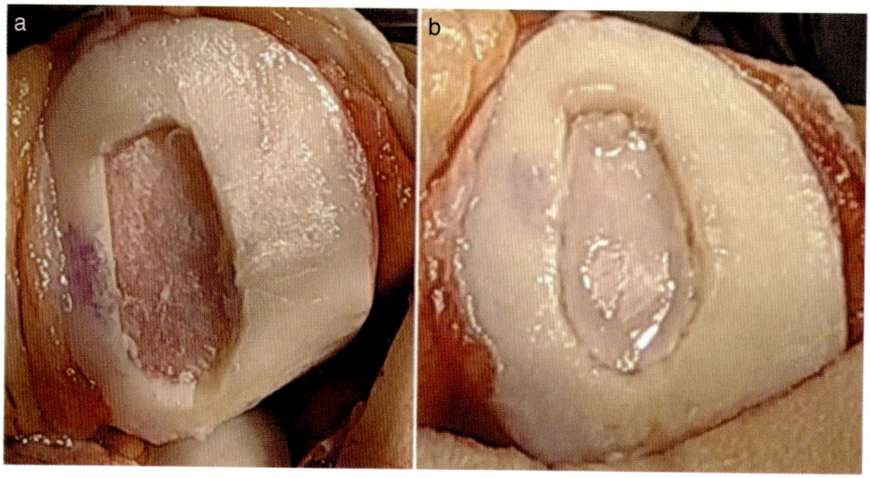

图 4.3 一个底部完整的髌骨软骨缺损(a)采用 MACI(b)。

配 PF 关节的形态。尽管在伴有力线畸形的 PFOA 患者使用幼年关节软骨颗粒进行髌骨软骨损伤修复发生移植物移位的风险较高，联合 TTO 减负后仍可产生良好的软骨填充效果(图 4.5)。目前,关于使用幼年关节软骨颗粒治疗 PF 关节的数据有限。由 DeNovo(Zimmer)公司资助的两项关于该手术的首批研究,评估了接受幼年关节软骨颗粒治疗的髌骨缺损患者，研究表明术后临床效果评分显著改善，疼痛水平显著降低,且软骨缺损的填充超过 90%[6,48]。其他非企业资助的短期研究表明,MRI 证据显示移植物随着时间的推移逐渐成熟[21],组织学证据则显示修复组织中产生Ⅱ型胶原[14]。

骨软骨移植

对于合并软骨下骨异常(骨囊性变)或骨质缺失的软骨损伤,使用一期植入成熟的、有活力的、移植物结构稳定的骨软骨移植方法可直接同时代替软骨和异常的软骨下骨而更具有优势。骨软骨移植的最大问题在于 PF 关节的滑车和髌骨软骨存在匹配的表面曲率。如果骨软骨移植体和受体之间的形态结构不匹配,无论移植物凸出或凹陷,都会增加表面接触的压强。此外,髌骨软骨非常厚,且髌骨和滑车软骨的表面曲率相比于膝关节其他部位都是独一无二的。所以,非髌骨来源的骨软骨移植体软骨部分过薄会相应导致软骨下骨的部分过厚而超过周围正常软骨下板的高度,进而可能会导致局部应力增加、囊肿形成甚至失败[51]。滑车大部分区域的表面曲率都与凸面的股骨髁表面不同,因此取自股骨髁的骨软骨移植物

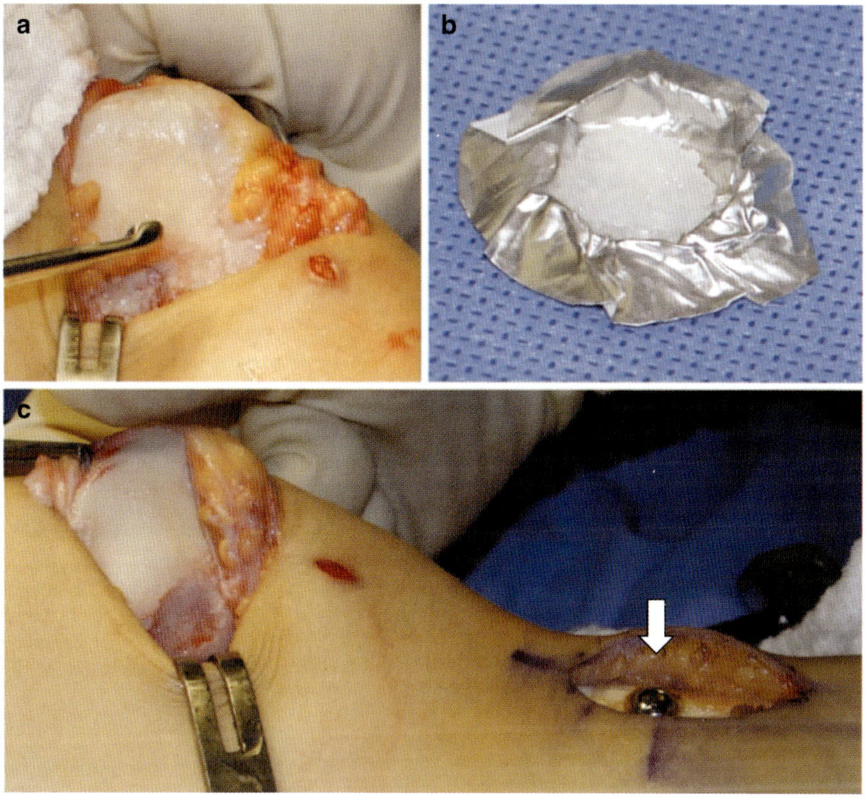

图4.4 使用幼年关节软骨颗粒修复髌骨软骨缺损。(a)用刮匙准备软骨缺损,留下一个稳定且完整的健康软骨边界。(b)在铝箔中包裹的纤维蛋白胶与幼年关节软骨颗粒混合物。(c)幼年关节软骨颗粒植入髌骨软骨缺损。植入前进行胫骨结节前内移位截骨术(箭头所示)。

很可能无法代替滑车的原有结构。

由于自体其他部位获取骨软骨供体,PF软骨缺损的骨软骨自体移植(OAT)受限于髌骨和滑车损伤面积较小(<2cm^2)的患者。临床效果显示,其部分原因可能是自体的骨软骨移植体只能从滑车边缘或髁间窝切迹处获得。为数不多的研究报道显示,在接受OAT治疗的髌骨和滑车软骨损伤病例中,临床表现显著改善,MRI证据提示具有良好的软骨填充、完全的骨小梁连接和供区纤维软骨的填充[23,37]。相反,在一项纳入100例存在膝关节骨软骨缺损患者的随机对照研究中,所有患者接受了OAT或ACI治疗。其中对于髌骨损伤,接受OAT治疗的患者有60%(n=5)获得了极好或良好的治疗效果,而接受ACI的患者则有85%(n=20)。5例接受OAT治疗的患者在最终的随访中也显示移植失败[4]。

同种异体骨软骨移植(OCA)不会产生自体供区损伤,且其尺寸和形态结构也

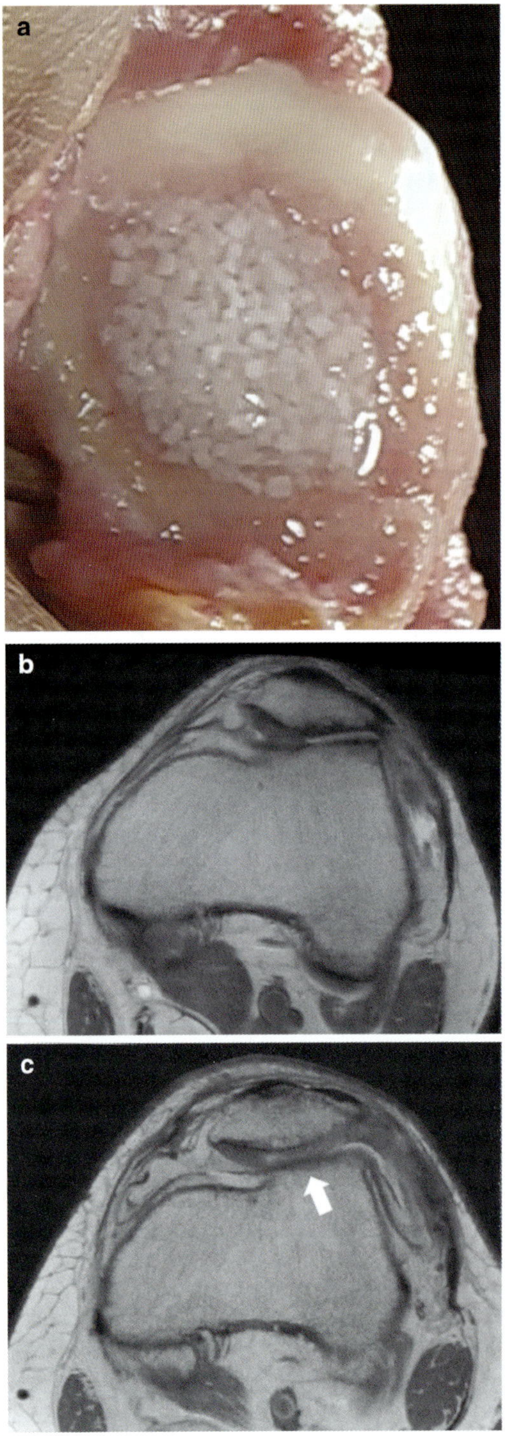

图 4.5 (a)幼年关节软骨颗粒修复一例髌骨软骨损伤伴底部不完整的患者。在力线畸形相关 OA 中，常存在较高的移植物移位风险。然而，在这例患者中，幼年关节软骨颗粒软骨修复术与 TTO 联合进行，(b)术前和(c)术后 3 个月轴位 MRI 显示髌骨软骨缺损间隔填充(箭头所示)。

可根据 PF 关节的情况进行最优匹配。由于避免了供区创伤，OCA 常用于大面积软骨缺损以及软骨修复失败后的补救治疗措施。研究表明，新鲜的 OCA 的效果优于冷冻的异体骨移植，这可能是由于软骨细胞活性对维持 OCA 的生化和生物力学特性至关重要[10]。采集后软骨细胞的活性持续下降，到第 28 天低于可接受水平（<70%活细胞）[52]。强制性疾病筛查大约需要 14 天，因此安排手术和运输组织的时间窗很窄（大约 14 天）。在 OCA 过程中，应先确定病灶大小并将其扩髓至正常骨床，然后获取对应的同种异体骨软骨移植体，使其成型并与病灶部位相匹配，最后轻轻地原位植入并进行压合固定（图4.6）。在无法实现压合固定的情况下，可能需要使用无头加压螺钉或可吸收钉进行补充固定。与其他软骨修复技术一样，OCA

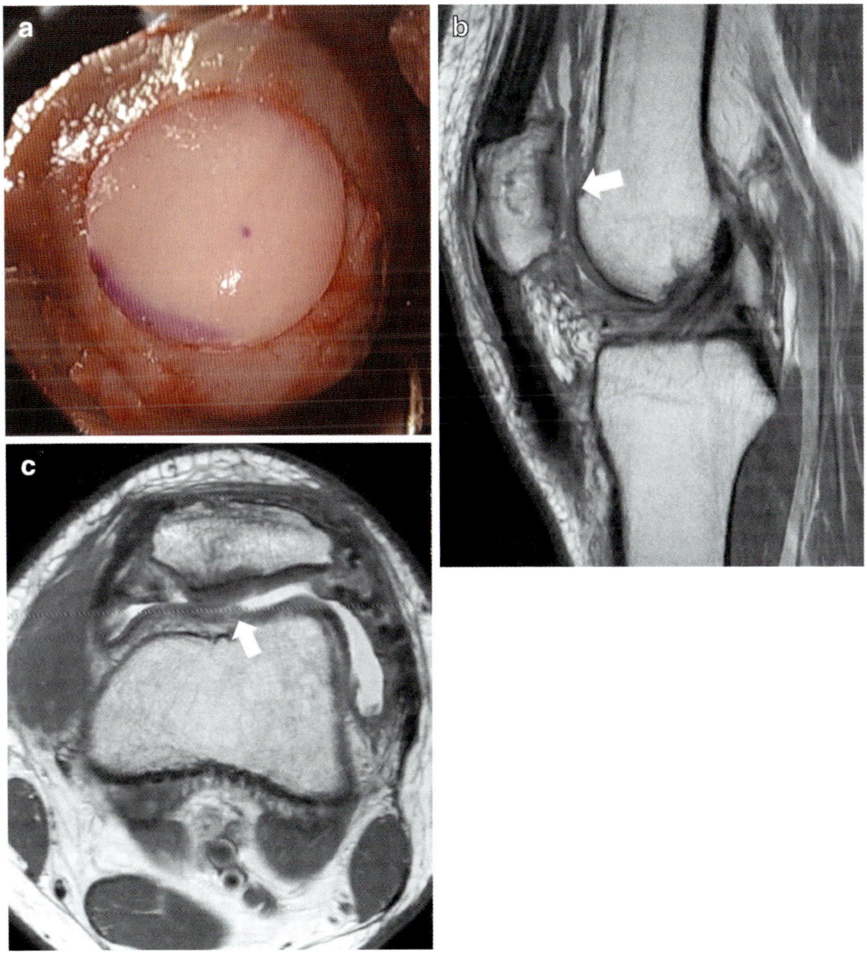

图 4.6　(a)采用 OCA 修复髌骨软骨缺损。(b)侧位和(c)轴位 MRI 显示髌骨关节面重建（箭头所示）和部分小梁整合。

在 PF 关节的移植存活率和临床效果一般低于股骨髁[9]。Bugbee 及其同事报道在他们的一批患者中,孤立的髌骨缺损患者 10 年移植物存活率为 78%,孤立的滑车缺损患者 10 年移植物存活率为 92%,两组患者的临床结果评分均有显著改善[7,20]。对于 PF 关节的双面病变,报道称 OCA 治疗的再手术率和失败率很高[33]。

PFA

自 1955 年问世以来,PFA(图 4.7)在可操作性和有效性方面不断发展。第一代 PFA 植入物的翻修率高达 63%[46]。随着时间的推移,改进的假体设计和患者选择已经大大地改善了患者预后[29,31]。对于任何 PFA,都存在膝关节其他部位发生进行性胫股关节炎的风险。然而,不同于其内侧和外侧间室关节炎,PFA 的存活率与

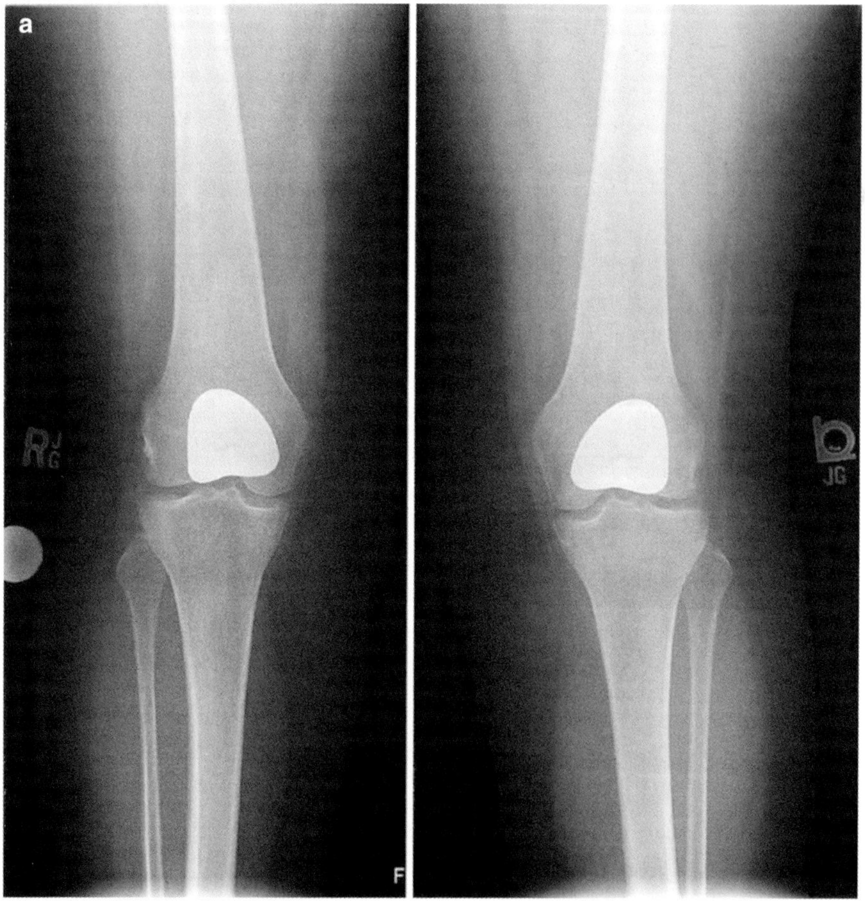

图 4.7 术后(a)前后位、(b)侧位和(c)Merchant 轴位站立 X 线片显示一例成功的 PFA。(待续)

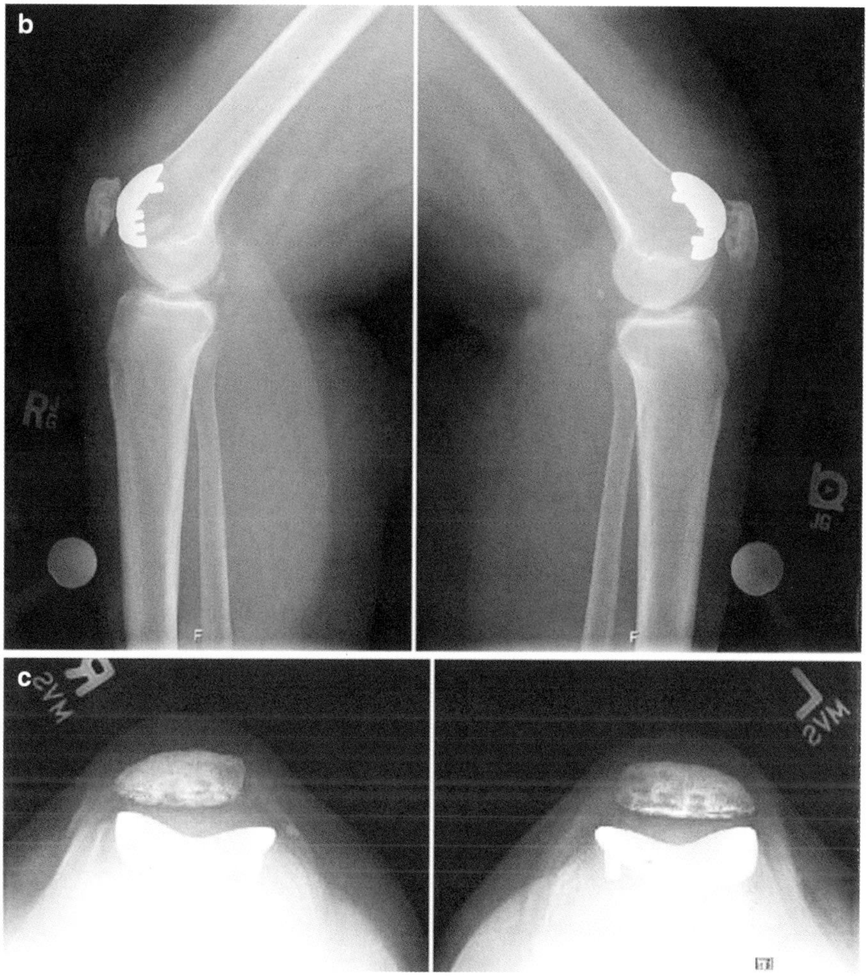

图 4.7(续)

疾病的病因学密切相关,如创伤后、力线不正和不稳定相关的退行性关节病的预后明显好于原发性骨关节炎。在创伤后、力线不正和与不稳定相关的 OA 患者中,PFA 生存率更高的原因是关节炎的来源明确且局限于 PF 关节,因此进展到胫股间室的风险较小。在没有滑车发育不良或上述原因之一的 PF 关节原发性 OA 患者中,OA 被认为是最初的表现,因此通常会在未来的某个时候累及胫股关节。PFA 仍然是那些目前在 MRI 上没有表现出胫股 OA 的年轻原发性 OA 患者的一个很好的选择,但他们仍然应该得到告知,PFA 很可能是一种桥接手术,在某种程度上需要接受全膝关节置换术(TKA)。TKA 可能是一种有效的治疗选择[26,36],但 PFA 在治疗孤立性髌股关节炎方面比 TKA 有更多优势。其创伤小,使用止血带的次数和失血更少,恢复更快,能保持膝关节原生的运动状态,还能保存骨量[29]。

与第一代PFA相比,新设计的假体优化了髌骨轨迹,从而解决了初期的一些问题,如髌骨捕获和复发性不稳定。最值得注意的是,滑车近端部分较长,前翼缘较宽,这可防止髌骨在膝关节屈曲早期从股骨跳到滑车组件上。目前,PFA有两种设计类型:Inlay和Onlay。Inlay假体被安置于滑车前表面,而Onlay假体与股骨前皮质平齐植入(因此需要做一个与TKA相似的股骨前削切)。Inlay设计切除的骨量较少,但滑车假体相对于患者自身解剖位置不可发生任何旋转改变(这类患者通常是病理性的)。因此,Inlay设计有更大的髌股轨迹不良倾向[30]。当股骨滑车发育异常时,无论是Onlay和Inlay,都可形成滑车槽。但对于有髌骨不稳定病史的患者,考虑到滑车植入物的外旋转特性,Onlay设计是首选。

严重的冠状位畸形,如果不进行矫正,会对髌骨轨迹产生不良影响,并容易在PFA后发生胫股关节炎。此外,PFA不能完全矫正严重的PF关节错位或不稳定。因此,对于TT-TG距离过大、既往或目前存在PF关节不稳定病史的PFA患者,应考虑同时进行MPFL重建。我们更倾向于使用Onlay设计的PFA,其可让外科医师在一定程度上改变股骨假体的旋转, 这对于PF不稳定所致的PFOA很有价值。且有必要尽早发现髌骨的轨迹不良,并在出现明显侵袭(图4.8a)和髌骨髋臼化(图4.8b)之前行PFA,因为髌骨明显的侵袭和髋臼化可能导致髌骨假体植入困难。对于伴有固定倾斜的轨迹不良相关PFOA患者,我们采用外侧髌旁关节切开术结合外侧延长来纠正倾斜问题。对于伴有力线畸形和不稳定的孤立性轨迹不良

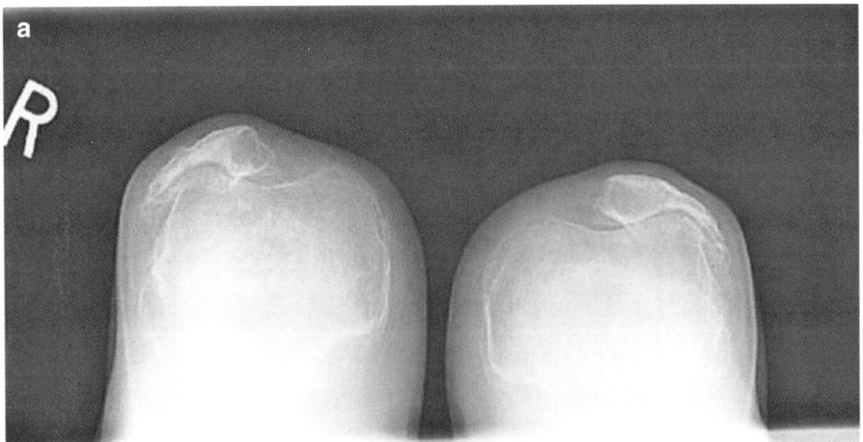

图4.8 Merchant轴位视野显示(a)双侧髌骨严重骨丢失和(b)左膝髌骨髋臼化(箭头所示)。(待续)

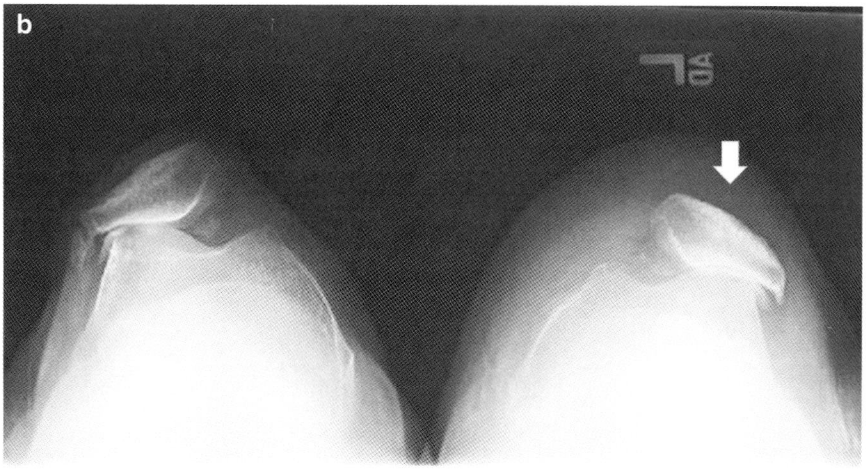

图 4.8(续)

OA 患者,可采用外侧延长入路。在那些合并不稳定的病例中,除外侧延长外,我们还增加了 MPFL 重建(图 4.9)。

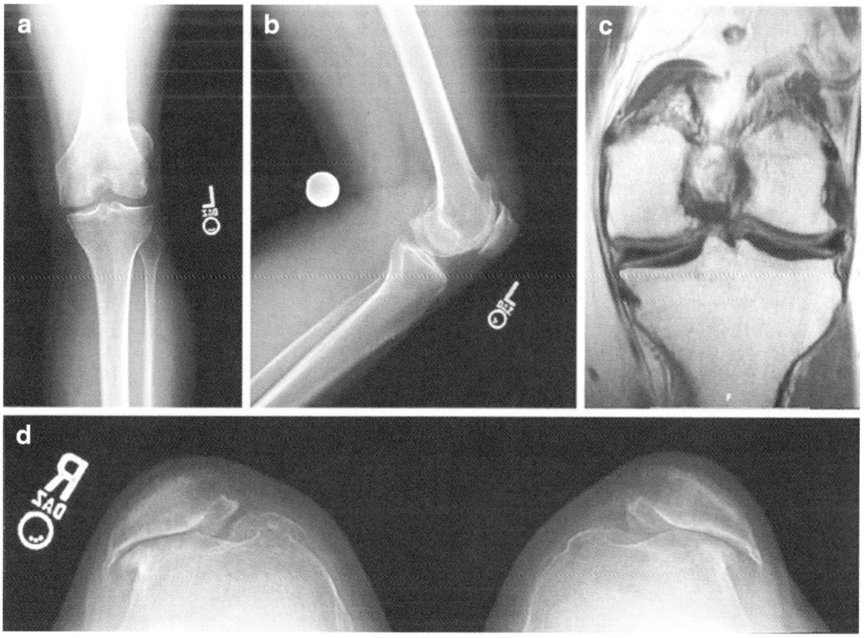

图 4.9 (a,b,d) 轨迹不良相关 PFOA 和固定髌骨倾斜患者的术前左膝关节后前位、侧位和 Merchant 轴位片。(c)冠状位 MRI 显示胫股关节软骨和关节间隙良好。(待续)

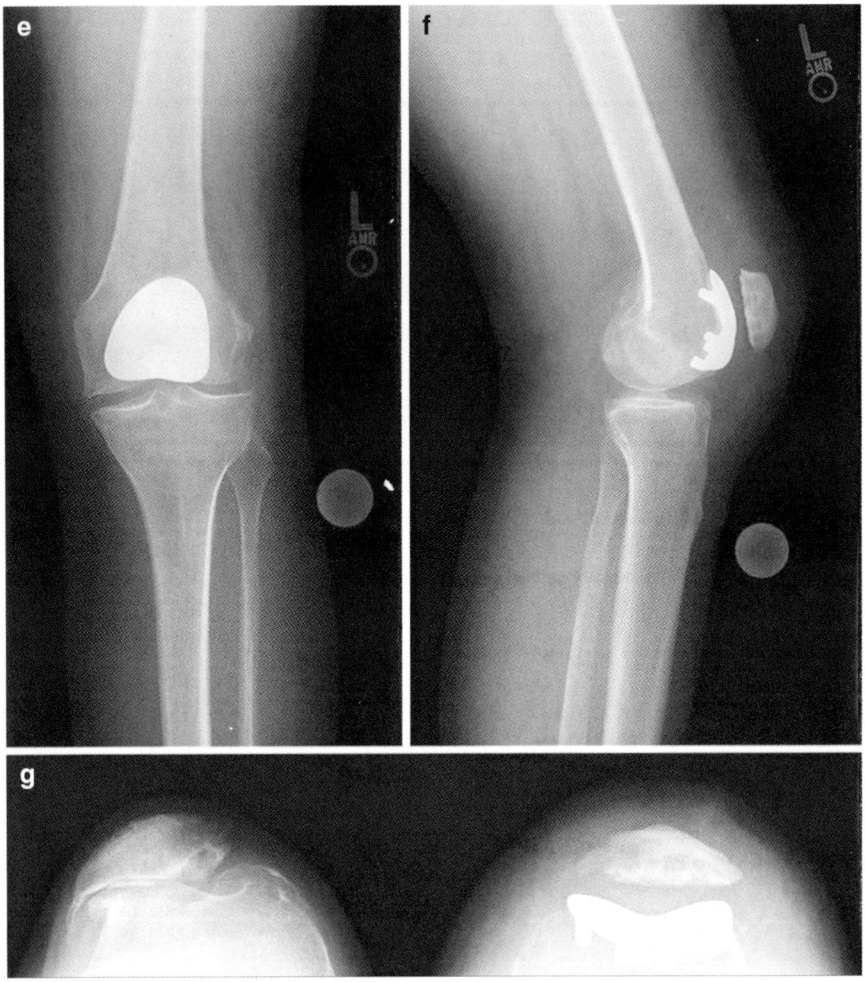

图4.9(续)　(e~g)同一患者经髌旁外侧关节切开、外侧延长、髌股内侧韧带重建术联合PFA后左膝后前位、侧位及Merchant轴位视野。

(韩学全　徐一宏　译　张峻　徐卫东　校)

参考文献

1. Arendt EA, Berruto M, Filardo G, Ronga M, Zaffagnini S, Farr J, Ferrua P, Grassi A, Condello V. Early osteoarthritis of the patellofemoral joint. Knee Surg Sports Traumatol Arthrosc. 2016;24:1836–44.
2. Atkinson HD, Bailey CA, Anand S, Johal P, Oakeshott RD. Tibial tubercle advancement osteotomy with bone allograft for patellofemoral arthritis: a retrospective cohort study of 50 knees. Arch Orthop Trauma Surg. 2012;132:437–45.
3. Beck PR, Thomas AL, Farr J, Lewis PB, Cole BJ. Trochlear contact pressures after anteromedialization of the tibial tubercle. Am J Sports Med. 2005;33:1710–5.

4. Bentley G, Biant LC, Carrington RW, Akmal M, Goldberg A, Williams AM, Skinner JA, Pringle J. A prospective, randomised comparison of autologous chondrocyte implantation versus mosaicplasty for osteochondral defects in the knee. J Bone Joint Surg Br. 2003;85:223–30.
5. Brittberg M, Lindahl A, Nilsson A, Ohlsson C, Isaksson O, Peterson L. Treatment of deep cartilage defects in the knee with autologous chondrocyte transplantation. N Engl J Med. 1994;331:889–95.
6. Buckwalter JA, Bowman GN, Albright JP, Wolf BR, Bollier M. Clinical outcomes of patellar chondral lesions treated with juvenile particulated cartilage allografts. Iowa Orthop J. 2014;34:44–9.
7. Cameron JI, Pulido PA, McCauley JC, Bugbee WD. Osteochondral allograft transplantation of the femoral trochlea. Am J Sports Med. 2016;44:633–8.
8. Carofino BC, Fulkerson JP. Anteromedialization of the tibial tubercle for patellofemoral arthritis in patients > 50 years. J Knee Surg. 2008;21:101–5.
9. Chahal J, Gross AE, Gross C, Mall N, Dwyer T, Chahal A, Whelan DB, Cole BJ. Outcomes of osteochondral allograft transplantation in the knee. Arthroscopy. 2013;29:575–88.
10. Cook JL, Stannard JP, Stoker AM, Bozynski CC, Kuroki K, Cook CR, Pfeiffer FM. Importance of donor chondrocyte viability for osteochondral allografts. Am J Sports Med. 2016;44:1260–8.
11. Ebert JR, Schneider A, Fallon M, Wood DJ, Janes GC. A comparison of 2-year outcomes in patients undergoing tibiofemoral or patellofemoral matrix-induced autologous chondrocyte implantation. Am J Sports Med. 2017;45:3243–53.
12. Elias DA, White LM, Fithian DC. Acute lateral patellar dislocation at MR imaging: injury patterns of medial patellar soft-tissue restraints and osteochondral injuries of the inferomedial patella. Radiology. 2002;225:736–43.
13. Farr J, Covell DJ, Lattermann C. Cartilage lesions in patellofemoral dislocations: incidents/locations/when to treat. Sports Med Arthrosc Rev. 2012;20:181–6.
14. Farr J, Tabet SK, Margerrison E, Cole BJ. Clinical, radiographic, and histological outcomes after cartilage repair with Particulated juvenile articular cartilage: a 2-year prospective study. Am J Sports Med. 2014;42:1417–25.
15. Ferguson AB Jr, Brown TD, Fu FH, Rutkowski R. Relief of patellofemoral contact stress by anterior displacement of the tibial tubercle. J Bone Joint Surg Am. 1979;61:159–66.
16. Filardo G, Kon E, Andriolo L, Di Martino A, Zaffagnini S, Marcacci M. Treatment of "patellofemoral" cartilage lesions with matrix-assisted autologous chondrocyte transplantation: a comparison of patellar and trochlear lesions. Am J Sports Med. 2014;42:626–34.
17. Franzone JM, Vitale MA, Shubin Stein BE, Ahmad CS. Is there an association between chronicity of patellar instability and patellofemoral cartilage lesions? An arthroscopic assessment of chondral injury. J Knee Surg. 2012;25:411–6.
18. Gillogly SD, Arnold RM. Autologous chondrocyte implantation and anteromedialization for isolated patellar articular cartilage lesions: 5- to 11-year follow-up. Am J Sports Med. 2014;42:912–20.
19. Gomoll AH, Gillogly SD, Cole BJ, Farr J, Arnold R, Hussey K, Minas T. Autologous chondrocyte implantation in the patella: a multicenter experience. Am J Sports Med. 2014;42:1074–81.
20. Gracitelli GC, Meric G, Pulido PA, Gortz S, De Young AJ, Bugbee WD. Fresh osteochondral allograft transplantation for isolated patellar cartilage injury. Am J Sports Med. 2015;43:879–84.
21. Grawe B, Burge A, Nguyen J, Strickland S, Warren R, Rodeo S, Shubin SB. Cartilage regeneration in full-thickness patellar chondral defects treated with Particulated juvenile articular allograft cartilage: an MRI analysis. Cartilage. 2017;8:374–83.
22. Grelsamer RP, Dejour D, Gould J. The pathophysiology of patellofemoral arthritis. Orthop Clin North Am. 2008;39:269–74. v
23. Hangody L, Fules P. Autologous osteochondral mosaicplasty for the treatment of full-thickness defects of weight-bearing joints: ten years of experimental and clinical experience. J Bone Joint Surg Am. 2003;85-A(Suppl 2):25–32.
24. Jang SJ, Kim JD, Cha SS. Platelet-rich plasma (PRP) injections as an effective treatment for early osteoarthritis. Eur J Orthop Surg Traumatol. 2013;23:573–80.
25. Kreuz PC, Steinwachs MR, Erggelet C, Krause SJ, Konrad G, Uhl M, Sudkamp N. Results after microfracture of full-thickness chondral defects in different compartments in the knee. Osteoarthr Cartil. 2006;14:1119–25.

26. Laskin RS, van Steijn M. Total knee replacement for patients with patellofemoral arthritis. Clin Orthop Relat Res. 1999;(367):89–95.
27. Liu JN, Wu HH, Garcia GH, Kalbian IL, Strickland SM, Shubin Stein BE. Return to Sports After Tibial Tubercle Osteotomy for Patellofemoral Pain and Osteoarthritis. *Arthroscopy*. 2018;34(4):1022–9.
28. Logan CA, Bhashyam AR, Tisosky AJ, Haber DB, Jorgensen A, Roy A, Provencher MT. Systematic review of the effect of taping techniques on patellofemoral pain syndrome. Sports Health. 2017;9:456–61.
29. Lonner JH. Patellofemoral arthroplasty. J Am Acad Orthop Surg. 2007;15:495–506.
30. Lonner JH. Patellofemoral arthroplasty: the impact of design on outcomes. Orthop Clin North Am. 2008;39:347–54. vi
31. Lonner JH, Bloomfield MR. The clinical outcome of patellofemoral arthroplasty. Orthop Clin North Am. 2013;44:271–80. vii
32. Matsushita T, Kuroda R, Oka S, Matsumoto T, Takayama K, Kurosaka M. Clinical outcomes of medial patellofemoral ligament reconstruction in patients with an increased tibial tuberosity-trochlear groove distance. Knee Surg Sports Traumatol Arthrosc. 2014;22:2438–44.
33. Meric G, Gracitelli GC, Gortz S, De Young AJ, Bugbee WD. Fresh osteochondral allograft transplantation for bipolar reciprocal osteochondral lesions of the knee. Am J Sports Med. 2015;43:709–14.
34. Meyerkort D, Ebert JR, Ackland TR, Robertson WB, Fallon M, Zheng MH, Wood DJ. Matrix-induced autologous chondrocyte implantation (MACI) for chondral defects in the patellofemoral joint. Knee Surg Sports Traumatol Arthrosc. 2014;22:2522–30.
35. Mithoefer K, McAdams T, Williams RJ, Kreuz PC, Mandelbaum BR. Clinical efficacy of the microfracture technique for articular cartilage repair in the knee: an evidence-based systematic analysis. Am J Sports Med. 2009;37:2053–63.
36. Mont MA, Haas S, Mullick T, Hungerford DS. Total knee arthroplasty for patellofemoral arthritis. J Bone Joint Surg Am. 2002;84-A:1977–81.
37. Nho SJ, Foo LF, Green DM, Shindle MK, Warren RF, Wickiewicz TL, Potter HG, Williams RJ 3rd. Magnetic resonance imaging and clinical evaluation of patellar resurfacing with press-fit osteochondral autograft plugs. Am J Sports Med. 2008;36:1101–9.
38. Nomura E, Inoue M. Cartilage lesions of the patella in recurrent patellar dislocation. Am J Sports Med. 2004;32:498–502.
39. Nomura E, Inoue M. Second-look arthroscopy of cartilage changes of the patellofemoral joint, especially the patella, following acute and recurrent patellar dislocation. Osteoarthr Cartil. 2005;13:1029–36.
40. Pascual-Garrido C, Slabaugh MA, L'Heureux DR, Friel NA, Cole BJ. Recommendations and treatment outcomes for patellofemoral articular cartilage defects with autologous chondrocyte implantation: prospective evaluation at average 4-year follow-up. Am J Sports Med. 2009;37(Suppl 1):33S–41S.
41. Pidoriano AJ, Weinstein RN, Buuck DA, Fulkerson JP. Correlation of patellar articular lesions with results from anteromedial tibial tubercle transfer. Am J Sports Med. 1997;25:533–7.
42. Redler L, Mayer G, Kalbian I, Nguyen J, Shubin Stein B, Strickland S. Does ligamentous laxity protect against chondral injury in patients with patellofemoral instability? *AOSSM 2016 Annual Meeting*. San Diego, CA: Orthop J Sports Med; 2016.
43. Rue JP, Colton A, Zare SM, Shewman E, Farr J, Bach BR Jr, Cole BJ. Trochlear contact pressures after straight anteriorization of the tibial tuberosity. Am J Sports Med. 2008;36:1953–9.
44. Stanitski CL, Paletta GA Jr. Articular cartilage injury with acute patellar dislocation in adolescents. Arthroscopic and radiographic correlation. Am J Sports Med. 1998;26:52–5.
45. Steadman JR, Briggs KK, Rodrigo JJ, Kocher MS, Gill TJ, Rodkey WG. Outcomes of microfracture for traumatic chondral defects of the knee: average 11-year follow-up. Arthroscopy. 2003;19:477–84.
46. Tauro B, Ackroyd CE, Newman JH, Shah NA. The Lubinus patellofemoral arthroplasty. A five- to ten-year prospective study. J Bone Joint Surg Br. 2001;83:696–701.
47. Thakkar RS, Del Grande F, Wadhwa V, Chalian M, Andreisek G, Carrino JA, Eng J, Chhabra A. Patellar instability: CT and MRI measurements and their correlation with internal derangement findings. Knee Surg Sports Traumatol Arthrosc. 2016;24:3021–8.

48. Tompkins M, Hamann JC, Diduch DR, Bonner KF, Hart JM, Gwathmey FW, Milewski MD, Gaskin CM. Preliminary results of a novel single-stage cartilage restoration technique: particulated juvenile articular cartilage allograft for chondral defects of the patella. Arthroscopy. 2013;29:1661–70.
49. Trinh TQ, Harris JD, Siston RA, Flanigan DC. Improved outcomes with combined autologous chondrocyte implantation and patellofemoral osteotomy versus isolated autologous chondrocyte implantation. Arthroscopy. 2013;29:566–74.
50. Van Haver A, De Roo K, De Beule M, Labey L, De Baets P, Dejour D, Claessens T, Verdonk P. The effect of trochlear dysplasia on patellofemoral biomechanics: a cadaveric study with simulated trochlear deformities. Am J Sports Med. 2015;43:1354–61.
51. von Rechenberg B, Akens MK, Nadler D, Bittmann P, Zlinszky K, Kutter A, Poole AR, Auer JA. Changes in subchondral bone in cartilage resurfacing--an experimental study in sheep using different types of osteochondral grafts. Osteoarthr Cartil. 2003;11:265–77.
52. Williams SK, Amiel D, Ball ST, Allen RT, Wong VW, Chen AC, Sah RL, Bugbee WD. Prolonged storage effects on the articular cartilage of fresh human osteochondral allografts. J Bone Joint Surg Am. 2003;85-A:2111–20.

第 5 章
髌股关节疼痛的影像学检查

Vivek Kalia, Douglas N. Mintz

髌股关节的解剖和生物力学

骨骼解剖

髌股关节由髌骨和股骨远端,特别是股骨滑车等骨性结构构成。

髌骨在关节侧被偏心的纵向脊(常被误称为髌尖)分隔为两个主要关节面:内侧关节面和外侧关节面(解剖上可分为 7 个关节面)。与内侧关节面相比,外侧关节面通常较长且坡度较小(水平方向,图 5.1)。根据中央脊的位置不同,可以将髌骨形态分为 4 种[59](图 5.2)。值得注意的是,由于髌骨远端作为髌韧带附着点,髌骨关节面仅占髌骨的上 2/3[49]。

TG 位于股骨远端,与髌骨关节面相对应。正常 TG 的深度约 5.2mm[43]。TG 外侧壁(如股骨外侧髁)是限制髌骨外侧半脱位和脱位的主要骨性结构。

软组织解剖

膝关节的伸膝装置对于髌股关节的动态/活动稳定性具有重要作用。股四头肌肌腱是由股直肌、股外侧肌、股中间肌和股内侧肌,这四条肌肉的肌腱汇合而成。髌骨是位于股四头肌肌腱内的籽骨。髌骨远端部分是髌韧带,起于髌骨下极,止于胫骨结节,其平均长度为 4.6cm(3.5~5.5cm)[45]。

膝关节内侧稳定髌骨的结构包括 MPFL、髌内侧支持带、内侧髌胫韧带和

V. Kalia (✉) · D. N. Mintz
Hospital for Special Surgery, New York, NY, USA
e-mail: MintzD@hss.edu

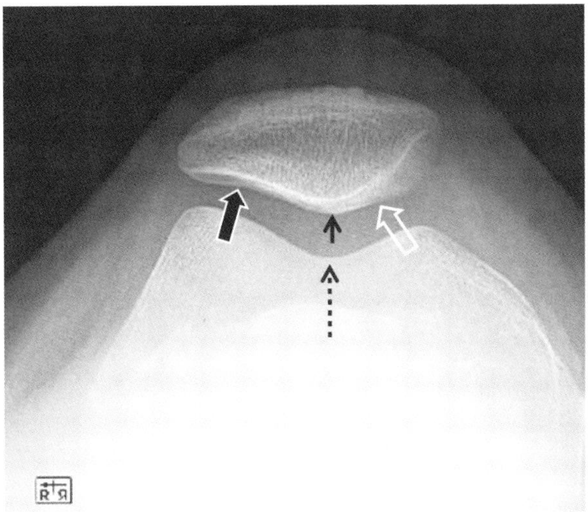

图 5.1　正常髌股关节轴位片。与内侧关节面(空心粗箭头所示)相比,外侧关节面(黑色粗箭头所示)通常较长且坡度较小。中央脊(实心细箭头所示)的位置区分了髌骨的 4 种形态。虚线箭头所指为 TG。

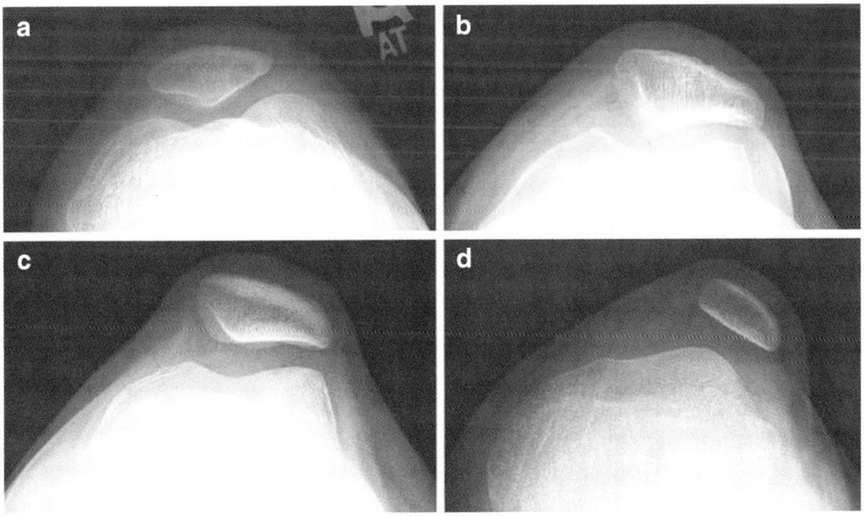

图 5.2　髌骨 4 种形态的轴位片(a~d)。Ⅰ型,中央脊位于髌骨内外侧中线附近。Ⅱ型,中央脊位于偏离中线的正常位置,形成较长的髌骨外侧关节面和相对较短的髌骨内侧关节面。Ⅲ型,中央脊更靠近内侧,导致内侧关节面非常短小,外侧关节面更长。Ⅳ型,中央脊进一步内移,外侧关节面近乎平坦。

VMO。MPFL的主要作用是被动限制髌骨外移，尤其是在屈膝早期作用明显。MPFL松弛(不论是先天性、外伤性，还是医源性)容易导致髌骨不稳[1]。综上，髌内侧支持带和MPFL是稳定髌股关节最重要的韧带结构。VMO是稳定髌骨外侧轨迹的主要动态性肌肉结构[21]。

稳定髌骨外侧的软组织主要是髌外侧支持带，包含浅表和深部的多层结构。髌外侧支持带过紧会引起髌骨外侧倾斜和髌股外侧间室负荷过重。

生物力学

髌股间室的解剖功能依赖于周围骨与软组织结构的一致性与协同性。在膝关节完全伸直的状态下，髌骨的位置相对于滑车稍偏向外侧。在整个运动弧中，根据膝关节屈曲程度，不同结构发挥各自的关键作用。从0°(完全伸直)至30°屈曲，MPFL是防止髌骨外侧脱位的主要结构，当髌骨进入TG时，髌骨会发生轻微的内侧移位。当屈曲20°~30°时，髌骨接触滑车，后者作为额外的骨性稳定结构，防止髌骨外侧脱位。当屈曲到大约60°时，滑车与髌骨的接触面积增加，稳定性提高。当膝关节屈曲角度继续增加，股四头肌和髌韧带传递的力量矢量汇聚成轴向的髌股关节作用力(PFJRF)，进一步增加髌股关节的稳定性[49]。

与疼痛无关的解剖变异

二分髌骨(图5.3)是指髌骨在发育过程中，继发性骨化中心与髌骨体未发生融合。其通常无症状，多达40%的病例都是双侧的，男性发病率是女性的9倍。重要的是，二分髌骨中相关的关节软骨保持完整。在创伤或使用过度的情况下，未融合部位的软骨可能发生分离，出现异常活动或摩擦，引起疼痛症状并在MRI上呈现骨髓水肿的相关影像学表现[27]。

髌骨背侧缺损或中央缺损(图5.4)是一种解剖变异，表现为髌骨上外侧软骨下边界清晰的良性病变。其表面的软骨通常完整，有时在MRI上可出现软骨增厚，以填补软骨下缺损。这种变异可能是二分髌骨的一部分，随着进化归为正常。

与疼痛和(或)不稳定相关的解剖变异

滑车发育不良患者的TG明显比正常人浅。滑车发育不良改变了髌股关节的接触力，增加了患骨关节炎的风险。TG内的髌骨失去了部分骨性限制。测量滑车深度最好在股骨-胫骨关节间隙上方约3cm的矢状位MRI上进行[43]。滑车发育不良[30](图5.5)的Dejour分类[11-13]通常被用作参考，这实际上是由两位不同的法国骨科医师(Henri Dejour及其儿子David Henri Dejour)研发的两种稍有区别的分类

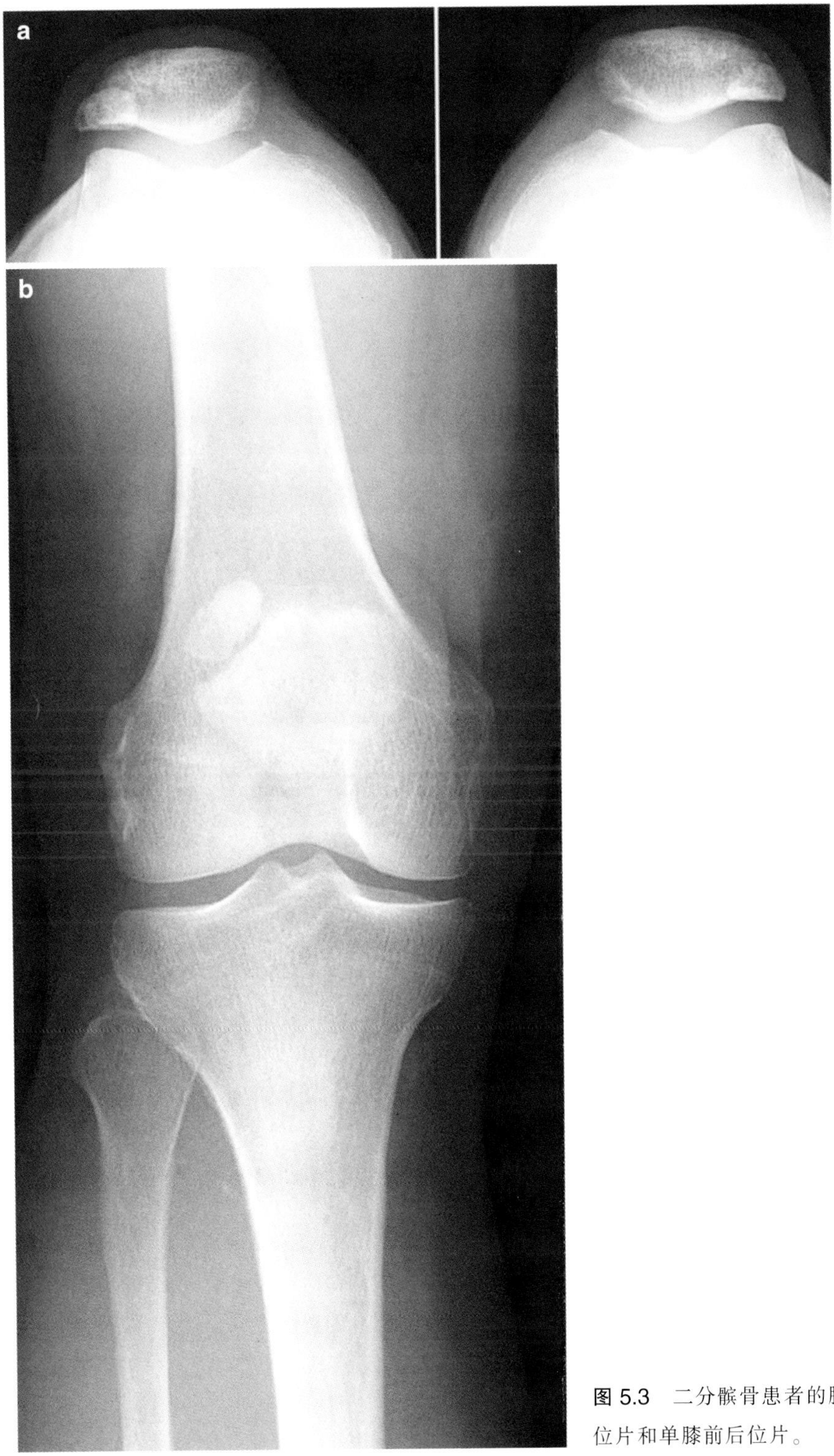

图 5.3　二分髌骨患者的膝关节轴位片和单膝前后位片。

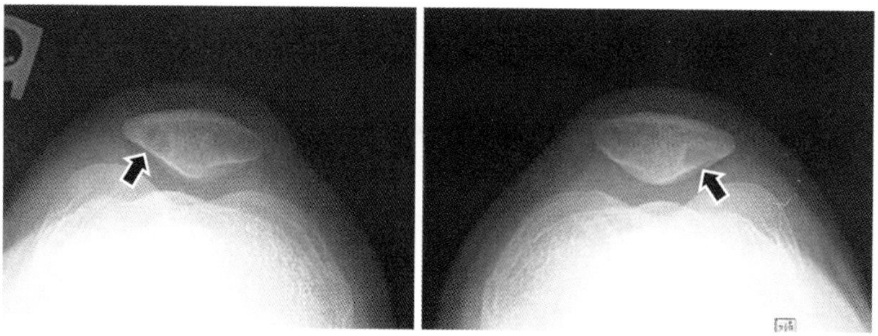

图 5.4 双侧膝关节轴位片显示双侧髌骨外侧有模糊硬化边缘的圆形透射(黑色粗箭头所示)表现,与双侧髌骨背侧缺损一致,这是正常的解剖变异,属于“不可触碰”区域。

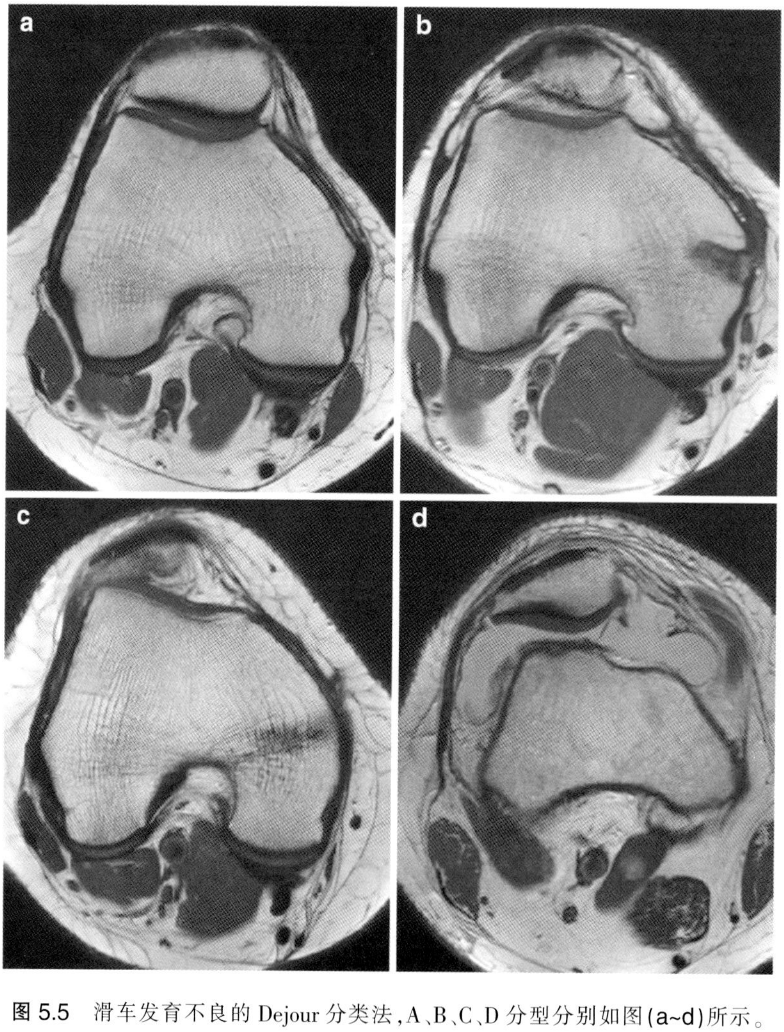

图 5.5 滑车发育不良的 Dejour 分类法,A、B、C、D 分型分别如图(a~d)所示。

方法。

高位髌骨(图 5.6)是由髌骨相对于滑车的位置升高和髌腱延长所致。髌骨和股骨的这种解剖排列导致髌骨在更高的膝关节屈曲度时方能进入滑车,从而使其在更大的范围内暴露于半脱位或脱位风险中[47]。高位髌骨[与此相对应的,低位髌骨(图 5.7)]可通过多种方式测量(详见下文)。高位髌骨增加了髌骨远端的接触力,容易导致髌股关节疼痛。

髌股关节的影像学检查

X 线片

髌股关节的最佳成像方法是 X 线片联合横断面成像。包含轴位片的膝关节

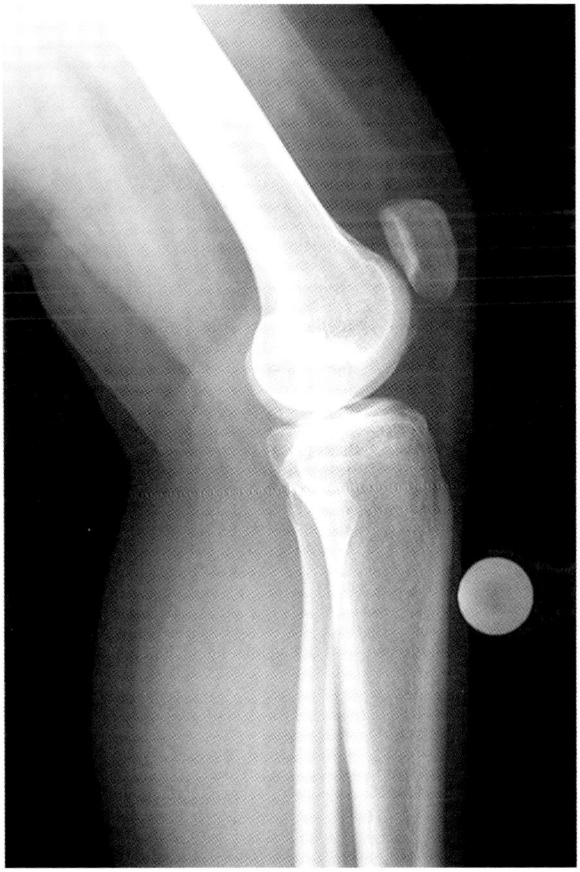

图 5.6　侧位片显示的高位髌骨。

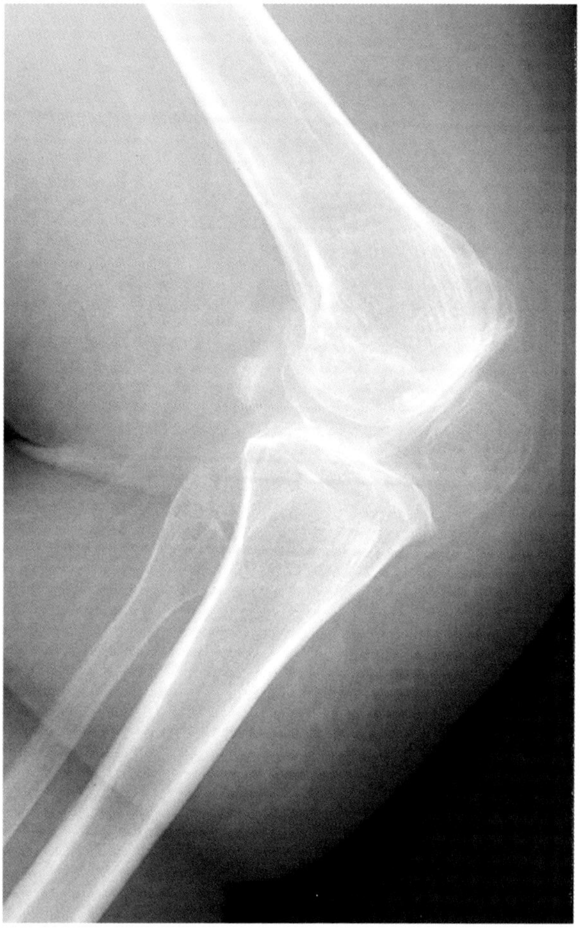

图 5.7 小儿麻痹症患者的膝关节侧位片,显示低位髌骨。此外还有腓肠肌内籽状纤维软骨、骨脱钙和胫骨近端发育不良。

系列摄片可以对关节间隙、髌骨位置和排列做初始评估(图 5.8)。轴位片在有无固定装置的情况下都能拍摄。Merchant 位轴位片[36]利用固定装置拍摄,可以设定不同的屈膝角度(通常为 30°或 45°)[40]。还有一些拍摄方法稍有不同的轴位片(Laurin 位、Settegast 位、Hughston 位和 Knutsson 位[31]),拍摄时不需要固定设备。这一系列轴位 X 线片被称作“日出像”或“天际像”。膝关节传统 Merchant 位的示例见图 5.9。X 线片教科书中已明确了正确的拍摄位置。

髌骨排列或倾斜(图 5.10)可在标准轴位片上通过以下几种方法评估:①画两条平行线,一条沿着髌骨外侧关节面,一条沿着股骨髁前缘,评估倾斜程度;②沿着股骨髁前缘画一条线,从中央脊到髌骨外侧关节面边缘画一条线,测量这两条

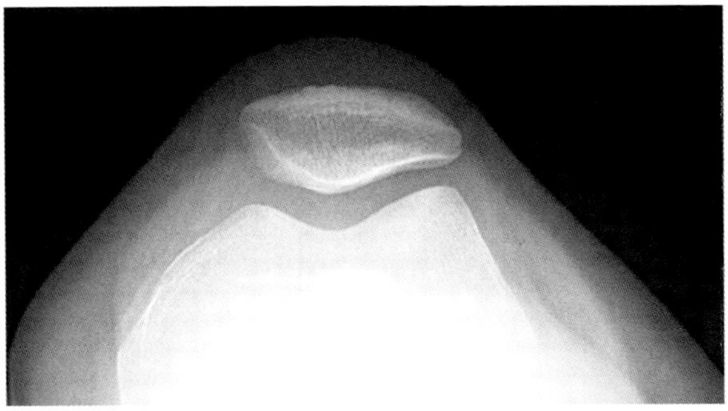

图 5.8　膝关节轴位片，这是髌股关节间隙、髌骨位置和髌骨对齐的最佳初始影像学评估。

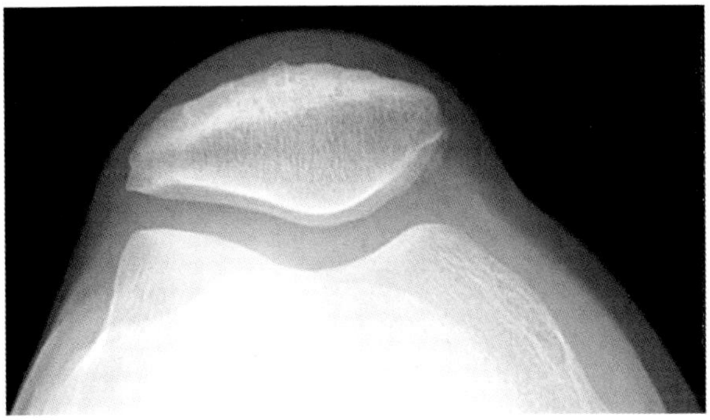

图 5.9　膝关节正常的“日出像”轴位片，可以看到髌股关节。

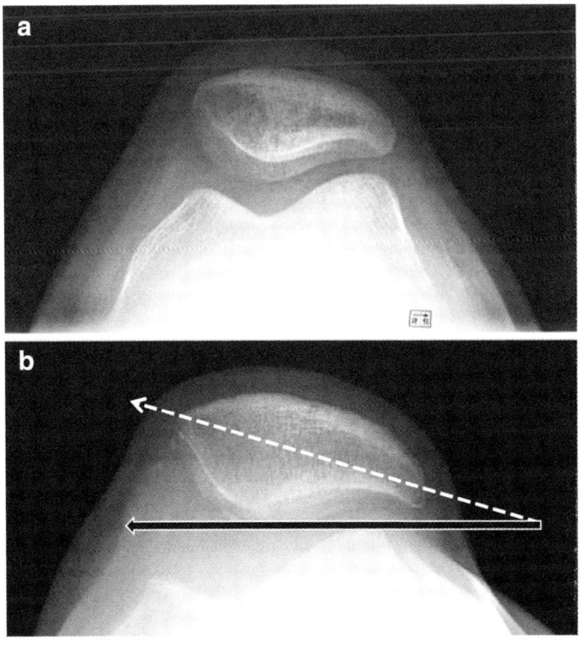

图 5.10　(a)轴位片显示轻度髌骨外侧倾斜，无髌骨半脱位。(b)轴位片显示中度髌骨外侧倾斜伴髌骨半脱位。这里的髌骨倾斜是通过测量两条线之间的角度来判断的，①从外侧滑车关节面前缘延伸的水平线(实心黑色箭头所示)和②从同一点出发并延伸，平行于髌骨长轴的线(虚线白色箭头所示)。

线之间的角度(图 5.11)。正常髌骨倾斜 2°,如果>5°,则认为是不正常。通常测量的髌股关节运动学指数包括髌骨倾斜角、髌股外侧角、外侧半脱位距离、外侧髌骨移位和适合角[29]。

侧位片是评估髌骨高度的最佳方法。在 X 线片上判断髌骨高度的方法包括 Insall-Salvati 法[26]、Caton-Deschamps 法和 Blackburne-Peel 法(图 5.12)。这些方法已被用于横截面成像。Caton-Deschamps 法的测量结果不受膝关节拍摄角度的影响,因此更为常用[5]。此外,该方法(Blackburne-Peel 测量法也是如此)测量的是髌骨关节面长度与其距胫骨近端距离间的比值。因此,如果患者接受过胫骨结节移位术,测量结果就会改变(如严重的高位髌骨),但 Insall-Salvati 指数会保持不变,因为该法以髌韧带的长度为参考,而胫骨结节移位术不会改变髌腱长度。

滑车发育不良可在侧位和轴位片上进行评估,但在横断面上更容易判断。超过 85%的髌骨脱位患者有滑车发育不良的影像学表现[10]。在标准的侧位影像学检

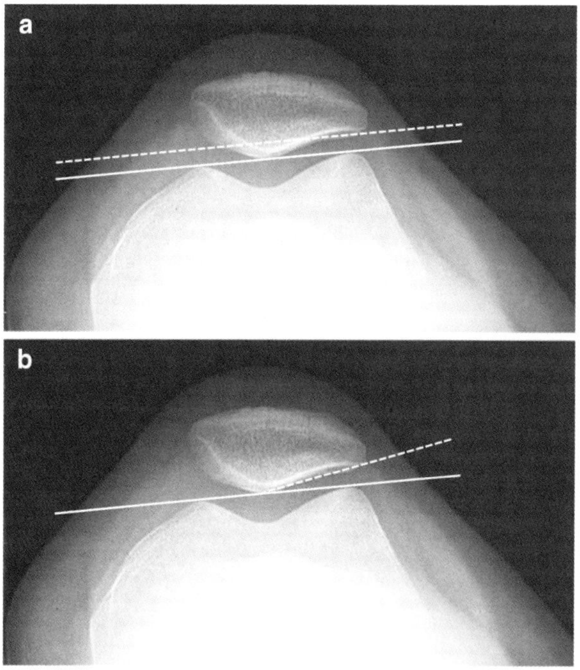

图 5.11 测量髌骨倾斜的两种方法。(a)中画两条线,一条沿着髌骨外侧关节面(白色虚线所示),一条沿着股骨髁前缘,评估倾斜程度(白色实线所示)。如果没有髌骨倾斜,这两条线应该是平行的,如(a)中所示,髌股关节位置正常,没有髌骨倾斜。(b)是另一种测量髌骨倾斜的方法:沿着股骨髁前缘画一条线(白色实线所示),从中央脊到髌骨外侧关节面边缘画一条线(白色虚线所示),测量这两条线之间的角度。

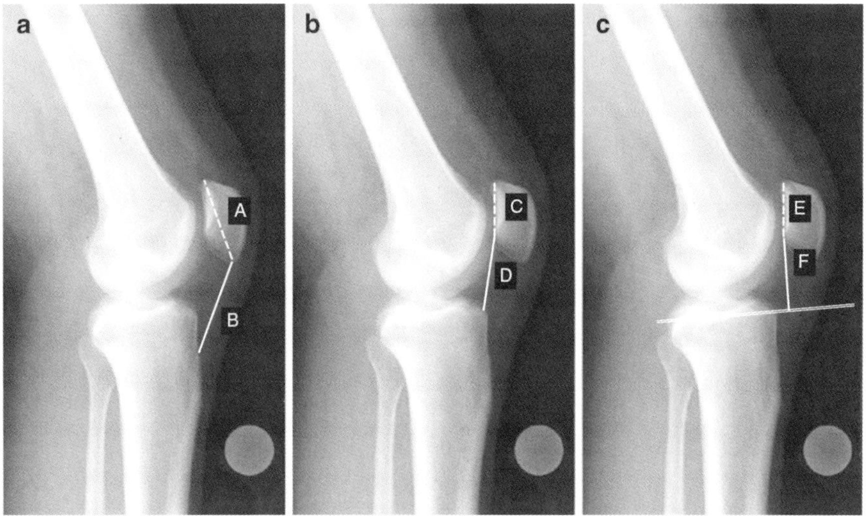

图 5.12　膝关节侧位片上评估髌骨高度的三种方法，包括 Insall-Salvati 比(a)、Caton-Deschamps 指数(b)和 Blackburne-Peel 比(c)。

查中，滑车深度<5mm 提示髌骨存在不稳定的风险[18]。侧位片可以通过评估交叉征、滑车上骨刺和双轮廓征来判断 Dejour 的 A~D 型滑车发育不良[30]。在轴位片上，滑车沟角度在 145°或以上表明滑车发育异常[11]。滑车内外倾斜度也有助于评估滑车发育不良的严重程度[2]。

CT

CT 是一种利用电离辐射(如 X 线)产生影像的成像技术。这些图像是断层成像的，可在任何平面上重建。在 X 线片上能够完成的测量方法也适用于 CT，为滑车和髌骨提供更为详细的形态。CT 扫描还可以制作三维模型。CT 提供了精细的骨骼细节，其比 MRI 成像速度快，限制少，能更好地进行动态成像。

为了评估髌股关节的轨迹，可在膝关节屈曲不同角度(0°、30°、45°、60°)时重复进行 CT 扫描，以连续观察髌骨与 TG 的接触情况。膝关节运动的实时成像目前正在开发中，主要用于研究应用。尽管存在这些优点，在评估髌股关节疾病时，CT 通常用于观察胫骨结节截骨的愈合情况，或用于对 MRI 有禁忌证的患者获得三维成像(如装有心脏起搏器)。

超声

超声是一种利用声波产生图像的无创成像技术。它有助于观察浅表软组织结构，如股四头肌/髌韧带，也可用于肌肉和（适用于有经验的操作人员）支持带结构。

MRI

MRI 可以提供良好的软组织对比度，允许在多个平面进行详细的髌股关节成像。MRI 能够对骨与软组织成像，包括关节软骨。关节软骨的成像方法多样（参考“软骨成像”部分）。作者更倾向于使用中等回波时间二维非脂肪抑制快速/快速自旋回波序列进行形态学成像，以评估软骨的分层解剖结构[50]。其他技术允许对软骨成分和健康状况进行定量评估。

和 CT 一样，MRI 是一种断层成像技术，在 X 线片上使用的测量方法也适用于 MRI，并且可以直接对髌骨和滑车形状进行形态学评估。

髌股关节紊乱/髌股关节疼痛的特殊原因

髌股关节疼痛的具体原因大致可分为三类：①急性创伤；②过度使用性损伤±解剖问题；③关节炎。哪种影像学表现直接与疼痛相关或能预测疼痛尚不清楚[55]，但软骨病变和骨髓水肿似乎与疼痛有关[51]。

急性创伤引起的膝前痛，特别是髌股关节疼痛的原因，包括髌骨骨折、股四头肌腱或髌韧带断裂（图 5.13），以及髌骨脱位或髌股关节不稳定（参考第 10 章：髌股关节不稳定的影像学检查），可能导致 PFPS 的临床表现。疼痛可能与膝外翻或负重轴偏侧有关。

髌股关节不稳定将在第 10 章做详细讨论，这是一种引起髌股关节疼痛的常见原因。

可能导致髌股关节疼痛的常见的过度使用损伤包括股四头肌肌腱炎、髌韧带炎、髌前滑囊炎、脂肪垫撞击和髌股过载。导致髌股关节或膝前痛的其他牵引相关原因包括胫骨结节髌韧带止点的 Osgood-Schlatter 综合征（图 5.14）和 SLJ 综合征（一种髌骨下极牵拉性骨骺炎）。内侧皱襞（图 5.15），残留在膝关节的胚胎组织，可能导致髌股内侧疼痛或机械性咔嗒声或断裂声。

股四头肌腱和髌韧带病变包括受累肌腱的结构退化和抗张强度的降低。相对于 X 线片，超声和 MRI（图 5.16）能够更好地显示膝关节伸膝装置。

脂肪垫撞击是最近被公认的膝前痛原因[24]。脂肪垫撞击通常与至少某种程度的髌股关节发育不良有关，通常表现为膝前痛。最好在 MRI 上诊断（图 5.17），其

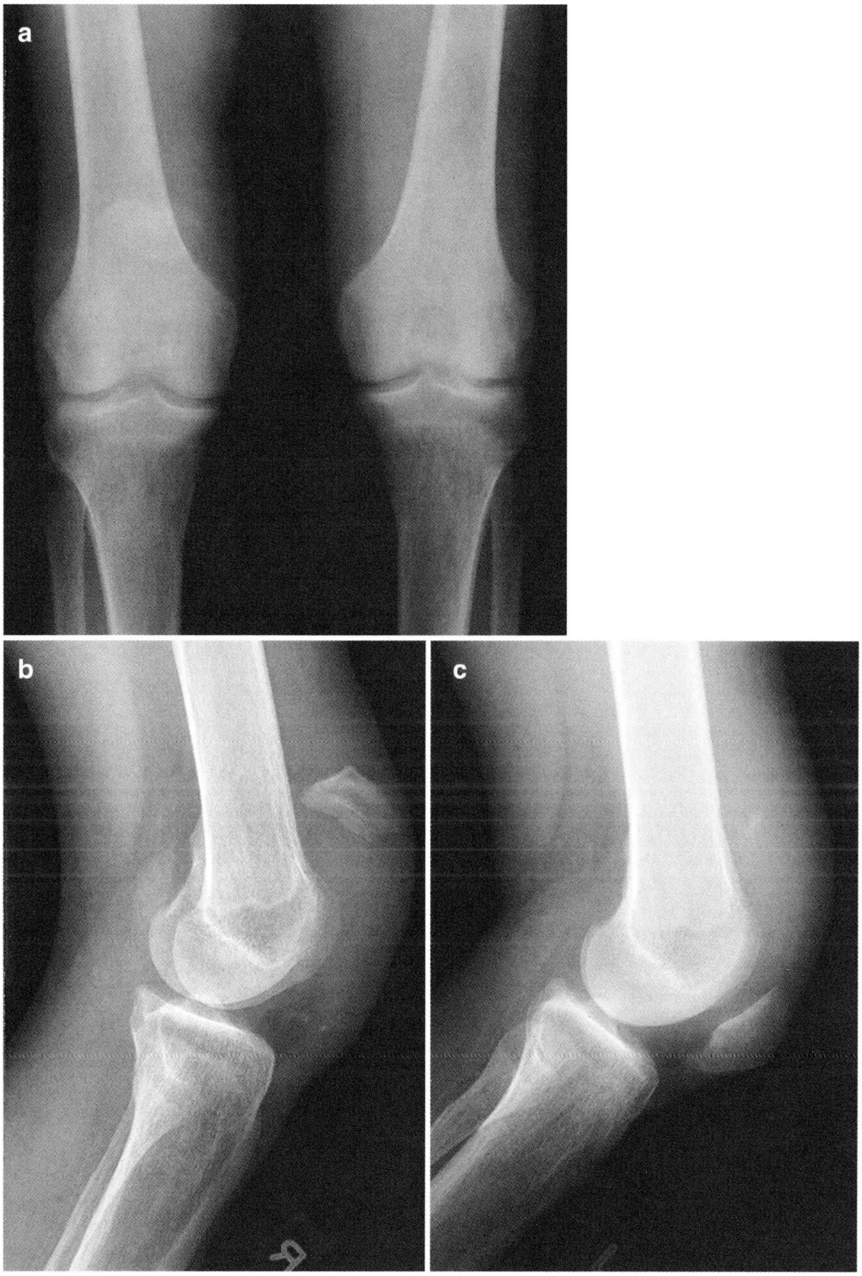

图 5.13　一例跌倒患者的双膝正位片(a)和侧位负重片。图像显示右侧髌韧带断裂并导致创伤性高位髌骨(b),左侧股四头肌肌腱断裂并导致创伤性低位髌骨(c)。

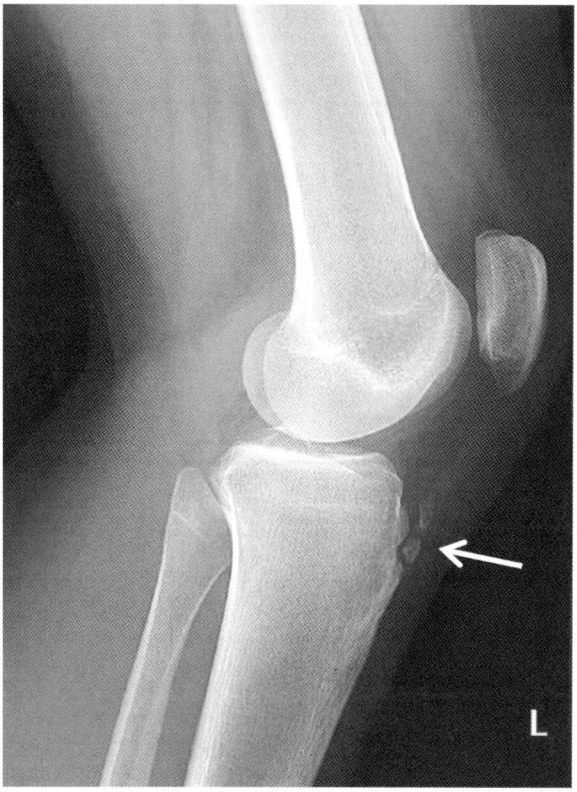

图 5.14 膝关节侧位片显示高位髌骨和OSS,包括髌韧带止点胫骨结节处的骨折碎片(白色箭头所示)。

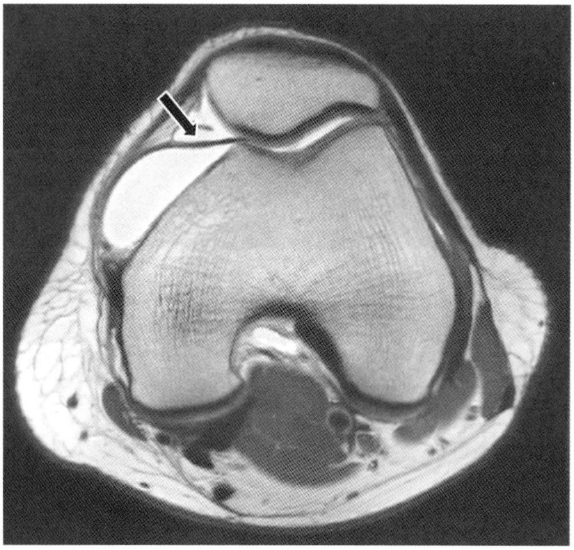

图 5.15 膝关节的轴位质子密度加权MRI显示内侧髌旁皱襞插入髌股关节(黑色箭头所示)。

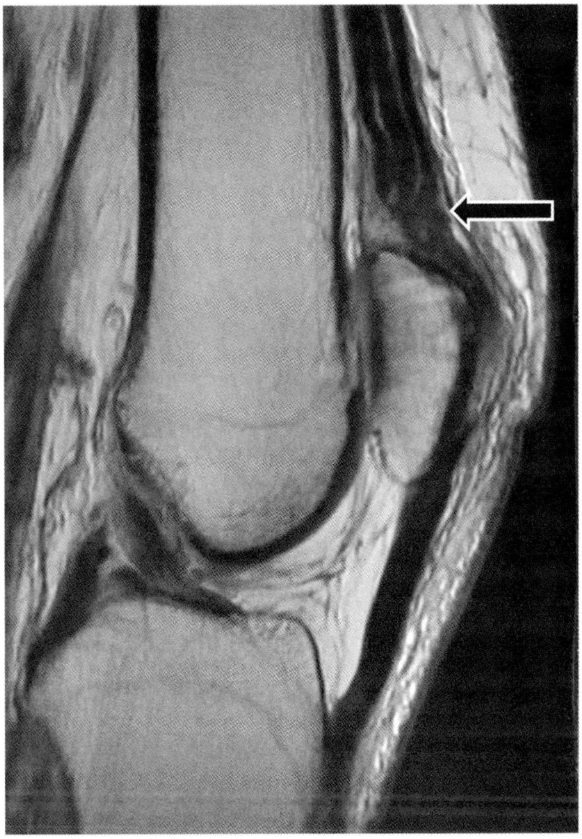

图 5.16　膝关节矢状位质子密度加权 MRI 显示远端股四头肌肌腱增厚，表现为实质内等信号，提示为肌腱炎(黑色箭头所示)。

中包括前髌上、后髌上和髌下脂肪垫在内的三个脂肪垫中的任何一个在液敏序列上显示信号强度增加。外侧髌骨下脂肪受累最为常见。脂肪垫撞击的潜在病因包括髌股关节不稳定、重复性微创伤或直接创伤，所有这些都可能导致膝关节脂肪垫损伤，并导致出血、炎症、疼痛和纤维化[19,46]。

髂胫束摩擦综合征(图 5.18)和某些形式的脂肪垫撞击可能是最近被认为是髌股外侧过载综合征的不同表现[53]。这种过载发生在有活动相关症状的患者中，这些患者在 MRI 上表现为上外侧脂肪垫撞击和(或)ITBS。当在诸如跑步等刺激性活动后成像时，经常出现髂胫束和髌股外侧过载综合征的特征。

即使在正常的解剖和生物力学条件下，髌股关节承受的力也非常高：正常活动时是体重的 2~5 倍，高屈蹲位时是体重的 7~8 倍[58]。异常的髌骨倾斜和紧绷的支持带结构会导致髌股关节的异常受力，从而容易导致局灶性软骨退行性病

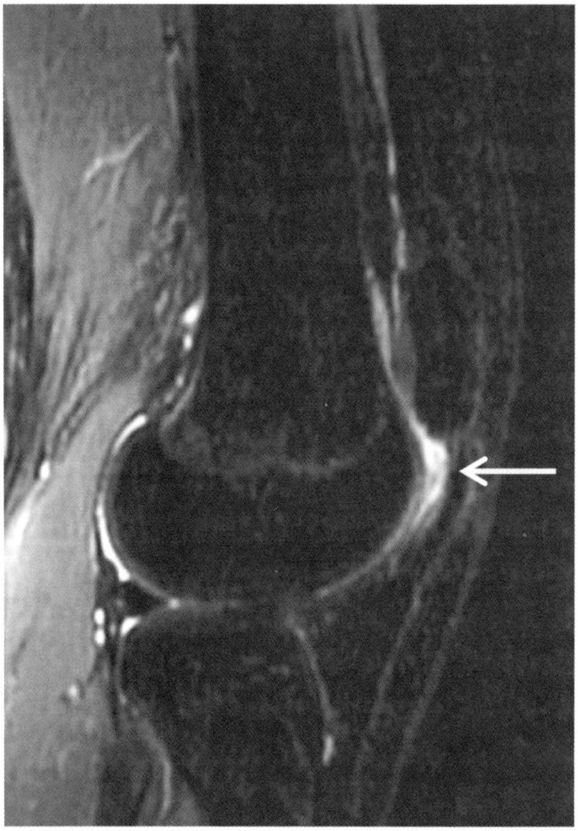

图 5.17 矢状位液体敏感 MRI 显示脂肪垫撞击的典型表现，包括 Hoffa 髌下脂肪垫后上侧面的高信号强度(白色箭头所示)。

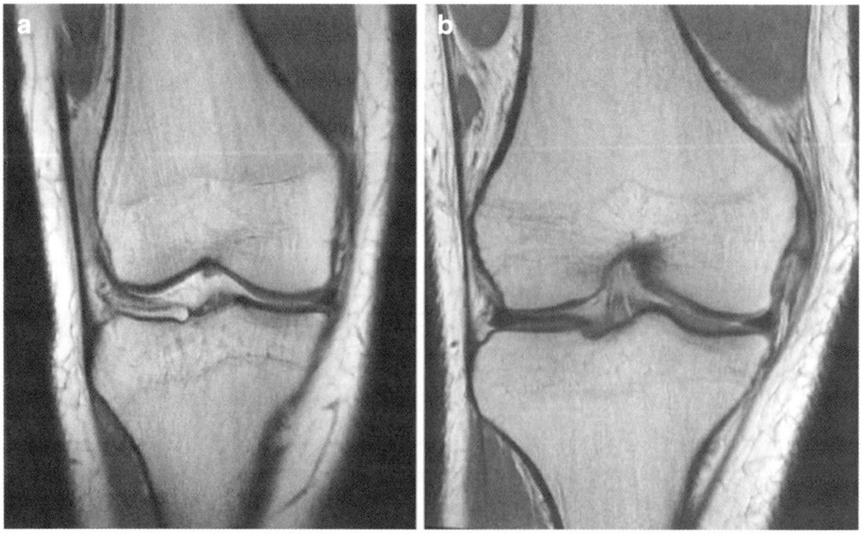

图 5.18 有症状的髂胫束摩擦综合征跑步者(a)和无症状患者(b)的冠状位质子密度加权 MRI。图(a)显示软组织水肿增加，浸润深入髂胫束，靠近股骨外侧髁。

变[20]。这种情况被称为髌股关节过载(图 5.19)。

关节软骨异常,从局灶性缺损(图 5.20)到髌股关节炎,都会引起膝前痛。骨软骨异常包括骨折、OCD(一种特殊类型的骨折)和软骨分层损伤(包括部分软骨下骨)。软骨异常既有结构性的纤维化、瓣状脱落、裂隙、各种深度的缺损,也有超微结构的软化。1997 年,国际软骨修复协会(ICRS)在 Outerbridge 关节镜下分类系统的基础上发展了软骨异常分类系统,该系统根据深度将病变分为四个等级[38]。ICRS 分类系统使用相同的四个等级,并描述了相应的 MRI 表现[50,3](表 5.1)。

单纯髌股骨关节炎(图 5.21)与股骨胫骨内侧和(或)外侧室或髌股和股骨–胫骨联合关节炎相比并不常见。据报道,在 60 岁以上人群中,单纯性髌股骨关节炎在有膝关节症状的患者中的发病率为 13%~15%[9],在无症状男性中约为 19%,在无症状女性中为 34%[34]。髌股关节骨关节炎的具体危险因素包括高位髌骨、滑车发育不良、髌股关节排列不齐和焦磷酸钙沉积病[52]。有趣的是,同一组研究人员,采用 7

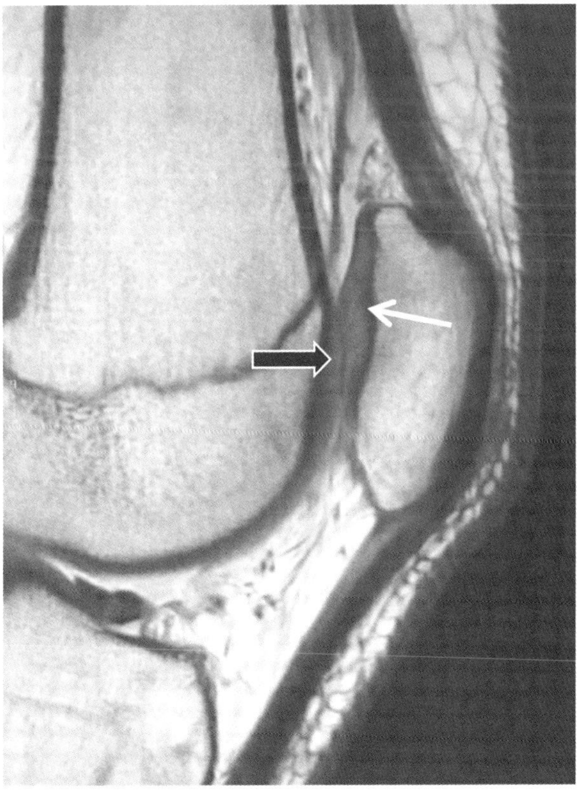

图 5.19　矢状位质子密度加权 MRI 显示的结果提示髌股关节负荷过重,髌骨(白色箭头所示)和滑车(黑色箭头所示)软骨信号改变(高强度)。

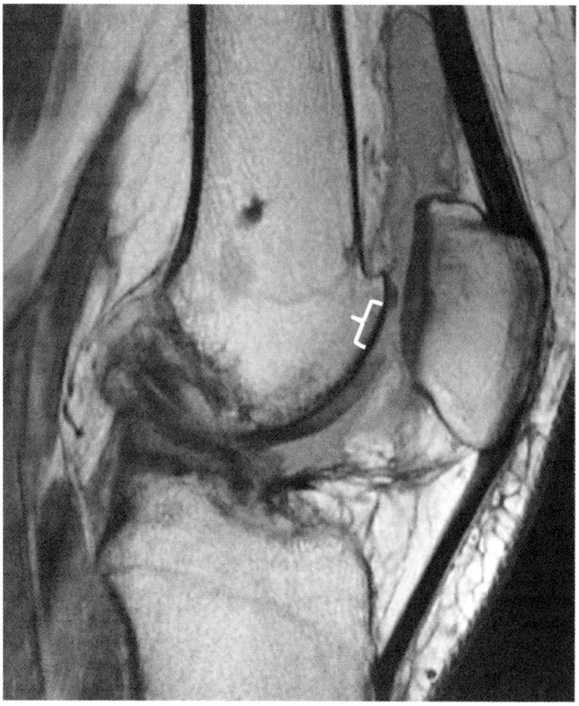

图 5.20 矢状位质子密度加权 MRI 显示滑车软骨(白括号所示)内的局灶性全层软骨缺损。同时可见髌上囊积液。

年的随访纵向研究设计，发现大多数多间室膝关节 OA 都是由单独的髌股关节损伤发展而来。

PFA

单纯 PFA(图 5.22 和图 5.23)正成为单纯性终末期伴有疼痛的髌股关节炎的更常见治疗方法。影像学上可以看到,金属部件排列整齐,其与下面的骨间隙非常小。与 TKA 一样,它们在 CT 和 MRI 上会产生伪影,尽管与 TKA 相比,伪影对读片结果造成的影响要少一些[23]。通过调整扫描参数可以部分克服这些伪影。

软骨成像

软骨用 MRI 显示效果最好。已进行多种脉冲序列的深入研究,以确定软骨形态学和超微结构特性(常规成像中无法看到)。软骨成像序列偏好存在机构差异,但对于形态学成像,研究者使用了一种高分辨率序列,该序列优化了关节软骨表

表 5.1　根据 ICRS 分类系统，用 MRI 对软骨损伤进行分类

MRI 等级	MRI 检查结果描述	代表性图像
0	正常软骨 正常灰度分层	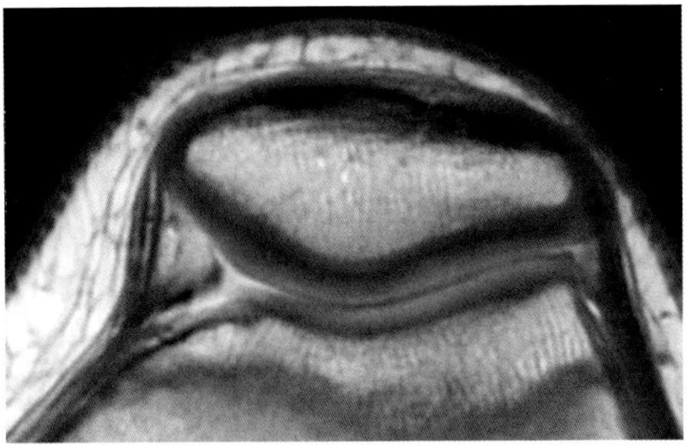
1	软骨信号强度升高，无局灶性缺损	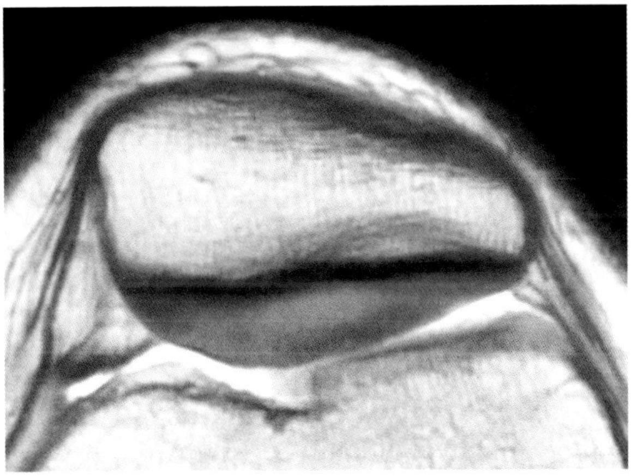

（待续）

面分层、裂缝和裂隙以及整体形态的评估。一般来说，质子密度加权快速自旋回波序列被用于软骨成像[17]。这些序列具有较高的平面内分辨率[17]，并且在检测膝关节软骨损伤方面具有较高敏感性（87%）、特异性（94%）和准确性（92%）[44]。尽管各向同性 3D MRI 采集可能在未来结合径向和传统的三平面重建图像来评估膝关节软骨[22]，在平衡临床疗效和效率方面，2D 成像仍然是目前的标准。

其他操作还包括梯度回波序列（GRE）或脂肪抑制序列。

外伤性软骨损伤通常采用半定量评分系统进行分级，如全器官磁共振成像评分（WORMS）[41]和膝关节骨关节炎磁共振评分（MOAKS）[25]，其中包含了专门针对软骨的子量表[48]。WORMS 分级方案使用 8 分制评分法对软骨形态进行评分，并评

表 5.1(续)

MRI 等级	MRI 检查结果描述	代表性图像
2	裂缝或纤维化累及关节软骨厚度不到 50%	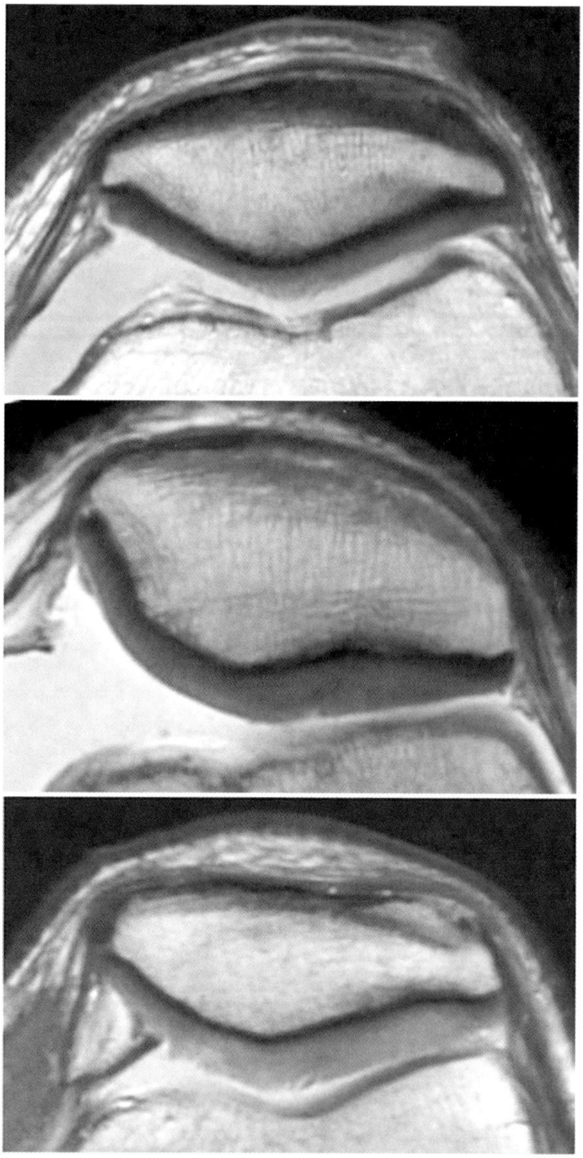

（待续）

表 5.1(续)

MRI 等级	MRI 检查结果描述	代表性图像
3	裂缝、纤维化或疱状累及关节软骨厚度的 50%以上	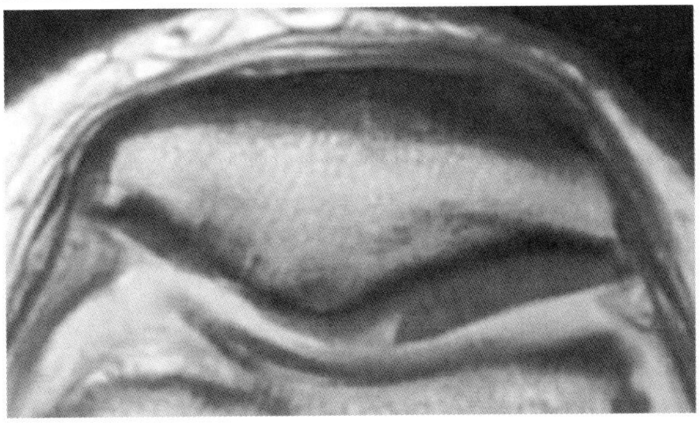
4	完全,全层软骨缺失软骨下骨外露	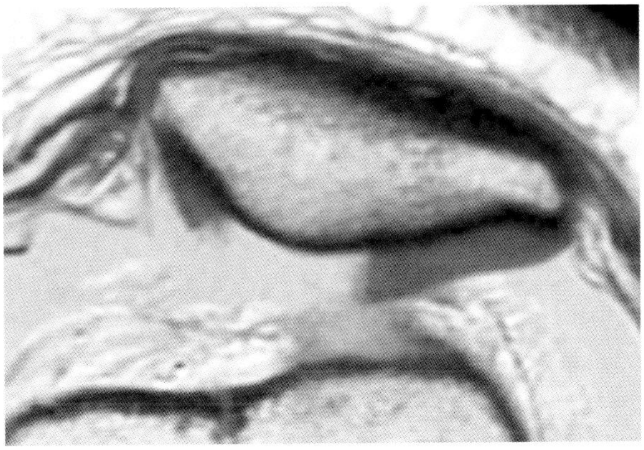

估关节面下囊肿、骨磨损和骨赘[17]。MOAKS 分级方案,除了评估软骨,还评估骨髓病变和半月板异常。一般认为,严重软骨损伤是指影响髌骨或滑车软骨厚度>50%的病变。

OCD 病变更常见于股胫间室,但也可沿髌骨[7]或滑车[4]发生(图 5.24)。OCD 包括关节软骨和软骨下骨与关节表面的部分或完全分离[37,42]。当在髌股间室存在 OCD 时,患者最常出现与跑步或跳跃相关的症状。髌股关节 OCD 病变通常在 X 线片上不易被发现, 因此与在 X 线片上更为明显的股骨胫骨间室病变相比,髌股关节 OCD 可在相当长的一段时间内无明显影像学表现[35]。在某些情况下,小的

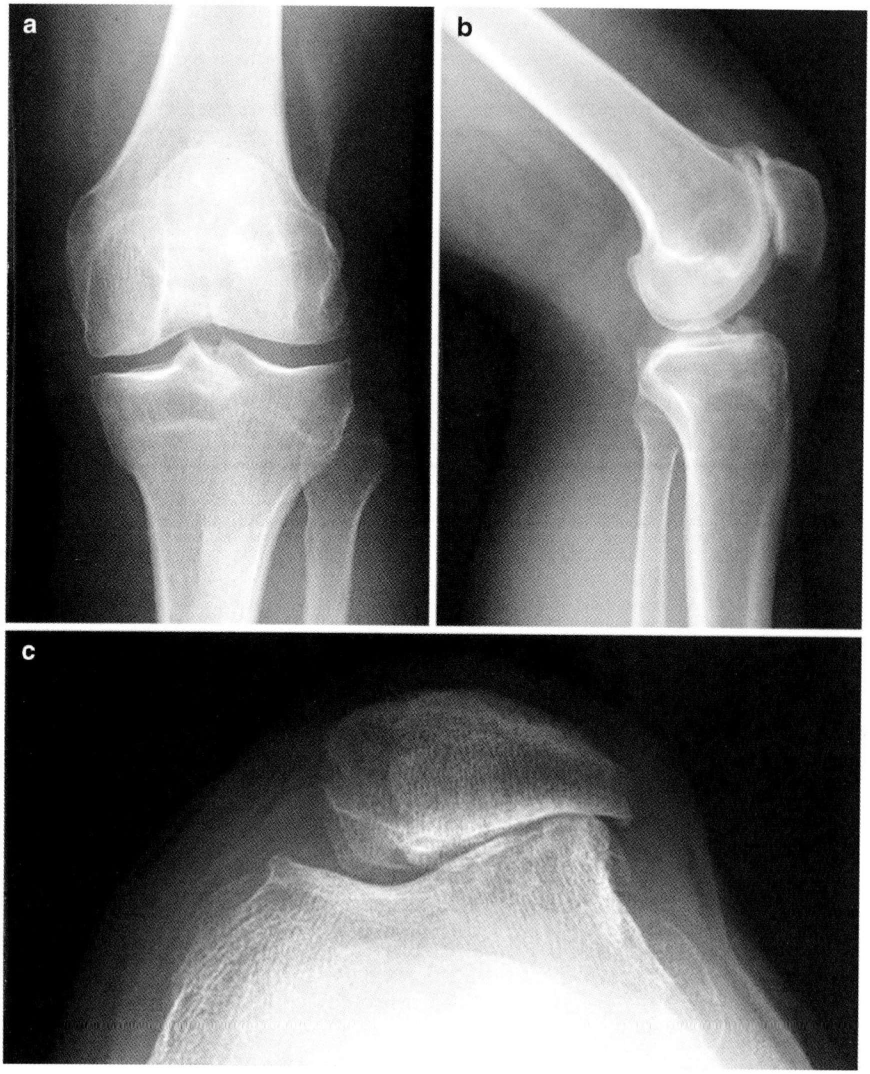

图 5.21　膝关节的正位、侧位和轴位 X 线片和相应的轴位质子密度加权 MRI 显示 OA 的表现主要位于髌股关节。股骨–胫骨内侧和外侧关节间隙相对正常，可见少量边缘骨赘和胫骨棘突刺。髌股外侧关节间隙狭窄，软骨下骨板不规则，关节两侧全层软骨缺损。（待续）

骨碎片可与剥脱的软骨同时出现，并且可在 X 线片上呈现（图 5.25）。当 OCD 病变累及股骨沟时，最容易在 Merchant 位片上看到[4]，其特征是股骨外侧髁与髌骨外侧关节面接触[6]。累及髌骨软骨的病变位置更为多变。然而，在一个系列研究中，72.2%患者的损伤沿中央外侧关节面、中央内侧关节面或下内侧关节面分布[7]。

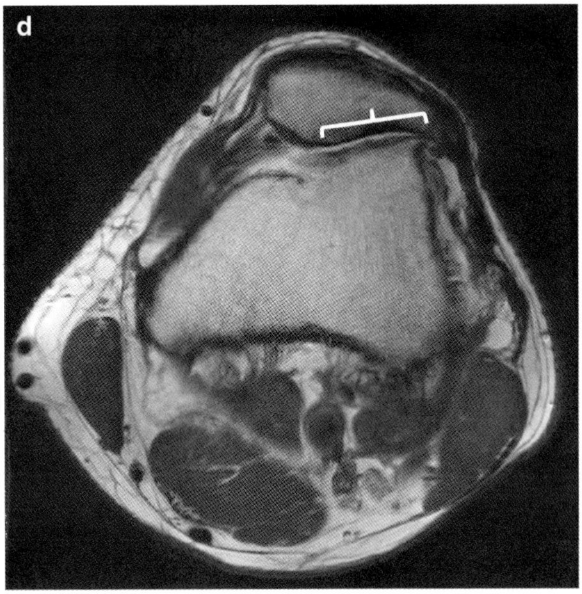

图 5.21(续)

软骨缺损和软骨游离体的存在和大小对预后有重要影响,有助于制订膝关节 OCD 治疗计划[14]。不稳定的 OCD 病变最好通过骨软骨碎片和下层骨之间的高信号强度裂缝来识别[14,15,28](图 5.26)。其他通常用来表示 OCD 不稳定性的 MR 标准包括周围囊肿、T2 信号强度高的软骨骨折线或充满液体的 OCD 缺损[15]。

除结构/形态学异常外,MRI 技术最常用的方法是使用 T1-rho、T2 图像和软骨延迟钆增强磁共振成像(dGEMRIC)来评估软骨的超微结构。这些技术通常用覆盖在解剖结构上的不同颜色来代表软骨成分的变化,可显示软骨主要成分(水、蛋白多糖和胶原蛋白)的变化。这些生化技术尚未在临床影像学上常规应用,目前用于研究目的以及接受软骨修复术的患者或怀疑早期软骨异常患者的随访。使用这些生化技术中的哪一种或哪一种组合通常取决于机构的偏好。

T1-rho 成像[8,57]用于描述软骨细胞外基质的蛋白多糖丢失情况,这与软骨健康和强度直接相关[56],是早期 OA 的一个非常敏感的标志[54]。与健康患者相比,OA 患者的软骨 T1rho 值升高[32,39](图 5.28)。

T2 图像评估软骨中胶原网络的组织程度或顺序,并有助于识别早期退行性病变的部位,这些部位表现为高信号或相对于正常软骨具有高 T2 值的区域[16](图 5.27)。在正常软骨中,软骨下骨附近的有序胶原显示较低的信号强度,而中间过

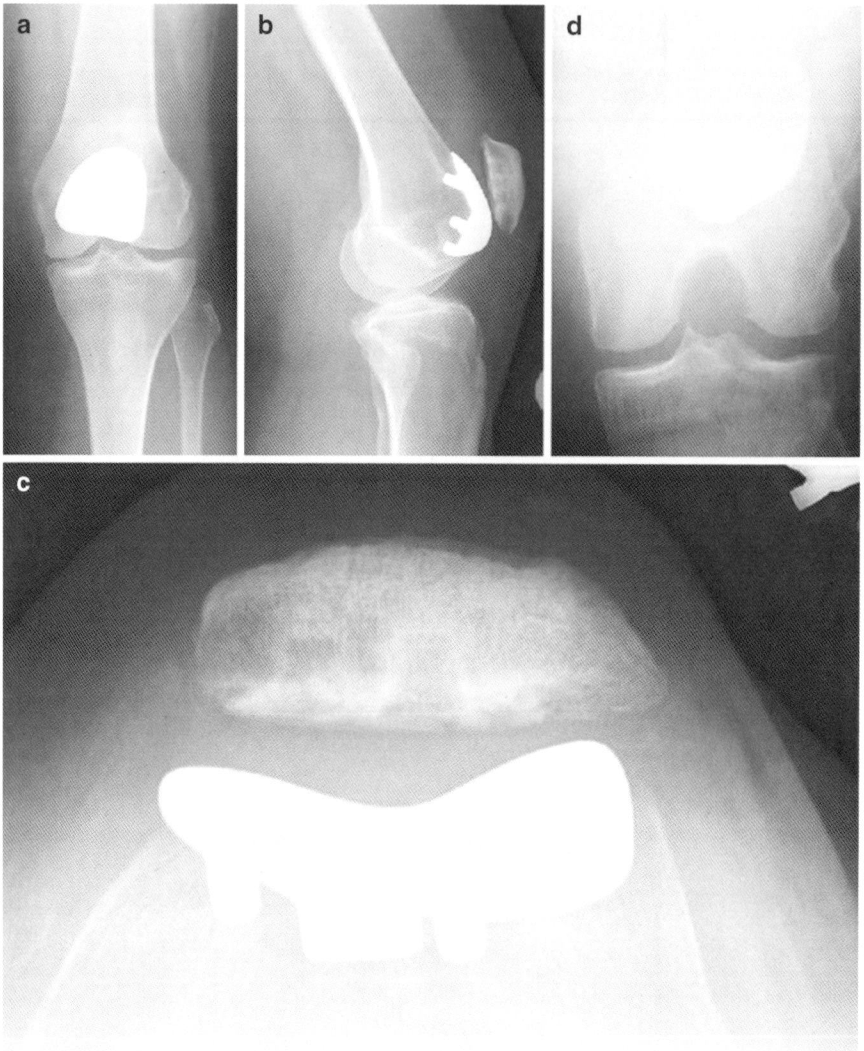

图 5.22　接受单纯 PFA 患者的正位、侧位、Merchant 位和轴位片。

渡区则有更多随机排列的胶原，产生更高的信号强度。在异常软骨中，这种分层丢失，软骨显示更高的 T2 值，表明存在病变。

dGEMRIC 是一种评估软骨中糖胺聚糖分布的定量检测方法。dGEMRIC 需要静脉注射造影剂。这些造影剂通常含有一种带负电的 Gd² 螯合物，这种螯合物会更多地扩散到糖胺聚糖含量较低的区域（病变软骨），而扩散到糖胺聚糖含量较高的区域（健康软骨）较少[33,60]。

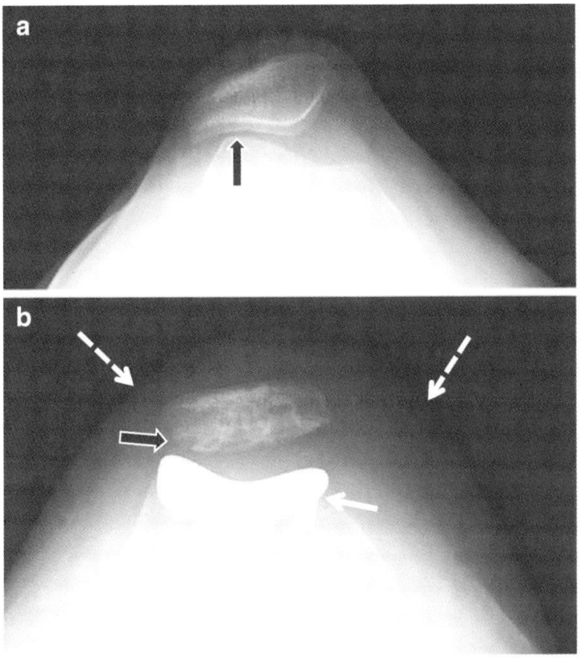

图 5.23　有症状的单纯性髌股OA患者的术前和术后轴位片，主要是外侧受累 (a)。术后X线片 (b) 显示髌骨表面（黑色箭头所示）、滑车关节置换部件（白色箭头所示）和反应性软组织水肿（白色虚线箭头所示）。

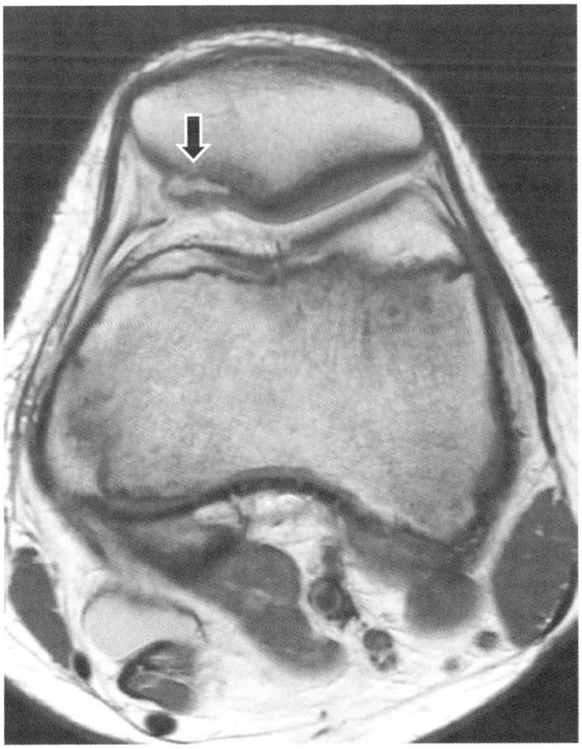

图 5.24　膝关节轴位质子密度加权像显示髌骨内侧关节面OCD病变（黑色箭头所示），部分碎片从下层骨剥离，病变部位伴有高信号强度裂隙。

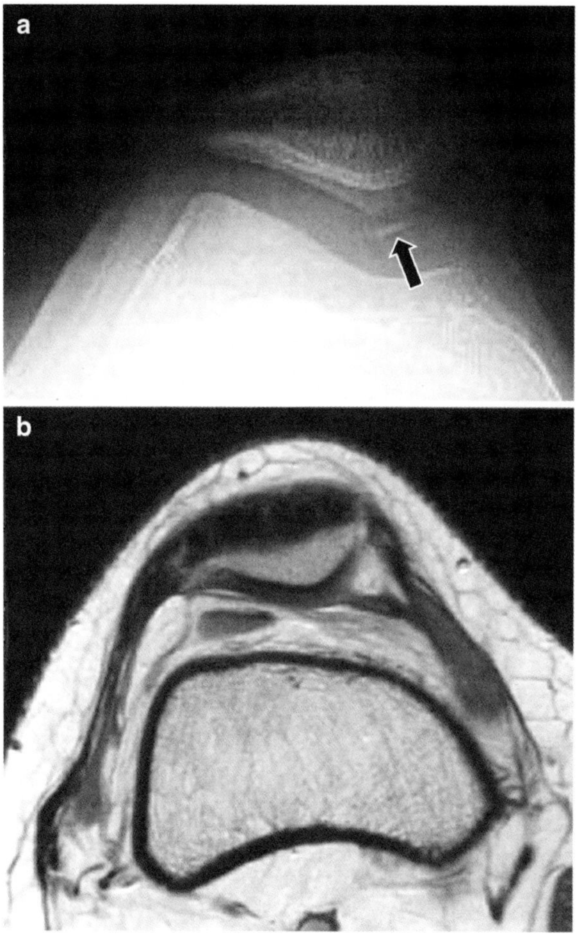

图 5.25 Merchant 轴位片(a)和轴位质子密度加权 MRI(b)显示弯曲的骨折碎片(黑色箭头所示)附着在剪切的软骨碎片上。X 线片显示骨折碎片的效果更好。

结论

对有疼痛、外伤或髌股关节不稳的患者进行影像学评估,通常可以明确诊断并缩小治疗范围。在大多数患者中,全套 X 线片是基本检查的一部分,在涉及外伤、持续症状或不稳定的病例中,MRI 能显示详细的病理情况,有助于制订适当的治疗方案。

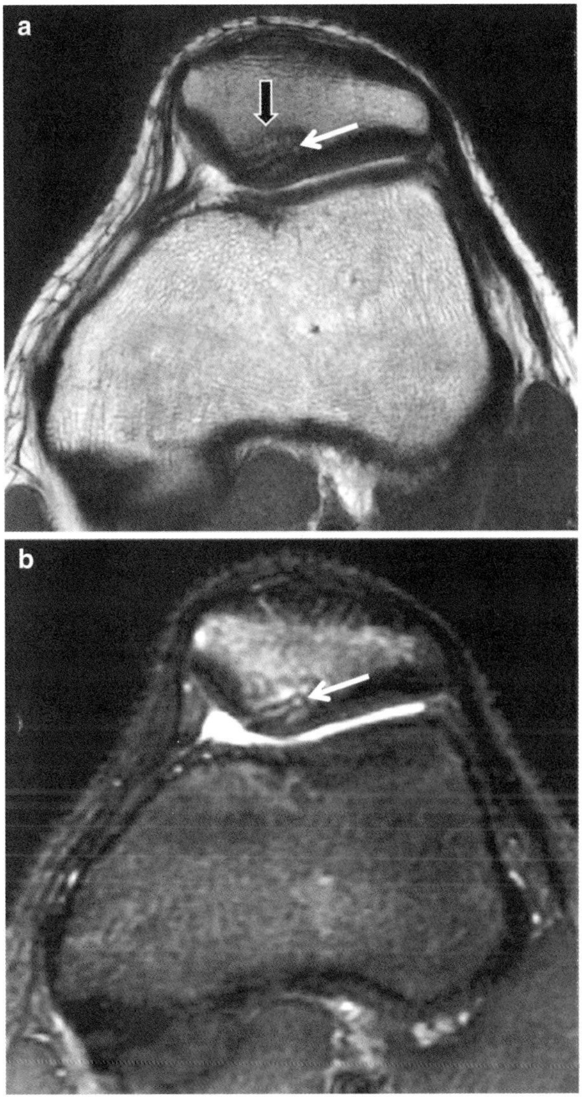

图 5.26　膝关节轴位质子密度加权(a)和反转恢复(b)图像显示髌骨外侧关节面有一个不稳定的 OCD 病变(黑色箭头所示),高信号强度的裂隙(白色箭头所示)将原位碎片与下层骨分离,在反转恢复序列中显示更清晰。

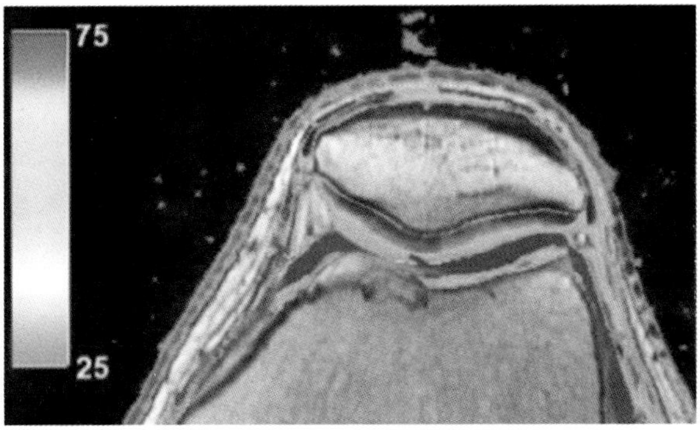

图 5.27　轴位 T2 彩色图显示髌股关节软骨蛋白多糖含量正常。在病变软骨中,较低的蛋白多糖含量会引起移位。(扫码看彩图)

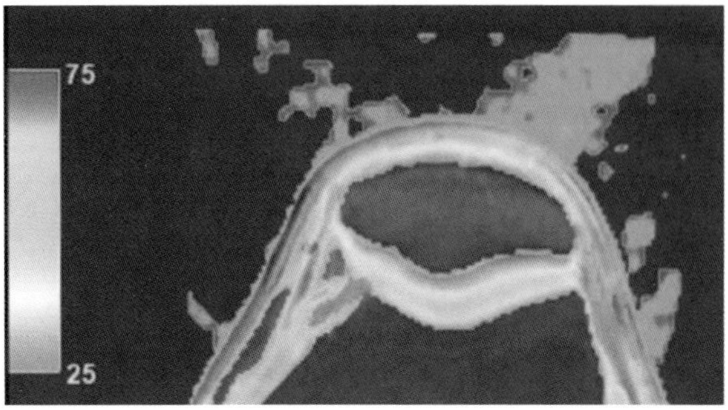

图 5.28 轴位 T1-rho 彩色图显示髌股关节基质脱水和胶原变性。(扫码看彩图)

(王琛 冯建豪 译 何勇 徐卫东 校)

参考文献

1. Antinolfi P, Bartoli M, Placella G, et al. Acute patellofemoral instability in children and adolescents. Joints. 2016;4(1):47–51.
2. Askenberger M, Janarv PM, Finnbogason T, et al. Morphology and anatomic patellar instability risk factors in first-time traumatic lateral patellar dislocations: a prospective magnetic resonance imaging study in skeletally immature children. Am J Sports Med. 2017;45(1):50–8.
3. Black BR, Chong le R, Potter HG. Cartilage imaging in sports medicine. Sports Med Arthrosc. 2009;17(1):68–80.
4. Boutin RD, Januario JA, Newberg AH. MR imaging features of osteochondritis dissecans of the femoral sulcus. AJR Am J Roentgenol. 2003;180(3):641–5.
5. Caton J, Deschamps G, Chambat P. Patella infera. Apropos of 128 cases. Rev Chir Orthop Reparatrice Appar Mot. 1982;68(5):317–25.
6. Chiang H, Liao CJ, Hsieh CH. Clinical feasibility of a novel biphasic osteochondral composite for matrix-associated autologous chondrocyte implantation. Osteoarthr Cartil. 2013;21(4):589–98.
7. Choi YS, Cohen NA, Potter HG. Magnetic resonance imaging in the evaluation of osteochondritis dissecans of the patella. Skelet Radiol. 2007;36(10):929–35.
8. Crema MD, Roemer FW, Marra MD. Articular cartilage in the knee: current MR imaging techniques and applications in clinical practice and research. Radiographics. 2011;31(1):37–61.
9. Davies AP, Vince AS, Shepstone L, et al. The radiologic prevalence of patellofemoral osteoarthritis. Clin Orthop Relat Res. 2002;402:206–12.
10. Dejour H, Walch G, Neyret P, et al. Dysplasia of the femoral trochlea. Rev Chir Orthop Reparatrice Appar Mot. 1990;76:45–54.
11. Dejour H, Walch G, Nove-Josserand L, et al. Factors of patellar instability: an anatomic radiographic study. Knee Surg Sports Traumatol Arthrosc. 1994;2(1):19–26.
12. Dejour D, Reynaud P, Lecoultre B. Douleurs et instabilite rotulienne: Essai de classification. Med Hyg. 1998;56:1466–71.
13. Dejour D, Saggin P. The sulcus deepening trochleoplasty—the Lyon's procedure. Int Orthop. 2010;34(2):311–6.
14. De Smet AA, Fisher DR, Graf BK, et al. Osteochondritis dissecans of the knee: value of MR imaging in determining lesion stability and the presence of articular cartilage defects. AJR Am J Roentgenol. 1990;155:549–53.
15. De Smet AA, Ilahi OA, Graf BK. Reassessment of the MR criteria for stability of osteochondritis dissecans in the knee and ankle. Skelet Radiol. 1996;25:159–63.
16. Dunn TC, Lu Y, Jin H, Ries MD, et al. T2 relaxation time of cartilage at MR imaging: comparison with severity of knee osteoarthritis. Radiology. 2004;232(2):592–8.
17. Eagle S, Potter HG, Koff MF. Morphologic and quantitative magnetic resonance imaging of knee articular cartilage for the assessment of post-traumatic osteoarthritis. J Orthop Res.

2016;35(3):412–23.
18. Endo Y, Shubin Stein BE, Potter HG. Radiologic assessment of patellofemoral pain in the athlete. Sports Health. 2011;3:195–210.
19. Faletti C, De Stefano N, Giudice G, et al. Knee impingement syndromes. Eur J Radiol. 1998;27(Suppl 1):S60–9.
20. Grawe B, Shubin Stein B. Tibial tubercle osteotomy: indication and techniques. J Knee Surg. 2015;28(4):279–84.
21. Grelsamer RP, Proctor CS, Bazos AN. Evaluation of patellar shape in the sagittal plane. A clinical analysis. Am J Sports Med. 1994;22:61.
22. Gustas CN, Blankenbaker DG, Rio AM, et al. Evaluation of the articular cartilage of the knee joint using an isotropic resolution 3D fast spin-echo sequence with conventional and radial reformatted images. AJR Am J Roentgenol. 2015;205:371–9.
23. Heyse TJ, Figiel J, Hähnlein U, Timmesfeld N, Lakemeier S, Schofer MD, Fuchs-Winkelmann S, Efe T. MRI after patellofemoral replacement: the preserved compartments. Eur J Radiol. 2012;81(9):2313–7.
24. Hong E, Kraft MC. Evaluating anterior knee pain. Med Clin N Am. 2014;98:697–717.
25. Hunter DJ, Guermazi A, Lo GH, et al. Evolution of semi-quantitative whole joint assessment of knee OA: MOAKS (MRI osteoarthritis knee score). Osteoarthr Cartil. 2011;19(8):990–1002.
26. Insall J, Salvati E. Patella position in the normal knee joint. Radiology. 1971;101:101–4.
27. Kavanagh EC, Zoga A, Omar I, et al. MRI findings in bipartite patella. Skelet Radiol. 2007;36:209–14.
28. Kijowski R, Blankenbaker DG, Shinki K, et al. Juvenile versus adult osteochondritis dissecans of the knee: appropriate MR imaging criteria for instability. Radiology. 2008;248(2):571–8.
29. Kim T-H, Sobti A, Lee S-H, et al. The effects of weight-bearing conditions on patellofemoral indices in individuals without and with patellofemoral pain syndrome. Skelet Radiol. 2014;43(2):157–64.
30. LaPrade RF, Cram TR, James EW, et al. Trochlear dysplasia and the role of trochleoplasty. Clin Sports Med. 2014;33(3):531–45.
31. Laurin CA, Dussault R, Levesque HP. The tangential x-ray investigation of the patellofemoral joint: x-ray technique, diagnostic criteria and their interpretation. Clin Orthop Relat Res. 1979;144:16–26.
32. Li X, Benjamin Ma C, Link TM. In vivo T(1rho) and T(2) mapping of articular cartilage in osteoarthritis of the knee using 3 T MRI. Osteoarthr Cartil. 2007;15(7):789–97.
33. Matzat SJ, van Tiel J, Gold GE, et al. Quantitative MRI techniques of cartilage composition. Quant Imaging Med Surg. 2013;3(3):162–74.
34. McAlindon TE, Snow S, Cooper C, et al. Radiographic patterns of osteoarthritis of the knee joint in the community: the importance of the patellofemoral joint. Ann Rheum Dis. 1992;51(7):844–9.
35. McIlvain GE, Lavender CD, Boukhemis KW. Bilateral Osteochondritis Dissecans in a 16-year-old female basketball player. Int J Athl Ther Train. 2013;18(4):23–7.
36. Merchant AC, Mercer RL, Jacobsen RH, et al. Roentgenographic analysis of patellofemoral congruence. J Bone Joint Surg Am. 1974;56:1391–6.
37. Obedian RS, Grelsamer RP. Osteochondritis dissecans of the distal femur and patella. Clin Sports Med. 1997;16:157–74.
38. Outerbridge RE. The etiology of chondromalacia patellae. J Bone Joint Surg Br. 1961;43-B:752–7.
39. Pakin SK, Xu J, Schweitzer ME, Regatte RR. Rapid 3D-T1rho mapping of the knee joint at 3.0 T with parallel imaging. Magn Reson Med. 2006;56(3):563–71.
40. Pavlov H. Orthopaedist's guide to plain film imaging. New York: Thieme Publishers; 1999.
41. Peterfy CG, Guermazi A, Zaim S, et al. Whole-organ magnetic resonance imaging score (WORMS) of the knee in osteoarthritis. Osteoarthr Cartil. 2004;12(3):177–90.
42. Peters TA, McLean ID. Osteochondritis dissecans of the patellofemoral joint. Am J Sports Med. 2000;28:63–7.
43. Pfirrmann CW, Zanetti M, Romero J, et al. Femoral trochlear dysplasia: MR findings. Radiology. 2000;216(3):858–64.
44. Potter HG, Linklater JM, Allen AA, et al. Magnetic resonance imaging of articular cartilage in the knee. An evaluation with use of fast-spin-echo imaging. J Bone Joint Surg Am.

1998;80:1276–84.
45. Reider B, Marshall JL, Koslin B, et al. The anterior aspect of the knee joint. J Bone Joint Surg Am. 1981;63:351–6.
46. Saddik D, McNally EG, Richardson M. MRI of Hoffa's fat pad. Skelet Radiol. 2004;33(8):433–44.
47. Samim M, Smitaman E, Lawrence D. MRI of anterior knee pain. Skelet Radiol. 2014;43(7):875–93.
48. Schwaiger BJ, Gersing AS, Mbapte Wamba J, et al. Can signal abnormalities detected with MR imaging in knee articular cartilage be used to predict development of morphologic cartilage defects? 48-month data from the osteoarthritis initiative. Radiology. 2016;281(1):158–67.
49. Sherman SL, Plackis AC, Nuelle CW. Patellofemoral anatomy and biomechanics. Clin Sports Med. 2014;33(3):389–401.
50. Shindle MK, Foo LF, Kelly BT, et al. Magnetic resonance imaging of cartilage in the athlete: current techniques and spectrum of disease. J Bone Joint Surg Am. 2006;88(Suppl 4):27–46.
51. Stefanik JJ, Gross KD, Guermazi A, et al. The relation of MRI-detected structural damage in the medial and lateral patellofemoral joint to knee pain: the multicenter and Framingham osteoarthritis studies. Osteoarthr Cartil. 2015;23(4):565–70.
52. Stefanik JJ, Guermazi A, Roemer FW, et al. Changes in patellofemoral and tibiofemoral joint cartilage damage and bone marrow lesions over 7 years: the multicenter osteoarthritis study. Osteoarthr Cartil. 2016;424(7):1160–6.
53. Stephen JM, Urquhart DW, van Arkel RJ, et al. The use of Sonographically guided botulinum toxin type a (Dysport) injections into the tensor fasciae Latae for the treatment of lateral Patellofemoral overload syndrome. Am J Sports Med. 2016;44(5):1195–202.
54. van de Loo AA, Arntz OJ, Otterness IG, et al. Proteoglycan loss and subsequent replenishment in articular cartilage after a mild arthritic insult by IL-1 in mice: impaired proteoglycan turnover in the recovery phase. Agents Actions. 1994;41:200–8.
55. van der Heijden RA, de Kanter JL, Bierma-Zeinstra SM, et al. Structural abnormalities on magnetic resonance imaging in patients with Patellofemoral pain: a cross-sectional case-control study. Am J Sports Med. 2016;44(9):2339–46.
56. Wang L, Chang G, Xu J, et al. T1rho MRI of menisci and cartilage in patients with osteoarthritis at 3T. Eur J Radiol. 2012;81(9):2329–36.
57. Wheaton AJ, Dodge GR, Borthakur A, et al. Detection of changes in articular cartilage proteoglycan by T(1rho) magnetic resonance imaging. J Orthop Res. 2005;23(1):102–8.
58. White BJ, Sherman OH. Patellofemoral instability. Bull NYU Hosp Jt Dis. 2009;67(1):22–9.
59. Wiberg G. Roentgenographic and anatomic studies on the femoropatellar joint. Acta Orthop Scand. 1941;12:319–410.
60. Williams A, Gillis A, McKenzie C. Glycosaminoglycan distribution in cartilage as determined by delayed gadolinium-enhanced MRI of cartilage (dGEMRIC): potential clinical applications. AJR Am J Roentgenol. 2004;182(1):167–72.

第 2 部分

髌股关节不稳定

第 6 章 骨骼未发育成熟患者的髌股关节不稳定

Lauren H. Redler, Christopher S. Ahmad

自然病史

青少年是发生急性创伤性髌骨脱位的高风险人群，其中，15~19 岁是发病率最高的年龄阶段[1,2]。有研究发现，女性发生髌骨不稳定的概率高于男性[1]，但也有研究表明髌骨不稳定的发病率没有性别差异[2]。Fithian 报道在 10~17 岁人群中，女性髌骨不稳定的发病率为 33/100 000(95% CI 22~44)，而男性的发病率为 25/100 000(95% CI 16~34)[1]。

发生初次髌骨脱位时年龄较小是脱位复发的危险因素，在采用物理治疗和保守治疗后，再脱位的发病率为 16%~69%[3-9]。Lewallen[6]的研究表明，在骨骺未闭合的滑车发育不良患者中，髌骨再脱位的发病率为 69%。高达 95%的髌骨脱位会发生软骨损伤[10]，损伤程度包含轻微的裂纹到全层损伤，各地的研究报道小儿和青少年的髌骨脱位相关骨软骨骨折的发病率为 25%~75%，比成年人高[11]。

从病理解剖学角度来讲，髌股关节不稳定的很多解剖学异常在骨骼未发育成熟的患者中是很难矫正的。TT-TG 距离为滑车沟中心与胫骨结节髌腱附着点中心之间的距离。TT-TG 值的增大提示胫骨结节位置过度偏向外侧，增大了髌骨向外侧的合力，加重髌骨不稳定。与成年患者不同，TT-TG 值增大的青少年髌股关节不稳定患者在骨骼发育完成之前不建议采用胫骨结节截骨内移的手术矫正方

L. H. Redler (✉) · C. S. Ahmad
Columbia University Medical Center, Department of Orthopedic Surgery, New York, NY, USA

式。同样,高位髌骨,作为髌骨不稳定的一个独立危险因素[5],骨骼发育中的青少年也不能采用胫骨结节下移的手术方式。由于胫骨结节骨骺未闭合,手术损伤可能会导致局部骨骼生长停滞而出现骨骼反屈畸形。此外,滑车发育不良也是髌骨不稳定的一个危险因素[5]。欧洲医师相比于美国医师会倾向于采用滑车成形术来治疗滑车发育不良,但多数术者仍会选择在骨骼发育成熟后进行滑车成形术,以避免手术操作对股骨远端未闭合骨骺的损伤。

手术适应证

标准的非手术治疗包括制动、髌骨约束带或支持带,以及针对髂胫束拉伸,股内侧肌、臀肌和核心肌强化训练的物理治疗。保守治疗无效的反复脱位,是骨骼未发育完全髌股关节不稳定患者接受手术干预的主要适应证。手术方案需根据每例患者的解剖特点进行个性化制订。高位髌骨、TT-TG距离和滑车发育不良等解剖异常虽然值得关注,很少会影响这一年龄组患者手术方案的制订,其原因我们在前文中已做讨论[12,13]。此外,医师可以通过对上述解剖异常因素的评估,告知患者手术失败的可能。

初次脱位伴有关节内软骨或骨软骨碎片者,应手术去除或修补碎片[3]。在骨骼发育未完全的患者中,即使只是软骨碎片,也应考虑对松动的碎片予以固定[14-18]。由于这一年龄组患者的脱位复发概率高,包括首次髌骨脱位,在手术处理骨软骨骨折时,应同时行MPFL修复或重建,以稳定髌骨。最近,IPSG的一个调查也证实了这一点[19]。

手术技术

手术要点

对于儿童和青少年患者,全面评估股骨远端、胫骨近端以及胫骨结节骨骺的发育情况,对手术技术的合理选择至关重要。股骨远端骨骺与近端内外侧边界相比,具有特征性的弯曲形态(图6.1)。股骨远端骨骺是人体中最大、生长最快的骨骺结构,其生长长度占股骨总生长长度的70%,占下肢总生长长度的37%,在骨骼未成熟阶段其生长速度约为1厘米/年。女性此处的生长板在14~16岁融合,男性在16~18岁融合[20]。胫骨近端骨骺生长长度约占胫骨总生长长度的55%,约占整个下肢生长长度的25%。其平均生长速度约为0.65厘米/年。女性此处的生长

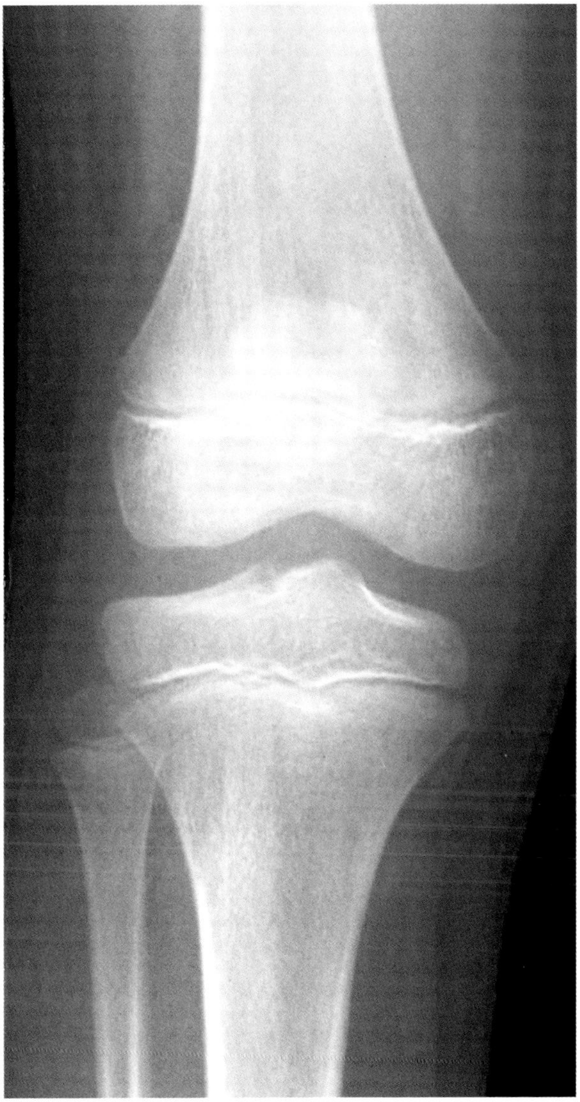

图 6.1 骨骼未发育成熟者膝关节前后位片显示股骨远端骨骺的弯曲形态。

板在 13~15 岁融合，男性则在 15~19 岁融合[20]。女性胫骨结节骨骺在 13~15 岁融合，男性则在 15~19 岁融合[20]。

通常认为 MPFL 在股骨远端内侧的止点位于内收肌腱股骨止点的远端，内侧副韧带（MCL）股骨止点的近端，非常接近股骨远端骨骺内侧。Shea 等[21]报道，一项基于侧位 X 线片的间接影像学研究表明，MPFL 的股骨止点位于股骨远端骨骺近侧 2~5mm。但有其他学者[22-25]报道，基于影像学和尸体标本的研究表明，MPFL 股骨止点大致位于股骨远端骨骺远侧5mm。研究表明,行MPFL重建时将其股骨止点固定于股骨远端骨骺近侧,会导致韧带止点随着骨骼生长而发生向近侧相对移位,移植物张力增加,进而造成移植物的等长性和膝关节的活动度丧失[23]。因此,确定将移植物固定于股骨远端骨骺的远侧至关重要,这样既可以避免损伤骨骺造成骨骼生长停滞,也可以避免韧带止点的近侧移位。

单纯的近端(Insall术,内侧紧缩±外侧松解)和远端重排手术(Galeazzi、Nietosvaara和Roux-Goldthwait)由于没有相应的解剖学基础且术后复发率较高,不推荐使用。目前,可用于治疗骨骼未发育完全运动员髌股关节不稳定的手术方式有MPFL修复术、MPFL重建术、内侧股四头肌腱股骨韧带(MQTFL)重建,以及上述手术方式的联合应用。正如前文讨论的,骨骼未发育完全患者不应采用TTO,截骨会侵犯胫骨近端骨骺和胫骨结节骨骺,导致胫骨反屈畸形[26]。相反,这类患者应考虑行软组织手术。在处理病理性外翻所致的髌骨不稳定时,可利用基于张力带钢板的植入物引导生长技术。此外,股骨去旋转截骨可用于股骨存在病理性前倾的患者。

软组织手术

软组织手术是为了保护骨骺和骨突结构的完整性,进而提高我们在骨骼未发育成熟运动员中解决髌股关节问题的能力。

MPFL修复术

患者发生第一次脱位后,在处理其他合并伤的同时可进行内侧髌股韧带的修补。早期研究结果表明,MPFL修复术可成功治疗急性髌骨脱位[27]。然而尸体研究表明,MPFL修复后的韧带强度降低[28]。Christiansen等[4]通过一项前瞻性随机对照研究,对患者发生初次髌骨脱位时采取MPFL修复术和保守治疗的疗效进行了评价。作者得到的结论是推迟MPFL修复术的时间(平均为损伤后50天)既不能降低再脱位的风险,也不会增加患者主观功能评分。Sillanpaa等随后也发表了一项针对现役新兵的行一期MPFL修复术和保守治疗的随机对照研究。手术方式根据术者习惯,包括内侧紧缩术或Roux-Goldthwait术。研究发现骨骼发育成熟的患者接受手术后发生再脱位的风险更小,但患者缺乏长期的主观获益。Camp等[29]也发现了相似的结果,在复发性髌骨不稳定的患者中有28%的病例在行初次MPFL修复后会发生再脱位,但41%的患者的术后主观体验没有变化甚至更差。

MPFL 重建术

对于复发性髌股不稳定的患者,MPFL 重建比修复更可取，因为发生慢性损伤的内侧支持组织不足以抵抗外侧脱位。MPFL 重建时股骨远端止点与骨骺邻近,所以也产生了很多不同的 MPFL 重建方法(图 6.2)。目前有多种移植物可用于 MPFL 重建,包括腘绳肌腱[24,30-32]、髌腱[33-35]、股四头肌腱[36-41]、内收肌腱[42-44],还有同种异体移植物[45]。各种悬吊技术也层出不穷,它们利用 MCL[46]或内收肌腱[47-49],作为滑车将腘绳肌移植物重新定位至髌骨。

尽管有多种移植物可供选择，其中许多技术都需要使用骨隧道进行股骨固定。如果考虑采用股骨隧道进行 MPFL 重建,必须进行透视引导,以避免损伤骨骺,同时还可确定合适的隧道位置[24,50]。钻孔方向应向股骨远端倾斜,使其钻孔方向低于股骨远端骨骺线(图 6.3)。

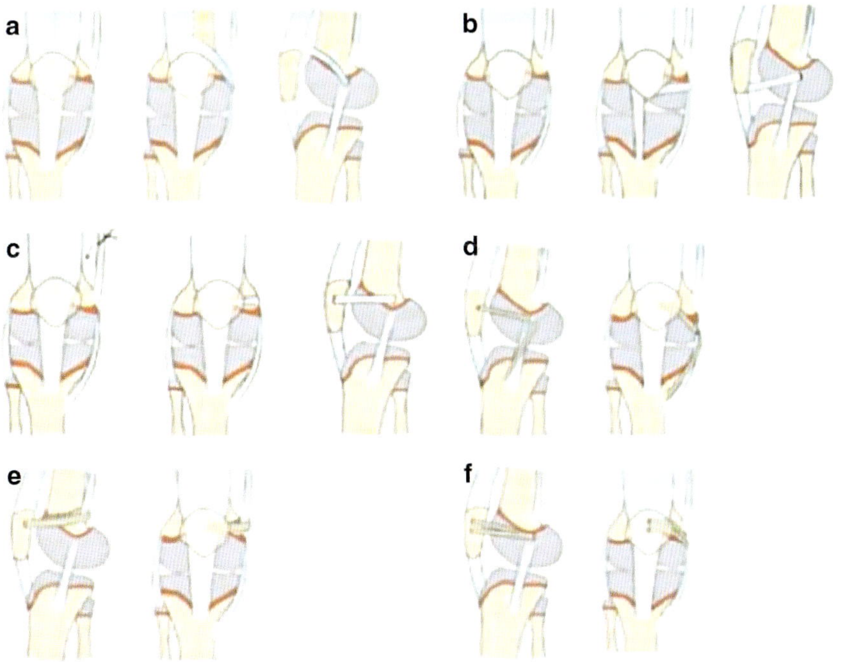

图 6.2　各种避免损伤骨骺的 MPFL 重建技术。(a)内侧半股四头肌腱转位。(b)内侧半髌腱转位。(c)带蒂内收肌腱移植。(d)以 MCL 为滑车的腘绳肌腱移植。(e)以内收肌腱为滑车的腘绳肌腱移植。(f) 双股同种异体腘绳肌腱髌骨、股骨隧道移植。(Used with permission from *Pediatric and Adolescent Knee Surgery*, Cordasco/Green(Ed). 2015)

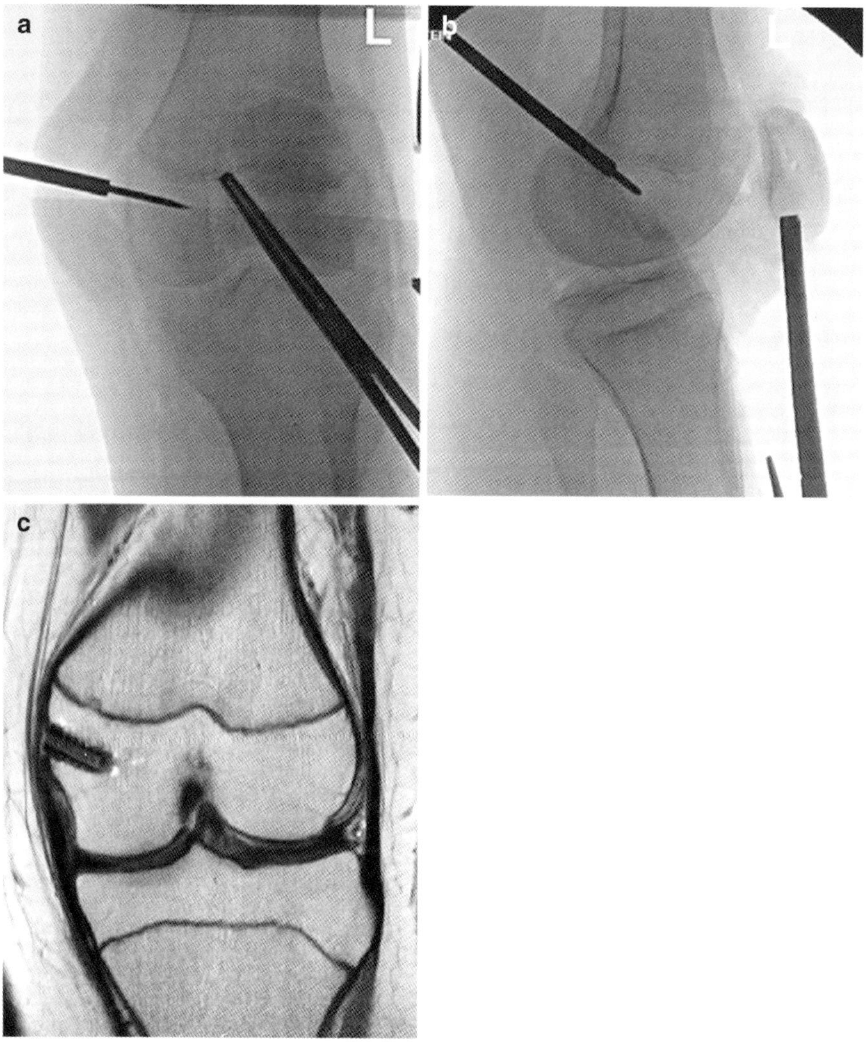

图 6.3 避免损伤骨骺的股骨隧道定位点,Schottle 点。(a)术中透视正位片显示股骨隧道定位点远离骨骺线。(b)术中透视侧位片显示股骨隧道定位点在 Schottle 点。(c)术后冠状位 MRI 显示股骨远端内侧挤压螺钉位于骨骺线的远端。(Images courtesy of Beth Shubin Stein, MD)

游离腘绳肌腱自体移植

一些学者利用自体游离腘绳肌腱进行解剖定位并固定在髌骨和股骨上以重建 MPFL,术后患者 Kujala 评分有良好改善,且脱位率低[24,30-32]。游离的自体腘绳肌腱移植物(半腱肌或股薄肌)可用于进行单束重建[32],也可将移植物编织成双束移植物[24,30,31]。双束移植物有两种定向方式:一种是将移植物的中心固定于股骨,两个游离端分离并固定于髌骨(Y形移植)[30](见图6.2f)。另一种是将移植物的中心部分固定于髌骨内侧缘的两个点,两个游离端一起固定于股骨(C形移植)[31]。缝合锚钉比移植物穿髌骨固定更常用,因为前者可避免髌骨骨折的风险。此外,如果在髌骨上同时进行软骨修复手术(骨软骨骨折固定术、OATS、同种异体软骨移植),尤其是在内侧,应避免在髌骨内侧做骨隧道,以免造成骨隧道沟通相关并发症,影响韧带修复。

自体半髌腱移植

许多学者[33-35]描述了使用带蒂内侧髌腱移位重建MPFL(见图6.2b)。Camanho等[34]率先介绍了这项技术,并报道了在最初的25例患者中取得了良好的短期效果。在一项前瞻性随机对照研究中,Bitar等[33]对一组平均年龄为24.5岁的患者进行了至少2年的随访,结果显示患者术后获得了良好的Kujala评分,且无复发性不稳定发生。最近,Witonski等[35]也做了相似的报道,一组平均年龄为27.2岁的患者在至少2年的随访中获得了满意的临床效果。考虑到这些研究都是基于年龄更大的人群,这一技术在骨骼未发育完全患者中是否适用及其可行性目前尚不明确。

股四头肌腱转位

Steensen等[40]报道了一种利用股四头肌腱重建MPFL的技术(见图6.2a)。Noyes和Albright[39]报道了一种相似的手术技术,无须建立股骨隧道,最大限度降低了股骨远端骨骺损伤的风险。两组均取8mm×70mm的股四头肌内侧腱束,保留其髌骨止点的完整性。游离端穿关节囊与支持带之间,可用挤压螺钉固定[40]或缝合固定于邻近股骨内上髁的内侧肌间隔膜[39]。Goyal[37]提倡用10~12mm宽的表层股四头肌腱代替全层股四头肌腱移植,并报道在一组38例患者(平均年龄为25岁)平均38个月的随访中取得了良好的临床效果。最近,有其他学者报道了单独利用股四头肌腱表层移植[36,41],同样取得了很好的效果。Nelitz和Williams[38]认为该技术的优点在于避免了髌骨并发症(在较小的髌骨上建立骨隧道而导致骨折的风险),是一种更接近解剖学的重建并保留了腘绳肌,可用于日后重建其他韧带损伤。

Hinckel等[51]提倡采用MPFL和内侧髌胫韧带(MPTL)联合重建治疗膝关节伸直位髌骨半脱位、膝关节屈曲不稳的患者,有解剖学脱位风险因素的儿童,以及韧带松弛相关的膝关节过伸患者。他们报道了一种新的手术技术,利用股四头肌腱重建MPFL,利用髌腱重建MPTL。但目前尚未有相关临床结果的论文发表。

自体大收肌移植

带蒂自体大收肌腱也是被推荐用作小儿MPFL重建的移植物。Steiner等[44]描述，取内收大肌腱内侧2/3部分，保留其股骨远端附着点，将肌腱断端反折固定于髌骨内侧面(见图6.2C)。他们在34例患者的随访中发现，术后发生再脱位的概率与自体半髌腱和股四头肌腱转位技术相比没有明显差异。而在Sillanpaa随访的18例患者中，有3例术后发生半脱位或脱位[43]。通过尸体标本研究，Jacobi等[42]发现这项技术存在潜在的解剖学风险，即在获取移植物时，必须要考虑到收肌腱裂孔内的神经血管束，包括隐神经，以及膝降动脉的隐侧支的损伤可能。

异体腘绳肌腱

使用同种异体组织作为移植物可避免自体组织损伤，对于患有结缔组织疾病或全身韧带松弛的患者可能更加适用。在儿童和青少年患者中，目前已发表的关于同种异体MPFL重建的研究结果有限。

软组织悬吊

Deie等[46]报道了一种独特的重建MPFL的方法，使用自体半腱肌作为移植物并保留其远端附着点，经MCL股骨侧后1/3形成的滑车结构转位到髌骨（见图6.2d)。在最初随访的6例患者中没有出现复发性脱位，Kujala评分结果也非常满意。这也是一个可供选择的手术方式，但随访的病例数较少，并且增加了损伤MCL这一重要内侧结构的风险。

为了避免损伤MCL，有学者[47–49]建议用大收肌腱作为软组织悬吊结构(见图6.2e)。取一游离的自体腘绳肌腱穿过髌骨钻孔隧道，环绕大收肌腱后折返止于髌骨。Monllau等[49]报道了36例患者(平均年龄为25.6岁)最少27个月随访的临床结果，其中未出现复发性脱位。最近，Lind等[48]报道了在20例儿童患者中(年龄为8~16岁)做的24例接受该技术的MPFL重建术的结果，并将其与一组179例通过股骨端骨性固定进行MPFL重建的成年复发性髌骨不稳定患者的结果进行对比。结果表明，儿童患者组术后第一年发生再脱位4例(20%)，而在成人患者组再脱位的发病率是5%。基于以上信息，研究者得出结论，在儿童患者中采用股骨端软组织移植固定重建MPFL的疗效比在成人患者中采用股骨端骨性固定重建MPFL差。

MQTFL重建术

Tanaka近期发表了一份尸体研究报告并指出MPFL髌骨止点的变异性[52]。在33具尸体标本上，MPFL纤维同时附着于髌骨和股四头肌腱，其中有(57.3±19.5)%的纤维附着于髌骨。这一结果增加了最近对于同时重建MPFL和MQTFL的兴趣。

MQTFL 重建术已被提议作为 MPFL 重建术的替代或辅助手段，来更好地达到 MPFL 起点广泛性重建，同时避免髌骨骨折的风险（见图 6.4）。这种方法的短期临床结果值得期待[53]。

并发症

最近，Stupay 等[54]对复发性髌骨不稳定行 MPFL 重建术的病例进行了系统性回顾，结果显示，近些年 MPFL 重建术例数几乎是之前的两倍，但其主要并发症的发病率由 2.01%下降到 0.46%，次要并发症发病率由 6.53%下降到 4.00%。对文献分析表明，大多数报道的并发症在于移植物的髌骨固定，髌骨骨折是腘绳肌腱移植重建后最具破坏性的并发症[4,55–58]。其他并发症，如软骨表面破坏[55]可导致术后效果不佳和过早发生髌股关节炎。Parikh 等[59]专门研究了 179 例年轻患者的MPFL 重建后的并发症，包括 29 个膝关节的 38 种并发症（16.2%），其中主要并发症 34 例，次要并发症 4 例。需要住院或进一步手术的主要并发症包括复发性不稳定（8 例）、关节僵硬（8 例）、髌骨骨折（6 例）和髌股关节炎/疼痛（5 例）。38 例并发症中的 18 例（47%）是由手术技术因素导致的，是可以预防的。女性和双侧 MPFL 重建是与术后并发症相关的危险因素。作者建议避免在髌骨上横向钻孔。

作者的首选技术

我们首选的技术是在髌骨上用 2 枚带线锚钉固定自体游离腘绳肌腱或异体移植物，在股骨上用 6.25mm×15mm PEEK 材料或生物复合材料的挤压螺钉固定。术前在麻醉状态下对膝关节外侧支持带结构进行评估。只有在髌骨不能外翻至中

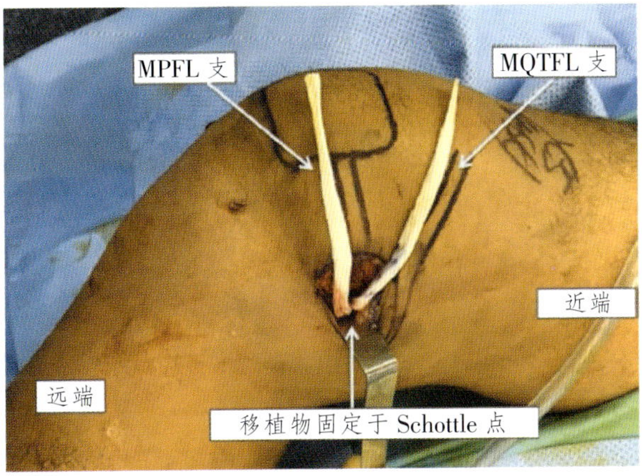

图 6.4　MPFL 与 MQTFL 联合重建。(Image Courtesy of Mininder S. Kocher, MD, MPH)

立位时才进行外侧支持带松解，特别是对于韧带松弛的患者应避免进行支持带松解。使用驱血带排空术肢血液，下肢气囊止血带充气。首先用关节镜诊断性探查处理任何关节内软骨损伤，并在必要时去除游离体。

下肢完全伸直，沿髌骨内侧缘做一长3cm的纵向切口。分离至内侧支持带和关节囊之间的层次，注意确保操作在关节囊外进行。在髌骨周围剩余组织和内侧支持带组织上留置0号vicryl缝线，有助于内侧结构的紧缩缝合。然后在这一层用组织剪向股骨远端内侧分离至MPFL股骨止点。利用电刀暴露出髌骨内侧缘骨面，并用刮匙制备骨床使骨面渗血，以促进移植物与骨面的腱骨愈合。将关节囊切开一个小的切口，足够用示指去探查髌骨上下极并确定髌骨的中心。用骨钻开口，下方的锚钉置于髌骨内侧缘中心点，上方的锚钉置于更靠近髌骨上极的位置。采用这一手术技术时，无须对异体移植物进行任何特殊处理，不过需要确保当移植物折叠时直径为6mm。然后将移植物的中心置于两个缝合锚钉之间，通过将缝线系在移植物肌腱周围来固定移植物(图6.5)。

当膝关节屈曲时，可触及股骨内上髁，做一个长度为2cm的纵向切口。分离皮下组织至可触及内上髁和内收肌结节。如果辨别这些解剖标志存在困难，可以触诊大收肌肌腱并向远端延伸，以确定其在收肌结节的附着点。确定内上髁和收肌结节之间的凹陷结构，在透视引导下打入一枚导针，注意进针点要偏离骨骺远端，进针方向要平行并避开骨骺，避免向前或向后穿透股骨髁(见图6.3)。用弯钳穿过切口的支持带和关节囊层之间，将移植物的两游离端由髌骨切口穿行至股骨内侧髁切口。然后，在屈膝30°位将髌骨复位至滑车，移植物的游离端环绕于导针，将末端夹持固定。在移植物邻近导针的位置用记号笔进行标记。然后对膝关节进行屈伸活动，确保移植物上标记的位置变动不超过2mm，这表明移植物等长特性。随着等长点的确定，透视下获得侧位片影像来确认Schottle点的位置。将任意大小的钻头置于导针后端尾部导针–骨界面的上方，有助于判断导针的入针点，因为在进入骨时很容易区分大直径的钻头和小直径的导针。股骨远端骨骺呈波浪起伏状，从侧位片上看钻头似乎是在骨骺的近端。所以我们用正位片来确认钻头在骨骺线的远端，用侧位片来确认我们的入针点在Schottle点。我们认为保持重建后韧带的等长性至关重要，因此我们主张将等长测量法作为确定移植物在股骨固定点定位的主要验证方法，而透视法仅用于辅助验证。用直径为6mm的扩口锉经导针扩出长度为20mm的骨隧道。用Yankauer吸引器头可以很好地探查骨隧道的情况，确保隧道后壁的完整，并清除多余的骨碎屑。

将移植物的两个游离端在股骨隧道入口处进行标记，并用缝线缝合标记至

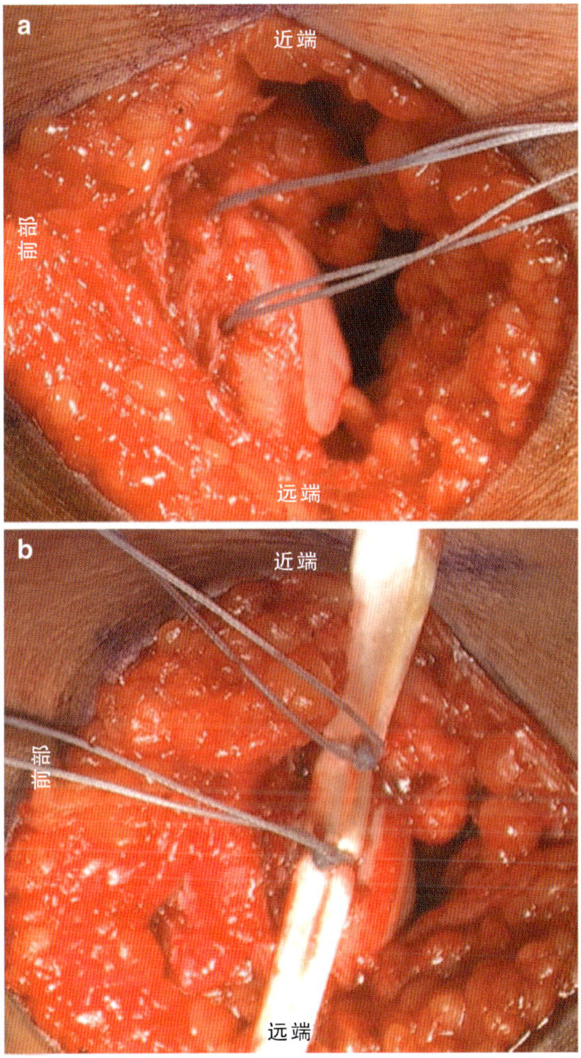

图 6.5　带线锚钉将腘绳肌腱固定于髌骨内侧缘。(a)锚钉置入。(b)移植物固定。(*=髌骨内侧缘)。

2cm 处——这是移植物将被放置在股骨隧道内固定的长度。切除多余部分的移植物。然后在屈膝 30°位时将移植物用 6.25mm×15mm PEEK 材质的固定螺钉固定。螺钉尾部的缝线与移植物的编织缝线打结固定,从而形成一种界面钉和缝合锚钉联合固定的效果。将膝关节完全伸直并确认移植物没有过度张力,确保髌骨仍然有四个方向的正常活动,膝关节仍然可以达到正常范围的活动。然后缝合内侧支持带并将移植物覆盖,常规关闭皮肤切口。

手术后膝关节用铰链式支具固定,并在支具完全伸直位固定时允许膝关节负重。在物理治疗师的指导下,术后1周开始主动和被动活动度练习,目标是术后6周膝关节屈曲活动能够达到90°。6周后开始加强腘绳肌和股四头肌力量练习,术后4~5个月开始进行跑步和敏捷性训练。患者通常在术后6~9个月恢复完全正常活动。与前交叉韧带重建术后不同,功能性运动评估对于决定MPFL重建术后患者是否具备运动训练条件至关重要。我们通常分两部分进行评价。第一部分大约在术后5个月,用于确定需要继续治疗的具体内容。第二部分在这之后的6~8周,确定患者是否准备好恢复运动训练。

生长引导治疗冠状面力线不良

适应证

在年轻运动员中,膝外翻>10°与髌股关节不稳定有关[60]。通过外置生长张力带钢板行临时性半骺板固定术是一种安全、有效、微创的矫正外翻畸形的方法,可用于骨骼未发育成熟患者,使其骨骼继续维持生长发育至少12个月[61,62]。此方法可以单独使用,或者联合上述软组织手术来治疗骨骼未发育成熟患者的髌股关节不稳定。

张力带板是外置的,因此可重复调整角度[63]。半骺板固定术通常在股骨远端内侧进行,但在股骨和胫骨同时外翻畸形的情况下,也可用于胫骨近端内侧。Stevens于2007年提出了用两枚非锁定螺钉临时性半固定骺板的张力带钢板概念[63],以避免之前使用staple钉固定时出现的并发症[64]。与支撑骨骺的staple钉不同,这种钢板和螺钉系统不会压迫骨骺,从而减少了对骨骺产生永久性损伤的风险[65]。这种方法阻止了一侧骨骺的生长,同时允许另一侧骨骺不受阻碍的生长,直到目标角度的完全矫正。

股骨侧每月可矫正约0.7°,胫骨侧每月可矫正约0.3°[61]。换言之,我们通过股骨半骺板固定术平均每年可改善8°的外翻力线,如果同时增加胫骨侧半骺板固定术,每年可额外增加4°外翻力线的改善。考虑到矫正后可能出现的反弹现象,大多数研究主张要保留5°的过度矫正。

生长引导技术的禁忌证包括植入生长棒、骨骺已闭合或骨骺即将在6~12个月内闭合的患者(骨龄14岁的女性患者和骨龄16岁的男性患者)(Goldman,2010)。这些原则的总结见表6.1。

表6.1 生长引导技术原则

微创化
短期性
骺外置入
至少具有12个月的骨骼生长潜力
膝外翻>10°
股骨侧:矫正度数0.7°/月,8°/年
胫骨侧:矫正度数0.3°/月,4°/年
过度矫正5°,避免矫正度数的丢失

外科技术

外科技术步骤是相对标准的,但由于钢板设计的不同,植入物的选择会略有不同。生长引导钢板及其可选尺寸见表6.2。显露股骨远端内侧和(或)胫骨近端内侧骨膜表面时,要小心地进行钝性剥离,避免损伤骨膜层。在骨骺线的位置放置一枚小的定位针,通过透视确定其位置。然后将生长引导钢板放置在导针上,使用导向器远离骨骺线方向放置骨骺远端和干骺端导针。取出中央导针,用透视检查钢板位置。然后使用空心钻头钻到预定的螺钉长度,依次放置和拧紧空心螺钉。移除导针,最后透视检查确保螺钉完全拧入,螺钉–钢板–骨界面之间没有缝隙(图6.6)。

技术要点

在同时行MPFL重建和生长引导时,应在股骨韧带固定前放置生长引导钢板,以保证MPFL重建后生长引导钢板位于韧带的深层。在计划取出钢板时,保持MPFL重建的完整性至关重要。

股骨去旋转截骨

适应证

在年轻患者中,股骨过度前倾或内旋与复发性髌骨不稳定有关[67]。股骨去旋转截骨术可用于纠正股骨病理性前倾,并可安全地用于骨骼未发育成熟的患者[67]。与生长引导类似,这项技术可以单独进行,也可与上述软组织手术联合进行,以治疗骨骼发育未成熟患者的髌股不稳定。股骨内旋>25°是股骨去旋转截骨的适应证[67]。

表 6.2　生长引导钢板

名称	制造商	可选尺寸	图像
8 形板和 4 孔板	Orthofix (McKinney, TX)	8 形板：12mm, 16mm 4 孔板：16mm, 22mm	a 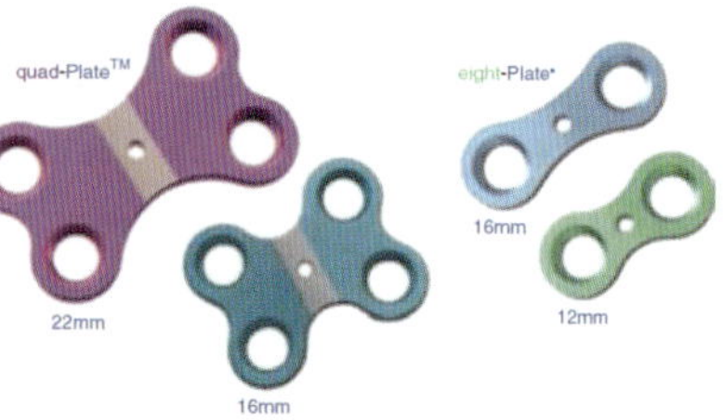
铰链板	Pega Medical (Quebec, Canada)	12mm, 16mm, 20mm	b 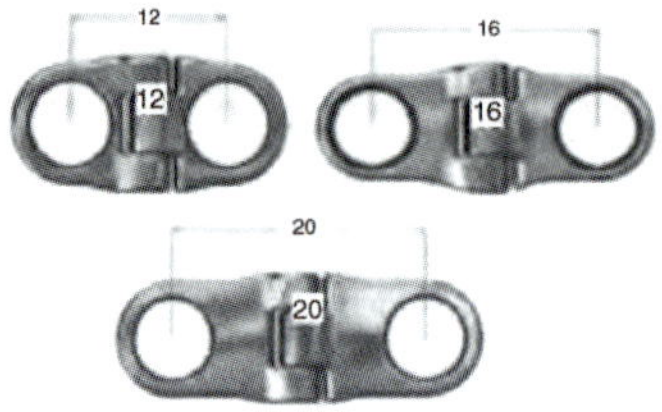
花生板	Biomet (Warsaw, IN)	拱形板(紫色)：12mm, 16mm 阶梯板(蓝色)：12mm, 16mm	c 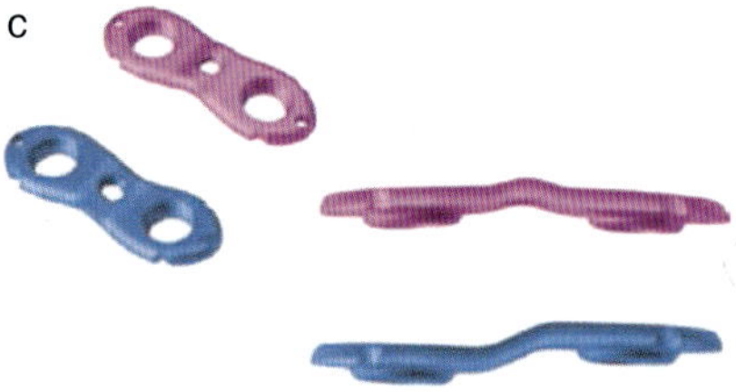
Pedi 板	OrthoPediatrics (Warsaw, IN)	O-板：12mm, 16mm I-板：16mm, 22mm	d 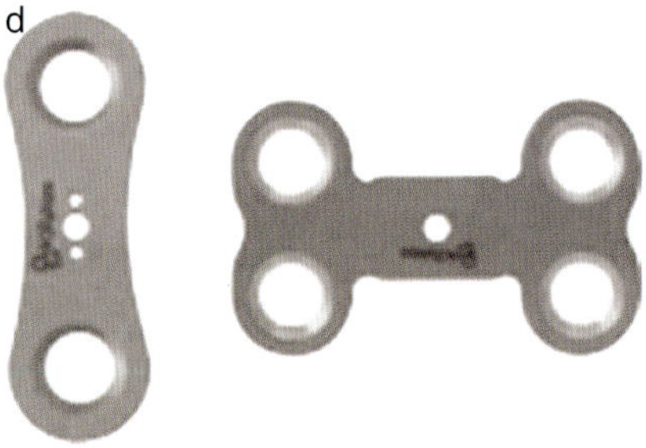

Adapted from Haskel et al.[66]

[a] 图片来自 http://web.orthofix.com/Products/Products/Guided%20Growth%20System/EP-1004-PLE0.pdf

[b] 图片来自 http://www.pegamedical.com/medias/iw/hinge-plate_surgical_techniques_en.pdf

[c] 图片来自 http://www.biomet.com/wps/wcm/connect/internet/dba65ca5-cb26-4718-83e0-55b11e78e368/Peanut%C2%AE+Growth+Control+Plating+System+Surgical+Technique.pdf?MOD=AJPERES&CACHEID=dba65ca5-cb26-4718-83e0-55b11e78e368

[d] 图片来自 https://258413772373414384.s3.amazonaws.com/pdf/2015/5/ST-1010-01-01_Rev_C_PediPlates_Surgical_Technique.pdf

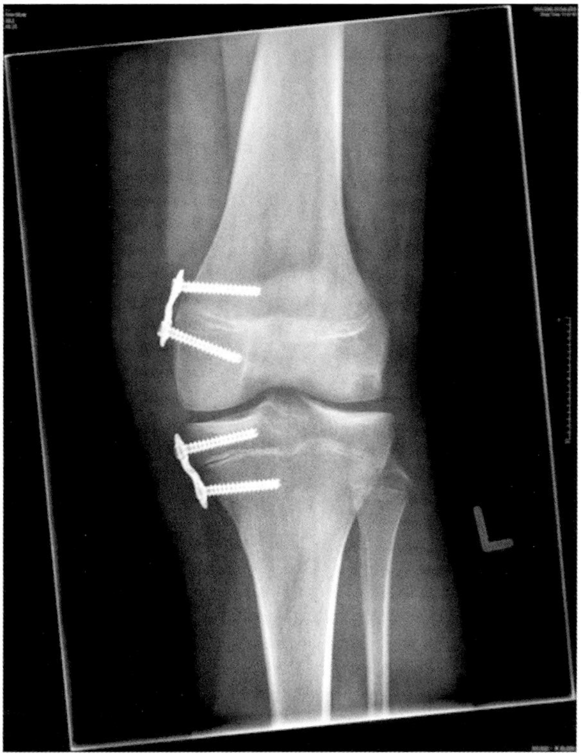

图 6.6　术后正位片显示股骨远端内侧和胫骨近端内侧半骨骺固定矫正外翻畸形。

测量方法

Waidelich 技术[68]是最常被引用的测量股骨扭转的方法，其正常参考值已在文献中报道。在轴位图像(CT 或 MRI)上，在股骨头的中心点与另一个轴位层面(大转子和小转子之间)上的经过大转子周围椭圆的中心点做一连线。这条线与股骨后髁切线之间的夹角形成了股骨的旋转角。Kaiser 等[69]对该测量方法的应用表明高度一致的观察者内和观察者间一致性。临床上，这也可以通过转子突角检查来测量[70]。患者取俯卧位，检查者内旋髋关节直到外侧大转子达到最明显状态。此处髋关节内旋的程度即与三维成像测量的股骨扭转程度相关。

注意事项

人出生时股骨的正常前倾角度为 30°~40°，骨骼发育成熟后前倾角会减小到正常成人的平均值 15°[67]。如果决定对骨骼未发育成熟患者行股骨去旋转截骨时，应考虑到这一因素。

外科技术

去旋转可以通过骨干截骨和螺钉固定进行[71,72],或者在股骨远端内侧使用锁定加压钢板固定以去旋转[73]。在计划截骨的水平时,用矢状锯做一个小的垂直于截骨线的标记,以准确地测量去旋转的角度。

结论

髌骨脱位是儿童和青少年最常见的急性膝关节疾病[1]。髌股关节不稳定的发病因素是多方面的。非手术治疗通常用于骨骼未发育成熟运动员首次发生急性髌骨脱位。然而,越来越多的文献支持对这一高危人群采取更积极的治疗手段。最近的一项系统综述显示,儿童和青少年首次髌骨脱位接受手术治疗后,发生复发性脱位的风险较低,健康状况和生活质量更高,并且获得了更好的运动功能[74]。对于复发性髌股关节不稳定的患者,建议行 MPFL 重建术,并根据骨骺的生长发育情况制订专门的手术方案。骨骼未发育成熟运动员的外科治疗已经从非解剖性伸膝装置力线重排术发展到 MPFL 的解剖重建,再到最近的 MQTFL 重建。下肢力线仍然是一项重要的参考因素,包括植入物生长引导技术在内的外科辅助治疗手段的选择,应具体问题具体分析。

(刘忠堂 战策 译 何勇 张辉 校)

参考文献

1. Fithian DC, Paxton EW, Stone ML, et al. Epidemiology and natural history of acute patellar dislocation. Am J Sports Med. 2004;32(5):1114–21. PMID:15262631
2. Waterman BR, Belmont PJ Jr, Owens BD. Patellar dislocation in the United States: role of sex, age, race, and athletic participation. J Knee Surg. 2012;25(1):51–7. PMID:22624248
3. Apostolovic M, Vukomanovic B, Slavkovic N, et al. Acute patellar dislocation in adolescents: operative versus nonoperative treatment. Int Orthop. 2011;35(10):1483–7. PMID:21574051
4. Christiansen SE, Jakobsen BW, Lund B, Lind M. Isolated repair of the medial patellofemoral ligament in primary dislocation of the patella: a prospective randomized study. Arthroscopy. 2008;24(8):881–7. PMID:18657736
5. Colvin AC, West RV. Patellar instability. J Bone Joint Surg Am. 2008;90(12):2751–62. PMID:19047722
6. Lewallen LW, McIntosh AL, Dahm DL. Predictors of recurrent instability after acute patellofemoral dislocation in pediatric and adolescent patients. Am J Sports Med. 2013;41(3):575–81. PMID:23339838
7. McManus F, Rang M, Heslin DJ. Acute dislocation of the patella in children. The natural history. *Clin Orthop Relat Res*. 1979;139:88–91. PMID:378498
8. Palmu S, Kallio PE, Donell ST, Helenius I, Nietosvaara Y. Acute patellar dislocation in chil-

dren and adolescents: a randomized clinical trial. J Bone Joint Surg Am. 2008;90(3):463–70. PMID:18310694
9. Sillanpaa PJ, Mattila VM, Maenpaa H, Kiuru M, Visuri T, Pihlajamaki H. Treatment with and without initial stabilizing surgery for primary traumatic patellar dislocation. A prospective randomized study. J Bone Joint Surg Am. 2009;91(2):263–73. PMID:19181969
10. Nomura E, Inoue M, Kurimura M. Chondral and osteochondral injuries associated with acute patellar dislocation. Arthroscopy. 2003;19(7):717–21. PMID:12966379
11. Kramer DE, Pace JL. Acute traumatic and sports-related osteochondral injury of the pediatric knee. Orthop Clin North Am. 2012;43(2):227–36. vi. PMID:22480471
12. Balcarek P, Jung K, Frosch KH, Sturmer KM. Value of the tibial tuberosity-trochlear groove distance in patellar instability in the young athlete. Am J Sports Med. 2011;39(8):1756–61. PMID:21566067
13. Bollier M, Fulkerson JP. The role of trochlear dysplasia in patellofemoral instability. J Am Acad Orthop Surg. 2011;19(1):8–16. PMID:21205763
14. Chotel F, Knorr G, Simian E, Dubrana F, Versier G, French AS. Knee osteochondral fractures in skeletally immature patients: French multicenter study. Orthop Traumatol Surg Res. 2011;97(8 Suppl):S154–9. PMID:22041573
15. Khormaee S, Kramer DE, Yen YM, Heyworth BE. Evaluation and management of patellar instability in pediatric and adolescent athletes. Sports Health. 2015;7(2):115–23. PMID:25984256
16. Nakamura N, Horibe S, Iwahashi T, Kawano K, Shino K, Yoshikawa H. Healing of a chondral fragment of the knee in an adolescent after internal fixation. A case report. J Bone Joint Surg Am. 2004;86-A(12):2741–6. PMID:15590863
17. Rorabeck CH, Bobechko WP. Acute dislocation of the patella with osteochondral fracture: a review of eighteen cases. J Bone Joint Surg Br. 1976;58(2):237–40. PMID:932087
18. Uchida R, Toritsuka Y, Yoneda K, Hamada M, Ohzono K, Horibe S. Chondral fragment of the lateral femoral trochlea of the knee in adolescents. Knee. 2012;19(5):719–23. PMID:22321389
19. Liu JN, Steinhaus ME, Kalbian IL, Post WR, Green DW, Strickland SM, Shubin Stein BE. Patellar instability management: a survey of the International Patellofemoral Study Group. Am J Sports Med. 2018;46(13):3299–306. https://doi.org/10.1177/0363546517732045. Epub 2017 Oct 6.
20. Pritchett JW. Longitudinal growth and growth-plate activity in the lower extremity. Clin Orthop Relat Res. 1992;275:274–9. PMID:1735225
21. Shea KG, Grimm NL, Belzer J, Burks RT, Pfeiffer R. The relation of the femoral physis and the medial patellofemoral ligament. Arthroscopy. 2010;26(8):1083–7. PMID:20678706
22. Kepler CK, Bogner EA, Hammoud S, Malcolmson G, Potter HG, Green DW. Zone of injury of the medial patellofemoral ligament after acute patellar dislocation in children and adolescents. Am J Sports Med. 2011;39(7):1444–9. PMID:21372313
23. Nelitz M, Dornacher D, Dreyhaupt J, Reichel H, Lippacher S. The relation of the distal femoral physis and the medial patellofemoral ligament. Knee Surg Sports Traumatol Arthrosc. 2011;19(12).2067–71. PMID:21591662
24. Nelitz M, Dreyhaupt J, Reichel H, Woelfle J, Lippacher S. Anatomic reconstruction of the medial patellofemoral ligament in children and adolescents with open growth plates: surgical technique and clinical outcome. Am J Sports Med. 2013;41(1):58–63. PMID:23111806
25. Nelitz M, Reichel H, Dornacher D, Lippacher S. Anatomical reconstruction of the medial patellofemoral ligament in children with open growth-plates. Arch Orthop Trauma Surg. 2012;132(11):1647–51. PMID:22878896
26. Harrison MH. The results of a realignment operation for recurrent dislocation of the patella. J Bone Joint Surg Br. 1955;37-B(4):559–67. PMID:13271482
27. Ahmad CS, Stein BE, Matuz D, Henry JH. Immediate surgical repair of the medial patellar stabilizers for acute patellar dislocation. A review of eight cases. Am J Sports Med. 2000;28(6):804–10. PMID:11101102
28. Mountney J, Senavongse W, Amis AA, Thomas NP. Tensile strength of the medial patellofemoral ligament before and after repair or reconstruction. J Bone Joint Surg Br. 2005;87(1):36–40. PMID:15686235
29. Camp CL, Krych AJ, Dahm DL, Levy BA, Stuart MJ. Medial patellofemoral ligament repair for recurrent patellar dislocation. Am J Sports Med. 2010;38(11):2248–54.

PMID:20716682
30. Ahmad CS, Brown GD, Stein BS. The docking technique for medial patellofemoral ligament reconstruction: surgical technique and clinical outcome. Am J Sports Med. 2009;37(10):2021–7. PMID:19546481
31. Song SY, Kim IS, Chang HG, Shin JH, Kim HJ, Seo YJ. Anatomic medial patellofemoral ligament reconstruction using patellar suture anchor fixation for recurrent patellar instability. Knee Surg Sports Traumatol Arthrosc. 2014;22(10):2431–7. PMID:24154711
32. Wylie JD, Burks RT. Medial patellofemoral ligament reconstruction with semitendinosus autograft. Arthrosc Tech. 2013;2(4):e417–21. PMID:24400192
33. Bitar AC, D'Elia CO, Demange MK, Viegas AC, Camanho GL. Randomized prospective study on traumatic patellar dislocation: conservative treatment versus reconstruction of the medial patellofemoral ligament using the patellar tendon, with a minimum of two years of follow-up. Rev Bras Ortop. 2011;46(6):675–83. PMID:27027072
34. Camanho GL, Bitar AC, Hernandez AJ, Olivi R. Medial patellofemoral ligament reconstruction: a novel technique using the patellar ligament. *Arthroscopy*. 2007;23(1):108 e101–4. PMID:17210439
35. Witonski D, Keska R, Synder M, Sibinski M. An isolated medial patellofemoral ligament reconstruction with patellar tendon autograft. Biomed Res Int. 2013;2013:637678. PMID:24224173
36. Fink C, Veselko M, Herbort M, Hoser C. MPFL reconstruction using a quadriceps tendon graft: part 2: operative technique and short term clinical results. Knee. 2014;21(6):1175–9. PMID:24927675
37. Goyal D. Medial patellofemoral ligament reconstruction: the superficial quad technique. Am J Sports Med. 2013;41(5):1022–9. PMID:23460327
38. Nelitz M, Williams SR. Anatomic reconstruction of the medial patellofemoral ligament in children and adolescents using a pedicled quadriceps tendon graft. Arthrosc Tech. 2014;3(2):e303–8. PMID:24904782
39. Noyes FR, Albright JC. Reconstruction of the medial patellofemoral ligament with autologous quadriceps tendon. *Arthroscopy*. 2006;22(8):904 e901–7. PMID:16904594
40. Steensen RN, Dopirak RM, Maurus PB. A simple technique for reconstruction of the medial patellofemoral ligament using a quadriceps tendon graft. Arthroscopy. 2005;21(3):365–70. PMID:15756193
41. Vavalle G, Capozzi M. Isolated reconstruction of the medial patellofemoral ligament with autologous quadriceps tendon. J Orthop Traumatol. 2016;17(2):155–62. PMID:26387113
42. Jacobi M, Reischl N, Bergmann M, Bouaicha S, Djonov V, Magnussen RA. Reconstruction of the medial patellofemoral ligament using the adductor magnus tendon: an anatomic study. Arthroscopy. 2012;28(1):105–9. PMID:22001735
43. Sillanpaa PJ, Maenpaa HM, Mattila VM, Visuri T, Pihlajamaki H. A mini-invasive adductor magnus tendon transfer technique for medial patellofemoral ligament reconstruction: a technical note. Knee Surg Sports Traumatol Arthrosc. 2009;17(5):508–12. PMID:19165466
44. Steiner TM, Torga-Spak R, Teitge RA. Medial patellofemoral ligament reconstruction in patients with lateral patellar instability and trochlear dysplasia. Am J Sports Med. 2006;34(8):1254–61. PMID:16567459
45. Hohn E, Pandya NK. Does the utilization of allograft tissue in medial patellofemoral ligament reconstruction in pediatric and adolescent patients restore patellar stability? Clin Orthop Relat Res. 2017;475(6):1563–9.
46. Deie M, Ochi M, Sumen Y, Yasumoto M, Kobayashi K, Kimura H. Reconstruction of the medial patellofemoral ligament for the treatment of habitual or recurrent dislocation of the patella in children. J Bone Joint Surg Br. 2003;85(6):887–90. PMID:12931813
47. Gomes JE. Comparison between a static and a dynamic technique for medial patellofemoral ligament reconstruction. Arthroscopy. 2008;24(4):430–5. PMID:18375275
48. Lind M, Enderlein D, Nielsen T, Christiansen SE, Fauno P. Clinical outcome after reconstruction of the medial patellofemoral ligament in paediatric patients with recurrent patella instability. Knee Surg Sports Traumatol Arthrosc. 2016;24(3):666–71. PMID:25416673
49. Monllau JC, Masferrer-Pino A, Ginovart G, Perez-Prieto D, Gelber PE, Sanchis-Alfonso V. Clinical and radiological outcomes after a quasianatomical reconstruction of medial patel-

lofemoral ligament with gracilis tendon autograft. Knee Surg Sports Traumatol Arthrosc. 2017;25(8):2453–9.
50. Schottle PB, Schmeling A, Rosenstiel N, Weiler A. Radiographic landmarks for femoral tunnel placement in medial patellofemoral ligament reconstruction. Am J Sports Med. 2007;35(5):801–4. PMID:17267773
51. Hinckel BB, Gobbi RG, Demange MK, Bonadio MB, Pecora JR, Camanho GL. Combined reconstruction of the medial patellofemoral ligament with Quadricipital tendon and the medial Patellotibial ligament with patellar tendon. Arthrosc Tech. 2016;5(1):e79–84. PMID:27073782
52. Tanaka MJ. Variability in the patellar attachment of the medial patellofemoral ligament. Arthroscopy. 2016;32(8):1667–70. PMID:27132768
53. Fulkerson JP, Edgar C. Medial quadriceps tendon-femoral ligament: surgical anatomy and reconstruction technique to prevent patella instability. Arthrosc Tech. 2013;2(2):e125–8. PMID:23875137
54. Stupay KL, Swart E, Shubin Stein BE. Widespread implementation of medial patellofemoral ligament reconstruction for recurrent patellar instability maintains functional outcomes at midterm to long-term follow-up while decreasing complication rates: a systematic review. Arthroscopy. 2015;31(7):1372–80. PMID:25703288
55. Ellera Gomes JL, Stigler Marczyk LR, Cesar de Cesar P, Jungblut CF. Medial patellofemoral ligament reconstruction with semitendinosus autograft for chronic patellar instability: a follow-up study. Arthroscopy. 2004;20(2):147–51. PMID:14760346
56. Mikashima Y, Kimura M, Kobayashi Y, Miyawaki M, Tomatsu T. Clinical results of isolated reconstruction of the medial patellofemoral ligament for recurrent dislocation and subluxation of the patella. Acta Orthop Belg. 2006;72(1):65–71. PMID:16570897
57. Siebold R, Chikale S, Sartory N, Hariri N, Feil S, Passler HH. Hamstring graft fixation in MPFL reconstruction at the patella using a transosseous suture technique. Knee Surg Sports Traumatol Arthrosc. 2010;18(11):1542–4. PMID:20411374
58. Thaunat M, Erasmus PJ. Recurrent patellar dislocation after medial patellofemoral ligament reconstruction. Knee Surg Sports Traumatol Arthrosc. 2008;16(1):40–3. PMID:17973099
59. Parikh SN, Nathan ST, Wall EJ, Eismann EA. Complications of medial patellofemoral ligament reconstruction in young patients. Am J Sports Med. 2013;41(5):1030–8. PMID:23539043
60. Guzman H, Yaszay B, Scott VP, Bastrom TP, Mubarak SJ. Early experience with medial femoral tension band plating in idiopathic genu valgum. J Child Orthop. 2011;5(1):11–7. PMID:21415941
61. Ballal MS, Bruce CE, Nayagam S. Correcting genu varum and genu valgum in children by guided growth: temporary hemiepiphysiodesis using tension band plates. J Bone Joint Surg Br. 2010;92(2):273–6. PMID:20130322
62. Stevens PM, Klatt JB. Guided growth for pathological physes: radiographic improvement during realignment. J Pediatr Orthop. 2008;28(6):632–9. PMID:18724199
63. Stevens PM. Guided growth for angular correction: a preliminary series using a tension band plate. J Pediatr Orthop. 2007;27(3):253–9. PMID:17414005
64. Kulkarni RM, Ilyas Rushnaiwala FM, Kulkarni GS, Negandhi R, Kulkarni MG, Kulkarni SG. Correction of coronal plane deformities around the knee using a tension band plate in children younger than 10 years. Indian J Orthop. 2015;49(2):208–18. PMID:26015611
65. Wiemann JM, Tryon C, Szalay EA. Physeal stapling versus 8-plate hemiepiphysiodesis for guided correction of angular deformity about the knee. J Pediatr Orthop. 2009;29(5):481–5. PMID:19568021
66. Haskel JD, Shin YW, Green DW. Applications of implant-mediated guided growth in pediatric knee surgery. In: Cordasco FA, Green DW, editors. Pediatric and adolescent knee surgery. New York: Wolters Kluwer; 2015.
67. Dejour D, Le Coultre B. Osteotomies in patello-femoral instabilities. Sports Med Arthrosc. 2007;15(1):39–46. PMID:17301701
68. Waidelich HA, Strecker W, Schneider E. Computed tomographic torsion-angle and length measurement of the lower extremity. The methods, normal values and radiation load. Rofo. 1992;157(3):245–51. PMID:1391819
69. Kaiser P, Attal R, Kammerer M, et al. Significant differences in femoral torsion values depending on the CT measurement technique. Arch Orthop Trauma Surg. 2016;136(9):1259–64.

PMID:27501703
70. Delialioglu MO, Tasbas BA, Bayrakci K, et al. Alternative reliable techniques in femoral torsion measurement. J Pediatr Orthop B. 2006;15(1):28–33. PMID:16280716..
71. Pailhe R, Bedes L, Sales de Gauzy J, Tran R, Cavaignac E, Accadbled F. Derotational femoral osteotomy technique with locking nail fixation for adolescent femoral antetorsion: surgical technique and preliminary study. J Pediatr Orthop B. 2014;23(6):523–8. PMID:25153645
72. Stambough JB, Davis L, Szymanski DA, Smith JC, Schoenecker PL, Gordon JE. Knee Pain and Activity Outcomes After Femoral Derotation Osteotomy for Excessive Femoral Anteversion. J Pediatr Orthop. 2016. PMID:27636916.
73. Nelitz M, Dreyhaupt J, Williams SR, Dornacher D. Combined supracondylar femoral derotation osteotomy and patellofemoral ligament reconstruction for recurrent patellar dislocation and severe femoral anteversion syndrome: surgical technique and clinical outcome. Int Orthop. 2015;39(12):2355–62. PMID:26156717
74. Nwachukwu BU, So C, Schairer WW, Green DW, Dodwell ER. Surgical versus conservative management of acute patellar dislocation in children and adolescents: a systematic review. Knee Surg Sports Traumatol Arthrosc. 2016;24(3):760–7. PMID:26704809

第 7 章
急性髌骨脱位(初次脱位)

Jacqueline Munch Brady

自然病史

髌骨脱位在青少年人群中的发病率为 29/100 000。据报道,初次脱位后非手术治疗复发率为 15%~70%[1-5]。Atkin 等认为对于原发性或首次髌骨脱位,男性与女性患者数相同[2],但大多数学者认为髌股关节不稳定的患病群体主要是女性[3]。首次髌骨脱位后软骨或骨软骨损伤的发生率约为 70%[4],损伤程度可从裂开或裂隙形成,到全层骨软骨损伤[6]。这种软骨损伤使患者患创伤性关节炎的风险增加,尤其是当关节不稳定复发时。

髌股关节本身的解剖学或病理解剖学异常是髌骨不稳定的基础。研究表明,滑车发育不良,即过深或过浅的股骨 TG,是首次髌骨脱位后复发的首要风险因素,尤其是在年轻患者中[1,5]。Askenberger 等[7]的一项研究发现,滑车发育不良是骨骼未发育成熟患者首次髌骨脱位最常见的解剖因素。Li 等[8]在兔模型实验中证实,医源性髌骨脱位会导致继发性滑车发育不良,提示骨骼未成熟患者在初次不稳定发生后尤其易复发,部分原因是正常关节接触应力发生变化,以及滑车结构的继发改变。同样,高位髌骨需要更大的屈曲程度来使髌骨与滑车对合,从而会增加髌股关节的不稳定性。冠状面失衡在临床上可通过测试关节活动度时的"J 征"来证实:当髌骨上移离开滑车时,屈膝位时居中的髌骨在伸膝时会横向移动。冠状位失衡也可通过股四头肌或体格检查时的"Q 角"或横断面影像上的 TT-TG 距离来静

J. M. Brady (✉)
Department of Orthopaedics and Rehabilitation, Oregon Health and Science University, Portland, OR, USA
e-mail: munch@ohsu.edu

态测量。

髌股关节稳定性在很大程度上取决于关节周围软组织的稳定性。研究表明，MPFL 提供了对抗外侧髌骨支持带 60%的应力[9]。由于在生物力学测试中 MPFL 断裂所需力量比髌骨脱位所需力量小[10,11]，目前观点认为所有髌股关节脱位时都会伴有 MPFL 损伤。伸膝装置的支持结构也为膝关节的稳定提供重要支持。随着关节镜技术的广泛应用，外侧支持带松解术成为髌股关节不稳定的常见干预手段。但生物力学研究发现该手术实际上降低了髌股关节的稳定性[9]，因此单纯进行外侧支持带松解不是治疗髌骨不稳定的最佳手段。

患者因素也会导致髌骨不稳定。胶原异常的患者，如 Ehlers-Danlos 综合征，即有较高的关节不稳定风险，这可能是由韧带和内侧髌股支持带松弛所致[12]。研究表明力学因素，如垂直着地时膝关节处于内旋位，是导致 ACL 断裂的危险因素。此因素在髌股关节不稳定中同样起作用，尽管针对性的干预措施仍在探索中。此外，年龄近来越来越被认为是初次脱位后复发的危险因素：年龄在 25 岁以下，初次脱位患者复发脱位风险比年长者高 4 倍，且如果患者存在任何程度的滑车发育不良，这一风险将进一步增加[1,5]。

髌股关节不稳定的损伤机制往往涉及非接触性外翻内旋应力[13]。相对于暂时性半脱位发作这种比较微妙的诊断，髌骨脱位通常是非常剧烈的，且需要通过特殊处理来实现解剖复位。髌骨脱位后，患者会感到明显肿胀，这会导致股四头肌收缩和膝关节屈曲受限。体格检查时，患膝髌骨活动度增加，尤其会伴有向外侧移动的恐惧感。X 线片可无异常，但可以显示骨软骨损伤产生的游离体或内侧骨性髌骨撕脱伤(图 7.1)。MRI 可以显示内侧髌骨韧带和支持带复合体的损伤，以及典型的内侧髌骨、外侧滑车、股骨外髁的骨挫伤(图 7.2)。MRI 还可以显示骨性髌骨的撕脱伤或骨软骨缺损(图 7.3)。

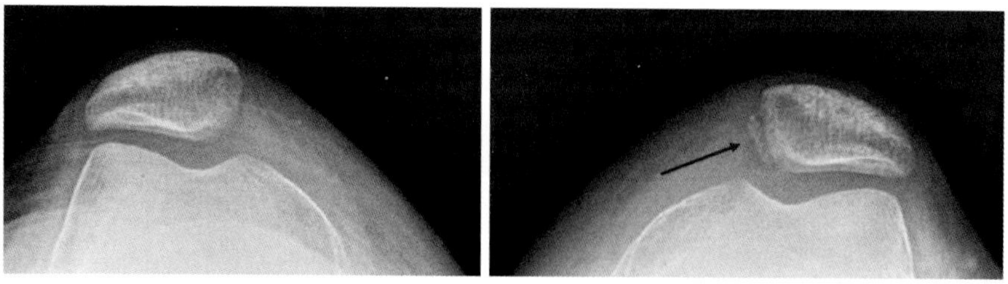

图 7.1 双膝 Merchant 位 X 线片下见髌骨内侧撕脱伤(箭头所示)。

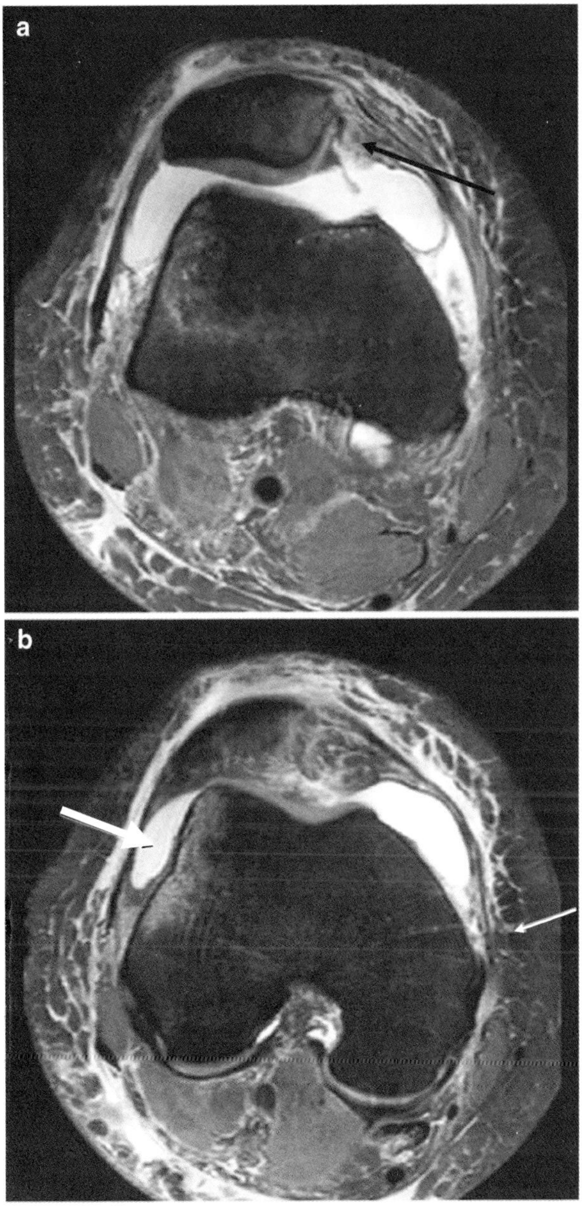

图 7.2　轴位 MRI 图像显示(a)内侧髌骨挫伤(箭头所示)和(b)外侧滑车挫伤(粗箭头所示),伴有髌股内侧复合体的股骨侧损伤(细箭头所示)。

治疗方案

脱位髌骨的闭合复位可在受伤现场和急救室等处开展。轻柔并逐渐地伸展膝

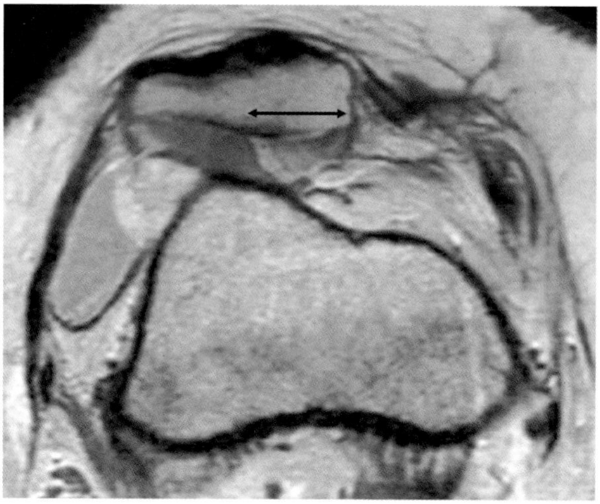

图7.3 复发性髌股不稳定患者的轴位MRI图像显示髌骨中央和内侧全层软骨损伤(箭头所示)。

关节,从髌骨外侧施加压力。如果感到明显疼痛,可选择在麻醉下进行闭合复位。髌骨通常会不出意外地恢复到解剖位置。完全伸直位制动有助于防止患者在明显肿胀和股四头肌抑制的情况下发生屈曲,但固定时间不宜过长,否则会导致僵硬和萎缩,延迟功能恢复[14]。可指导患者使用拐杖以防跌倒,鼓励患者尽可能多地进行无痛行走和股四头肌保护性练习。

初次脱位通常采取保守治疗,除非合并其他需要外科手术干预的情况,如游离体或骨软骨骨折等。物理治疗是髌股关节康复的重要环节。初期干预措施包括步态正常化训练和活动恢复。早期开始核心力量和臀部力量训练,为后期协调活动训练做准备。当患者能够进行正常肌肉活动或接近正常时,就要开始加强膝关节周围肌肉力量的肌肉训练。当力量接近基础水平时,就要开始更复杂的训练并致力于重返运动。

手术适应证

如果在髌股关节脱位发生的同时产生了游离的骨软骨碎片,就需要进行手术来防止因游离体撞击而造成的软骨进一步损伤。如果骨软骨碎片较大(图7.4a~c),则需进行修复,这通常需要进行关节切开(图7.4d),并且建议在伤后早期手术,以取得最佳治疗效果。清理缺损基底部所有纤维组织。骨片复位至解剖位置,视大小和深度用小的可吸收钉、无头加压螺钉或二者结合来固定。这种膝关节急性损伤炎症期早期手术干预可能会增加术后僵硬的风险,所以需要在修复保护和恢复活

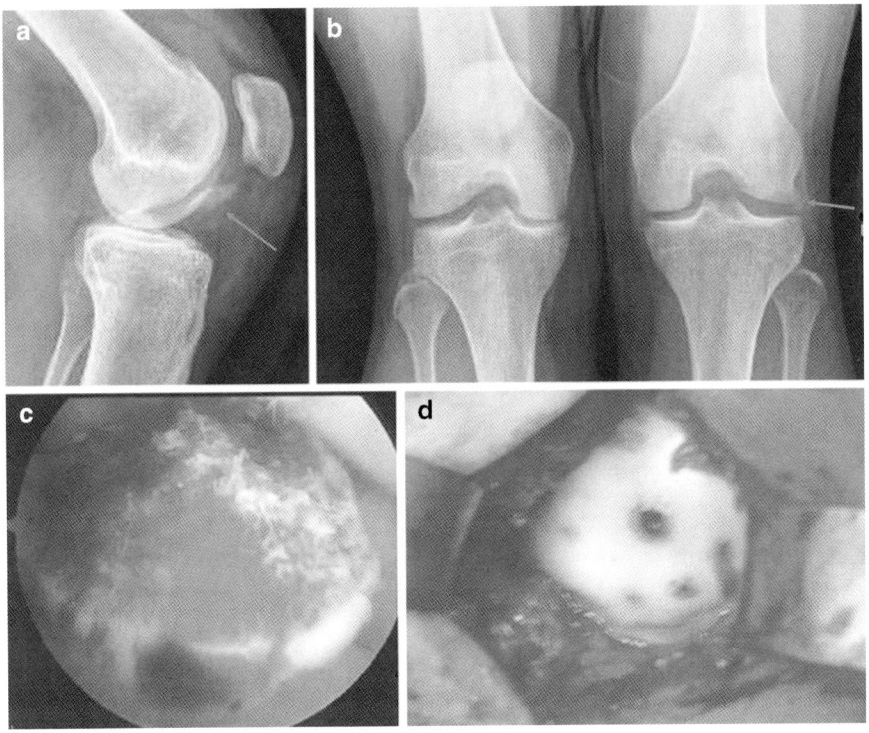

图 7.4　(a,b)X 线片显示股骨外侧髁骨软骨损伤导致髌骨脱位。(c)术中观察损伤底部骨床。(d)修复骨软骨碎片,同时进行髌骨稳定手术。(扫码看彩图)

动之间取得适当平衡。在大多数情况下,即使对于小的骨软骨病变修复,内植物的改善已经可以允许外科医师进行术后早期活动训练。

接受单纯游离体取出术或骨软骨修复术的患者是否也需要进行髌股关节稳定手术仍存在一些争议。手术前必须考虑到额外的风险,但为了预防潜在的复发不稳定所致的创伤后关节炎,手术是必要的。一般情况下,第一次干预后稳定髌股关节的手术目的是通过修复或重建来恢复 MPFL 的功能。IPSG 最近发表的一项调查一致认为在处理游离体或骨软骨骨折的同时,应进行膝关节稳定手术[15]。

MPFL 修复术

MRI 研究显示髌股关节脱位后,MPFL 损伤的部位存在差异, 在骨骼未成熟患者中主要是髌旁损伤[16,17]。研究表明,MPFL 损伤可发生于髌骨止点、股骨止点、韧带中部,或上述部位中的多个部位。因此,如果要进行修复手术,仔细阅读患者的影像资料以定位损伤部位至关重要[18,19]。

MPFL 重建术

一项研究显示首次脱位后,MPFL 修复术不会影响复发不稳定的发病率[20]。Arendt 等在 2011 年的研究证实对于复发髌股不稳定的情况,MPFL 修复术的失败率较高[21]。因此,如果 MPFL 存在多处损伤或影像资料无法清楚显示损伤部位,以及患者可能存在任何髌骨不稳定的病史,则应考虑 MPFL 重建术。有关 MPFL 重建术的更多细节和技术,请参考第 6 章。

首次髌股关节脱位的治疗建议

脱位的髌骨成功复位后,需拍摄患膝的 X 线片,包括髌股关节早期屈曲的轴位片,来评估残留的髌股关节对线不良以及任何骨软骨损伤。膝关节用伸直位支具固定,并且佩戴支具行走直至股四头肌功能恢复(在我们机构,以直腿抬高的能力作为允许正常膝关节屈曲行走的标准)。指导患者继续使用拐杖,直至步态恢复正常。然后允许患者出院,并进行选择性随访。

鉴于与髌骨脱位相关的软骨及骨软骨损伤发病率较高,患者通常需要进行 MRI 检查,以确定软骨面的情况,并评估其他额外的软组织损伤。如果发现一块小的软骨或骨软骨碎片,患者则接受游离体取出术,以防止机械症状和进一步损伤。由于在缺乏稳定的情况下,复发性不稳定以及潜在累积软骨损伤的发病率较高,患者如果进行游离体取出术,则通常也同时进行 MPFL 重建术。同样,如果在影像上发现更大的骨软骨碎片,患者则需先进行膝关节镜手术,然后通过关节切开,进行骨折块固定和 MPFL 重建术。

在初次脱位没有骨软骨损伤或脱落的情况下,通过体格检查和影像仔细评估与复发不稳定相关的危险因素:应用 Beighton 标准确定的整体松弛度、高位髌骨、冠状位力线不良(J 征或 TT-TG)和滑车发育不良。对这些患者的手术干预存在争议,但一些外科医师主张对有显著风险因素和(或)存在对侧髌股不稳定病史的患者进行手术。对于骨骼成熟的严重失调患者(高位髌骨或冠状位失调),以 TTO 形式的远端重新对线可结合 MPFL 重建,以改善髌骨轨迹和稳定性。

对于大部分髌股关节初次脱位接受非手术治疗的患者,我们制订了专门的康复方案。轻柔的关节活动,膝关节疼痛、肿胀的控制,以及核心力量和髋部力量的加强是首要的。步态训练也是早期康复的一个重点:患者使用一根或两根拐杖辅助行走，并且有必要在助行器上加上足够多的重量，以使每一步都能使股四头肌产生收缩。一旦肿胀和疼痛消退，股四头肌功能恢复，步态恢复正常，物理治疗师则应更集中加强股四头肌和腘绳肌力量以及本体感觉的训练，并进行重返运动和工作活动的训练。有经验的治疗师会推荐使用肌贴、支撑支具以及加速激活股四头肌的活动模式，并且改善恢复过程中的舒适度。

（张庆　周天平　译　程飚　张辉　校）

参考文献

1. Lewallen LW, McIntosh AL, Dahm DL. Predictors of recurrent instability after acute patellofemoral dislocation in pediatric and adolescent patients. Am J Sports Med. 2013;41(3):575–81. https://doi.org/10.1177/0363546512472873.
2. Fithian DC, Paxton EW, Stone ML, et al. Epidemiology and natural history of acute patellar dislocation. Am J Sport Med. 2004;32:1114–21.
3. Atkin DM, Fithian DC, Marangi KS, Stone ML, Dobson BE, Mendelsohn C. Characteristics of patients with primary acute lateral patellar dislocation and their recovery within the first 6 months of injury. Am J Sports Med. 2000;28(4):472–9. http://www.ncbi.nlm.nih.gov/pubmed/10921637.
4. Elias DA, White LM. Acute lateral patellar dislocation at MR imaging: injury patterns of medial patellar soft-tissue restraints and osteochondral injuries of the inferomedial patella. Radiology. 2002;225(3):736–43.
5. Lewallen L, Mcintosh A, Dahm D. First-time patellofemoral dislocation: risk factors for recurrent instability. J Knee Surg. 2015;28(4):303–9. https://doi.org/10.1055/s-0034-1398373.
6. Nomura E, Inoue M. Second-look arthroscopy of cartilage changes of the patellofemoral joint, especially the patella, following acute and recurrent patellar dislocation. Osteoarthr Cartil. 2005;13(11):1029–36. https://doi.org/10.1016/j.joca.2005.07.004.
7. Askenberger M, Janarv P-M, Finnbogason T, Arendt EA. Morphology and anatomic patellar instability risk factors in first-time traumatic lateral patellar dislocations: a prospective magnetic resonance imaging study in skeletally immature children. Am J Sports Med. 2016;45:50–8. https://doi.org/10.1177/0363546516663498.
8. Li W, Wang Q, Wang F, Zhang Y, Ma L, Dong J. Femoral trochlear dysplasia after patellar dislocation in rabbits. Knee. 2013;20(6):485–9. https://doi.org/10.1016/j.knee.2013.05.016.
9. Desio SM, Burks RT, Bachus KN. Soft tissue restraints to lateral patellar translation in the human knee. Am J Sport Med. 1998;26(1):59–65.
10. Arendt EA. MPFL reconstruction for PF instability: the soft (tissue) approach. Orthop Traumatol Surg Res. 2009;95(8):97–100.
11. Amis AA, Firer P, Mountney J, Senavongse W, Thomas NP. Anatomy and biomechanics of the medial patellofemoral ligament. Knee. 2003;10:215–20. https://doi.org/10.1016/S0968-0160(03)00006-1.
12. Cattalini M, Khubchandani R, Cimas R. When flexibility is not necessarily a virtue: a review of hypermobility syndromes and chronic or recurrent musculoskeletal pain in children. Pediatr Rheumatol Online J. 2015;13(1):40.
13. Mitchell J, Magnussen RA, Collins CL, et al. Epidemiology of overuse injuries among high school athletes in the United States. Am J Sports Med. 2015;43(7):1676–82. https://doi.org/10.1177/0363546515577786.
14. Rood A, Boons H, Ploegmakers J, van der Stappen W, Koeter S. Tape versus cast for non-operative treatment of primary patellar dislocation: a randomized controlled trial. Arch Orthop Trauma Surg. 2012;132(8):1199–203.

15. Liu JN, Steinhaus ME, Kalbian IL, Post WR, Green DW, Strickland SM, Shubin Stein BE. Patellar instability management: a survey of the International Patellofemoral Study Group. Am J Sports Med. 2018;46(13):3299–306. https://doi.org/10.1177/0363546517732045. Epub 2017 Oct 6.
16. Kepler CK, Bogner EA, Hammoud S, Malcolmson G, Potter HG, Green DW. Zone of injury of the medial patellofemoral ligament after acute patellar dislocation in children and adolescents. Am J Sports Med. 2011;39(7):1444–9. https://doi.org/10.1177/0363546510397174.
17. Askenberger M, Arendt EA, Ekstro MW, Voss U, Finnbogason T, Janarv P-M. Medial patellofemoral ligament injuries in children with first-time lateral patellar dislocations: a magnetic resonance imaging and arthroscopic study. Am J Sports Med. 2016;44(1):152–8. https://doi.org/10.1177/0363546515611661.
18. Camanho GL, Viegas ADC, Bitar AC, Demange MK, Hernandez AJ. Conservative versus surgical treatment for repair of the medial patellofemoral ligament in acute dislocations of the Patella. Arthroscopy. 2009;25(6):620–5. https://doi.org/10.1016/j.arthro.2008.12.005.
19. Christiansen SE, Jakobsen BW, Lund B, Lind M. Isolated repair of the medial patellofemoral ligament in primary dislocation of the Patella: a prospective randomized study. Arthroscopy. 2008;24(8):881–7. https://doi.org/10.1016/j.arthro.2008.03.012.
20. Palmu S, Kallio PE, Donell ST, et al. Treatment with and without initial stabilizing surgery for primary traumatic patellar dislocation. A prospective randomized study. J Bone Joint Surg Am. 2008;24(12):620–5. https://doi.org/10.1016/j.arthro.2008.03.012.
21. Arendt EA, Moeller A, Agel J. Clinical outcomes of medial patellofemoral ligament repair in recurrent (chronic) lateral patella dislocations. Knee Surg Sports Tramatol Arthrosc. 2011;19:1909–14.

第 8 章
复发性髌骨不稳定

Robin West, Ryan S. Murray, Daniel M. Dean

引言

复发性髌骨不稳定的总体发病率约为 5.8/100 000，在 10~17 岁人群中发病率更高，约为 29/100 000[1,2]。初次脱位病例采用非手术治疗后，再脱位率为 15%~69%[2]。如果发生第二次脱位，则此后再发脱位率为 50%[1]。部分患者初次脱位后的复发率不高，但很多仍会出现持续疼痛和不稳的机械性症状[3]。初次髌骨脱位除了会增加发生复发性髌骨不稳定的风险外，还可能会导致软骨损伤、软骨下骨骨折和髌股关节炎[1,2,4]。Atkin 等发现，58%的患者在初次脱位后的 6 个月内，仍存在剧烈运动受限[5]。此外，近 55%的患者在初次脱位后无法重返运动[5]。

髌骨不稳定是多因素导致的疾病，与肢体力线、髌骨和滑车的骨性结构、静态和动态软组织限制结构的完整性密切相关[4,6]。复发性髌骨脱位的治疗充满挑战，这主要是由于其致病因素的复杂性以及缺少长期可靠的临床随访结果。本章将主要介绍复发性髌骨不稳定的致病因素以及相关治疗技术。

R. West (✉)
Inova Sports Medicine, Georgetown University Medical Center, Washington, DC, USA

Virginia Commonwealth University School of Medicine, Richmond, VA, USA
e-mail: robin.west@inova.org

R. S. Murray · D. M. Dean
Department of Orthopedic Surgery, Georgetown University Hospital, Washington, DC, USA

治疗

非手术治疗

目前已有较多可靠的临床证据支持对于急性初次脱位采用非手术治疗，主要包括物理治疗或支具固定[7]。非手术治疗的目标是减轻膝关节肿胀，促进股内侧肌和臀肌的动力作用，并保留膝关节的正常活动度[6]。关节肿胀会影响股四头肌功能的恢复，因此越早控制和减轻膝关节肿胀，就能越早达到预期的康复目标。

在制订治疗决策前，需要拍摄屈膝45°负重位、屈膝侧位和双侧Merchant位X线片来分别评估关节间隙的狭窄程度、髌骨高度、髌骨倾斜和滑车发育情况（图8.1至图8.3）。一般还需要行MRI检查，以更全面地评估软骨、MPFL和其他相关结构。

目前有关各种非手术治疗效果的研究仍较少[6]。从不佩戴支具即刻活动到膝关节伸直位石膏固定6周，各种不同的治疗方案多种多样。伸直位制动有助于内侧软组织结构的愈合，但可能导致关节僵硬。Maenpaa和Lehto纳入了100例初次脱位的病例，比较了石膏固定制动、后侧夹板和髌骨支具3种方法的治疗效果。其中石膏固定或佩戴支具均为6周，伤后平均随访13年。结果发现支具固定组的再发脱位率较另外两组增加3倍，而石膏固定组的关节僵硬发病率更高[8]。

此外，物理治疗等其他非手术治疗方法也有助于预防复发性髌骨不稳定的发生。该方法尤其适合在竞技中发生髌骨脱位的运动员，因为他们需要在伤后短期内恢复参赛。当然，需要告知患者今后可能再发脱位以及潜在的软骨和软组织损

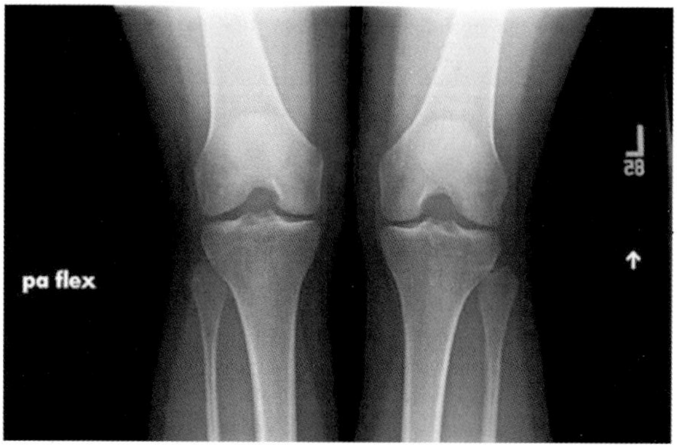

图8.1 后前屈曲负重位片用于评估关节间隙的狭窄程度和髌骨高度。

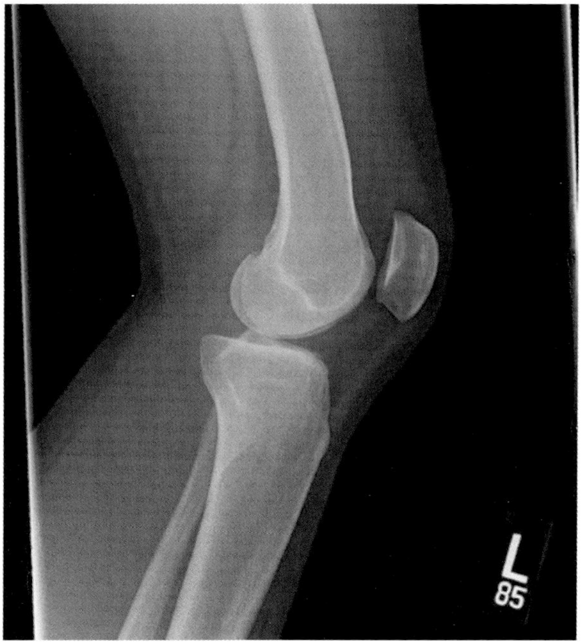

图 8.2 屈曲负重侧位片用于评估髌骨高度/倾斜、滑车发育和关节间隙狭窄/骨赘增生的程度。

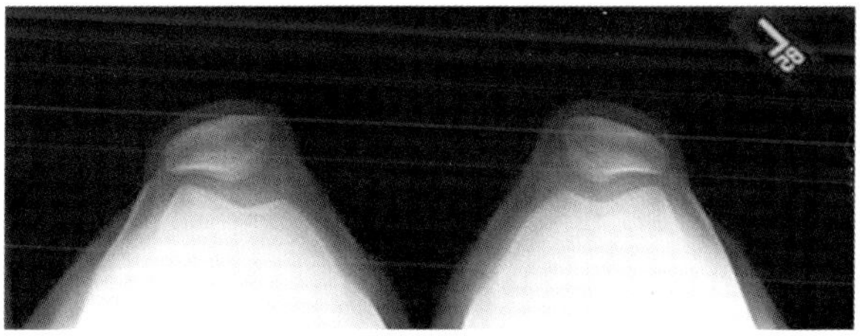

图 8.3 双侧 Merchant 位片用于评估髌骨倾斜、髌骨半脱位、滑车发育和关节间隙狭窄程度。

伤风险[4]。物理治疗对慢性髌骨不稳定患者也有疗效，有助于肌肉力量、关节活动度和本体感觉的恢复。在物理治疗过程中应进行循序渐进的关节全角度活动和力量训练，以有助于患者尽快重返运动。髌骨贴扎技术，如 McConnell 肌贴等可在治疗期间稳定髌骨，减少髌骨的过度活动，并且该方法已被证实可以增加股四头肌的力量，更有利于在膝关节屈伸过程中促进股内侧肌的早期激活[9-11]。膝关节铰链支具或外侧稳定支具也能够增强髌骨的稳定性，尤其适合竞技中受伤的运动员，因为此类患者更希望通过康复治疗更快恢复竞技[4,6]。物理治疗不应仅关注股内侧肌的恢复，还应重视臀肌，因为复发性髌骨脱位患者常表现为臀肌力量减弱。臀肌力量减弱将导致股骨内收和内旋增加,加重负重运动时的髌骨不稳定。强化臀肌力量的训练和康复,并针对部分病例使用髋部贴扎技术,能够有助于增加股骨外旋以减轻髌骨不稳[10]。

目前有越来越多的证据支持在负重下或采用闭链运动来进行康复,而非开链运动。研究结果显示对于无症状患者,闭链伸膝训练能够同时促进股四头肌中各块肌肉的肌电运动水平。在开链运动过程中,最早激活的是股直肌,而反应最晚和最弱的是 VMO,因此开链运动并非复发性髌骨不稳定患者的理想康复方法[12]。而闭链运动可以更好地强化股内侧肌的活动,从而增强髌骨的稳定性。同时,应让患者加强股内侧肌、臀肌,以及躯干核心肌肉的力量训练,从而获得更好的肢体空间位置控制能力[13]。

对于初次髌骨脱位采用非手术治疗的有效性已得到不少临床研究的证实,但也有研究显示非手术治疗可能存在较高的失败率。Atkin 等回顾了对于初次髌骨脱位病例采用非手术治疗后 6 个月的随访结果发现,58%的患者仍持续存在明显的运动能力受限,55%的患者无法重返运动[5]。因此,目前认为手术治疗的指征是在初次脱位后再发髌骨不稳定的病例,无论是否合并骨软骨损伤[4]。总之,需要权衡非手术治疗可能的获益和风险,因为非手术治疗后仍存在再发髌骨脱位以及接受二期手术的可能性。

手术治疗

针对复发性髌骨不稳,应在术前进行详细评估,以确定最佳手术方式。目前已有超过 100 种不同手术技术的报道,通常认为应联合应用不同的手术方式,以获得满意疗效。鉴于复发性髌骨不稳定发病因素的复杂性,需要在术前基于详细的评估结果谨慎选择具体的手术方式,以下将进行详细讨论。

复发性髌骨脱位的术前评估方法包括多种临床和影像学检查。首先,应确定患者的骨骼是否发育成熟。对于骨骼未成熟患者,需进一步明确是否存在冠状面力线异常和骨性扭转畸形,以及是否同时合并 MPFL 损伤。如存在超过 10°的冠状面力线异常,且评估结果提示患者还存在 1 年以上的生长潜能,就可以采用影像引导下的骨骺阻滞手术。如检查发现股骨前倾异常增大(绝对值增加超过 25°),就需要进行股骨去旋转截骨手术。如合并 MPFL 损伤,则可以行 MPFL 解剖重建手术。如存在骨骺损伤的顾虑,也可以采用 MPFL 的非解剖重建技术。

对于骨骼成熟患者,仍需要综合评估滑车发育不良、高位髌骨、髌骨倾斜和 TT-TG 距离等重要的解剖因素,以确定最佳手术方式。当存在髌骨或滑车软骨损伤，且 TT-TG 距离接近或超过 20mm 时，就应考虑行胫骨结节内侧移位术。如合并明显的高位髌骨，可行胫骨结节单纯向远端移位或联合向内侧移位术。如合并滑车发育不良（Dejour B 型或 D 型），可以考虑行滑车成形术。然而，需要注意的是滑车成形术可能导致严重的并发症，包括早期骨关节炎和软骨损伤，因此只有在其他稳定性手术失效的前提下，才考虑进行滑车成形术。合并 MPFL 损伤的患者，应行 MPFL 重建术，并根据需要决定是否联合进行其他骨性手术。对于合并髌骨倾斜 20°以上，且无法纠正或复位髌骨倾斜的病例，可以选择外侧松解或外侧延长手术，并同时联合其他技术。对于合并骨性扭转畸形的患者，如胫骨过度外旋或股骨前倾增大，可以考虑行胫骨或股骨去旋转截骨术。

本章的后续部分将会对各种手术技术进行详细介绍。需要注意的是，治疗复发性髌骨不稳定，通常需要联合应用多种手术技术，因此需要在术前充分评估并分析具体病例的病理机制，以确定最佳手术方式。术中应首先通过关节镜下检查来评估是否合并半月板、韧带或软骨损伤。同时，可以使用 70°镜头经外上入路检查髌股关节的对位情况，并充分评估滑车和髌骨的软骨以及膝关节活动过程中的髌骨运动轨迹（图 8.4 和图 8.5）。

外侧松解

外侧松解经常被错误地用于治疗复发性髌骨不稳定。事实上，单纯行外侧松解治疗髌骨不稳定是目前唯一被证实无效的手术技术。外侧松解治疗外侧髌骨高

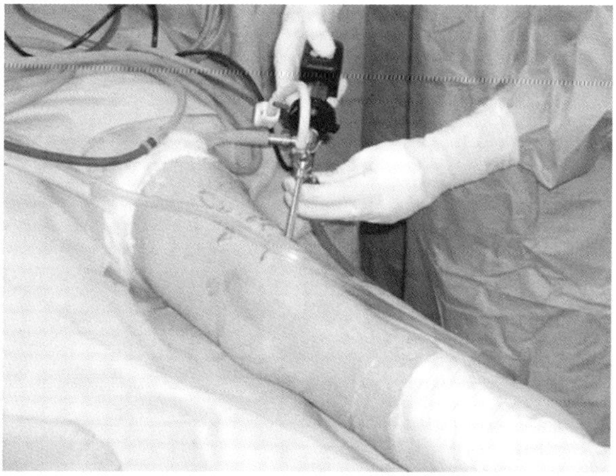

图 8.4　70°镜经外上入路诊断性探查评估髌骨轨迹和软骨。（扫码看彩图）

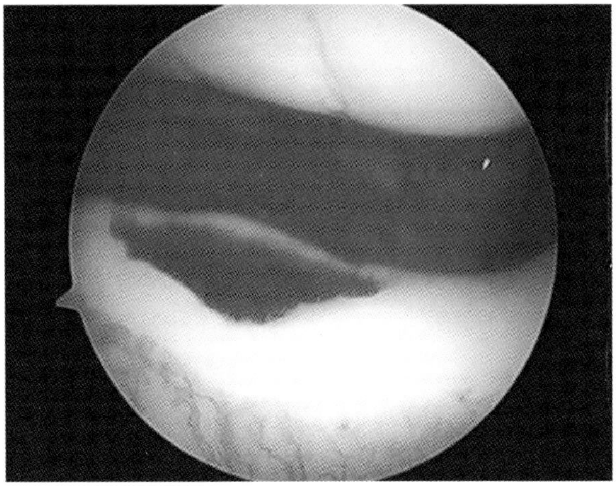

图8.5 70°镜经外上入路诊断性探查发现由髌骨半脱位导致的股骨滑车软骨损伤。(扫码看彩图)

压症有效,但通常认为单纯外侧松解不应用于髌骨不稳定的治疗[14]。在Kolowich等所报道的28例髌骨不稳定的手术研究中,所有病例都接受了外侧松解,但术后均失效[14]。一项针对采用外侧松解治疗髌骨不稳定的系统回顾研究(共纳入14项研究)结果显示,术后患者的早期满意率为80%,但在术后4年下降为63.5%[15]。

外侧松解疗效不佳可能归结于多种因素,原因之一是外侧松解无法使髌骨产生内向移位。此外,如外侧松解过度,破坏股外斜肌的附着,则可能导致医源性髌股关节内侧不稳定这一严重并发症[15]。单纯外侧松解疗效不佳,但可以将外侧松解或外侧延长技术与其他手术方法联合使用,如MPFL重建等。此外,如果存在骨性力线异常,也可以将骨性手术和外侧松解技术联合应用。

内侧修补

相比内侧重建手术,内侧修补技术目前已较少使用。尽管如此,仍有大量有关内侧修补技术的文献报道。内侧修补或紧缩技术的支持者认为,内侧韧带重建可能会导致髌骨受到过度载荷[16]。因为正常的MPFL失败载荷为208N,而用于MPFL重建的腘绳肌腱移植物可达到1600N的失败载荷[16]。反对者认为,内侧紧缩是一种非解剖技术,可能使髌骨过度内移而导致髌骨轨迹异常。Ostermeier等通过生物力学研究发现联合使用内侧紧缩和外侧松解术,会导致髌骨发生显著的内移和内倾[17]。此外,内侧紧缩无法解决最常见的内侧不稳定原因,即MPFL撕裂[18]。

有两项随机对照研究比较了内侧修补和非手术治疗用于急性髌骨脱位的疗

效。研究共纳入 127 例初次髌骨脱位病例，并分别在治疗后的第 2 和第 7 年进行随访评估，结果发现两组再发髌骨不稳定的概率和客观疗效评分均无显著差异[19,20]。Palmu 等研究发现，内侧修补和非手术治疗后的再发脱位概率均为 70%[7]。在治疗后的 14 年随访时，两组的主观疗效评分结果仍相似。上述研究结果表明，对于初次脱位病例，内侧修补相比非手术治疗无明显优势。

尽管如此，内侧修补技术在急性初次髌骨脱位的治疗中仍占有一定地位。Ahmad 等研究发现，所有因 VMO 止点撕裂而接受内侧修补手术的病例，术后均未发生复发性不稳定[21]。一项针对国家橄榄球联盟队医的调查研究结果显示，6% 的被调查者表示，对于无关节内游离体的竞技运动员急性髌骨脱位，会采用内侧修补技术进行治疗[6,22]。此外，58%的被调查者认为急性髌骨脱位不具有早期手术干预的指征。

目前尚无有利的证据支持内侧修补或紧缩手术能够有效恢复急性髌骨脱位病例的髌股关节稳定性。内侧修补属于非解剖修复技术，并且随机对照研究已证实该手术方式相对于非手术治疗的疗效无明显改善，因此很少有基于现代重建技术的实例认可该手术方式的可行性。

此外，一些研究调查了内侧修补技术用于治疗复发性髌骨不稳定的疗效。Arendt 等通过回顾研究发现，48 例(55 个膝关节)慢性(复发性)髌骨不稳定患者接受 MPFL 修补术后的失效率为 46%，大部分病例表现为术后 2 年内再发髌骨不稳定。在另一项类似的研究中，Camp 等单独采用 MPFL 修补治疗复发性髌骨不稳定，该研究共纳入 27 例(29 个膝关节)患者，平均随访 4 年(最短 2 年)。研究结果显示在相对年轻的患者中(平均 19 岁)，术后复发率为 28%。上述两项研究均证实，内侧修补用于治疗慢性或复发性髌骨不稳定疗效不佳，术后复发率较高。

MPFL 重建术

MPFL 是膝关节屈曲范围在 0°~30°时最重要的限制髌骨向外移动的结构[4,23,24]。因此，针对复发性髌骨不稳定相关的内侧软组织病变，恢复内侧稳定结构的完整性非常重要。MPFL 重建术相比内侧修补技术的优势在于使用富含胶原的移植物替代已撕裂的自身韧带结构，能够获得更好的术后组织结构完整性。同时，MPFL 重建术并不依赖于已损伤的原始组织结构，因此学界越来越倾向于采用该技术来解决内侧软组织损伤问题。然而，MPFL 重建术优势明显，但有关合适的移植物选择、移植物定位、张力，以及静态还是动态重建等问题，还需要进一步研究来明确。

如何选择合适的患者进行MPFL重建看起来是个简单的问题,但实际上在术前仍需对不稳定类型进行详细评估。对于复发性髌骨不稳定,大多数患者会接受MRI检查来评估关节内和关节外的软组织结构(包括MPFL)。MRI是发现MPFL损伤的可靠方法,研究发现其诊断敏感性和特异性分别为80%和75%[25]。同时,应详细评估患者是否合并下肢力线异常、扭转畸形、TT-TG距离增加或高位髌骨等情况,以决定是否需要联合骨性手术。对于严重骨性结构异常病例单独采用软组织手术,术后移植物仍将受到异常应力,从而导致手术失败。

MPFL重建的方法很多,但必须遵循统一的原则。MPFL的股骨止点位于收肌结节和股骨内侧髁之间的Schottle点,髌骨止点位于髌骨内侧面的近端1/2。本章将会详细讨论有关移植物的选择以及如何调整移植物的张力等问题。影响MPFL重建效果的最重要因素是移植物隧道建立的准确性,尤其是股骨侧定位,如定位偏差将导致术后早期失效等严重后果,这些问题也将在本章后续部分进行讨论。此外,移植物的固定方法也会影响手术效果,但其重要性不如上述几方面因素。

目前对于MPFL移植物来源的选择尚未形成共识。大量研究应用大收肌肌腱和半腱肌/股薄肌自体移植物,或半腱肌和胫前肌异体移植物[26-31]。也有部分研究应用双股半腱肌异体移植物,可最大程度重建MPFL较宽的髌骨附着处[27]。然而,由于双股半腱肌的强度和刚度相比正常的MPFL明显过大,一旦隧道定位偏差,就可能导致严重并发症[32]。

有研究表明,股骨隧道定位偏差将显著影响移植物的等长性,从而导致术后早期失效或关节僵硬(髌股关节压力增大)[31-35]。Schottle等[36]和Stephen等[35]研究确定了MPFL股骨隧道定位的影像学标准,即Schottle点。该点位于股骨后方皮质的切线前1mm,股骨髁上缘垂线远端2.5mm。它也接近从Blumensaat线上后方近端划的垂线[36]。Stephen等对股骨髁的尺寸进行了规范化的影像学参考。他们规定股骨内侧髁的前后直径为100%,从髌骨上关节边界到股骨髁远端边界的上下距离也为100%。在这些尺度下,内侧髌股韧带附着点位于靠近后缘的40%及靠近远端的50%,该定位方法重复性好,且实际上和Schottle点的位置基本一致[35]。

股骨隧道定位过于偏向近端,将导致移植物伸膝时松弛和屈曲时紧张,从而屈曲受限并产生膝前痛,最终导致移植物失效。相反,股骨隧道定位过于偏向远端,会导致移植物伸膝时过紧和屈曲早期松弛,也将引起移植物早期失效和复发不稳定[37]。因此,通常建议将股骨隧道定位于收肌结节远端1cm,来预防移植物过度紧张而导致的髌骨内侧关节面压力增高[31]。Elias和Cosgarea的类似研究发现,股骨隧道定位过于偏向远端，髌骨在膝关节 0°~90°屈曲范围内向内侧倾斜，从而使内侧髌股关节的载荷增加，引起术后早期关节退行性病变[31]。

股骨隧道定位是影响 MPFL 重建疗效的最重要因素，但其他如移植物长度和张力等，也是术者需要关注的问题。对于在多大的屈膝角度固定移植物仍有争议，因为对于是否应保证 MPFL 移植物等长仍未明确。有研究认为应该在屈曲 30°~45°，也有研究认为应当在高屈曲角度(60°~90°)进行固定[18,29,30]。在高屈曲角度固定移植物的主要依据是可以避免移植物在伸膝位过度紧张，以利于髌骨顺利进入滑车。LeGrand 等研究认为应当在屈膝 45°~60°位拉紧移植物，然后在屈膝 20°位检查确保髌骨轨迹恢复正常，此时再固定移植物[38]。Farr 和 Schepsis 的研究认为应当在屈曲 30°拉紧固定移植物，使移植物在髌骨最不稳定的位置发挥作用，同时不会限制膝关节的高屈曲角度[27]。该观点被 Thaunat 和 Erasmus 的研究所支持，该研究认为移植物应该在屈膝 0°~30°之间等长，符合正常 MPFL 的等长范围[37]。尽管可以在术中参考健侧膝关节的软组织张力情况，术中如何把握移植物固定的张力仍然是非常主观的问题。Koh 和 Stewart 的研究认为，最佳移植物张力是在完全伸膝位，髌骨可以向外侧移动 1cm，或者外推髌骨时存在硬止点，且外推距离不超过髌骨横径的 1/2[39]。

由于尚无法明确采用移植物静态重建 MPFL 的最佳张力，有学者提出采用动态技术进行 MPFL 重建，但目前应用较少。Ostermeier 等将半腱肌远端穿过内侧副韧带下方，再固定于髌骨内侧[17]。研究结果发现这种动态重建技术可以显著减少髌骨的内侧移位，理论上能够防止术后内侧髌股关节的压力过度增加。Deie 等报道将动态重建技术用于 46 个膝关节，平均随访 9.5 年，发现术后膝关节评分得到显著改善，无一例再发脱位[26]。

然而，Panagopoulos 等通过研究发现将移植物穿过 MCL 下方，最终将导致术后 MCL 纤维劈裂和移植物松弛。因此他们改用内侧肌间隔作为“滑轮”，将自体半腱肌穿过内侧肌间隔后固定于髌骨内侧。该研究的 25 例患者术后膝关节评分均得到了显著改善，随访 13 个月无一例再发脱位[18]。上述小样本研究的结果令人鼓舞，但尚未能证明动态 MPFL 重建技术优于传统的静态移植物重建。

静态移植物重建 MPFL 仍然是最常用的手术技术。Mountney 等采用生物力学研究，比较了锚钉缝合、缝线固定、界面螺钉固定、盲端骨道股骨内侧髁固定和贯穿隧道股骨外侧髁固定等多种移植物在股骨侧的固定方法[40]。结果发现贯穿隧道股骨外侧髁固定的强度最接近于正常的 MPFL。

移植物髌骨侧固定的方法也很多，包括缝合固定、锚钉固定、贯穿骨道固定和盲端骨道固定等,尚未有关于上述固定方法的比较研究报道。贯穿骨道固定技术有发生髌骨骨折的风险。Mikashima 等报道了在 24 个膝关节中使用贯穿骨道固定的方法,结果发生 2 例髌骨骨折[28]。总之,MPFL 的最佳固定方法尚未明确,股骨侧贯穿隧道股骨外侧髁固定联合髌骨侧盲端骨道固定或锚钉固定可能是目前最可靠且安全的方法。

研究认为,对于骨骼未成熟患者进行 MPFL 重建术,应注意在建立股骨隧道时避免损伤骨骺[41]。如担心损伤骨骺,也可以选择股骨侧非骨道技术(锚钉固定),或采用非解剖重建技术。已有采用非解剖的远端重排手术治疗骨骼未成熟患者的成功报道,但该术式仍然存在因移植物受到过度牵拉而需进行翻修手术的风险[42,43]。

MPFL 重建术的总体效果良好[18,29]。多项回顾性研究证实,MPFL 重建术的优良率为 80%~90%[44-47]。

一项基于尸体的生物力学研究证实,相比于胫骨结节内移,MPFL 重建能够提供更好的稳定性。该研究将标本分为胫骨结节内移术和 MPFL 重建两组,对髌骨分别施加 0N 和 100N 的外侧半脱位力量,然后测试膝关节的运动范围和 MPFL 的张力。结果发现,在膝关节各屈曲角度,MPFL 重建减少韧带载荷和髌骨外侧移动的程度均优于胫骨结节内移术。因此该研究结果表明在外侧直接应力的作用下,MPFL 重建能够提供更好的髌骨稳定性[48]。然而,该研究对象为尸体标本,不能完全反映在人体的实际情况。单独重建 MPFL 无法解决骨性结构异常。

MPFL 重建术疗效满意, 但也存在并发症。最近的一项系统回顾研究发现,MPFL 重建术的并发症发病率为 26.1%(研究对象平均年龄为 24 岁)。最常见并发症包括术后再发髌骨脱位、髌骨外推恐惧、关节僵硬、疼痛和髌骨骨折[49]。严格把握手术适应证、优化手术技术,以及恰当的术后康复措施都是降低并发症的有效手段。恰当的术后康复主要包括早期制动和渐进的力量训练,用于防止关节僵硬和髌骨不稳定的复发[4]。适应证的选择同样非常重要,有研究发现对于合并髌骨软化的病例,MPFL 重建效果较差[29],对于此类患者应考虑联合采用其他手术技术。

总之,加深对 MPFL 生物力学和重建技术的研究和理解,有助于降低并发症发病率。移植物的选择主要取决于术者的偏好,大多数医师会选择使用自体或异体半腱肌作为移植物进行静态重建。目前主流的做法是股骨侧采用解剖定位,生物力学强度最好的是贯穿隧道后于股骨外侧髁进行固定。大部分研究建议在髌骨侧采用锚钉固定,其固定强度足够且能够避免贯穿隧道的骨折风险。病例选择是影响疗效的最重要因素, 如对合并关节僵硬、骨性和软组织异常的病例单独行

MPFL 重建术，则疗效较差。

滑车成形术

滑车成形术是一种难度较高的手术技术，术后出现严重和不可逆软骨和软骨下骨损伤的风险极高，因此在开展此类手术前应接受良好的训练和技术指导。在欧洲开展该技术的临床结果并不令人满意，但近来该技术却越来越受到关注，这主要是由于超过 85%的复发性髌骨不稳定患者都合并滑车发育不良[50]。滑车成形术的指征目前尚未明确，主要包括髌骨轨迹异常、J 征阳性、TT–TG 间距 10~20mm 和滑车形态异常（通过侧位 X 线片或 CT 横断面影像证实）[51,52]。同时，患者的滑车软骨应基本正常，且不合并骨性扭转畸形或扭转畸形已经得到矫正。

如患者符合上述条件，就可以考虑行滑车成形术，但这一技术对术者的要求较高。具体手术步骤为经滑车边缘的皮质骨掀起，显露滑车下的松质骨，在原有滑车形态的基础上，向近端和外侧去除部分松质骨，使滑车沟加深 3°~6°。随后将掀起的软骨重新压配到滑车松质骨面上，并通过门钉或可吸收缝线进行固定[53,54]。

Schottle 等在术后 3 个月、6 个月和 9 个月，对患者滑车软骨瓣的软骨细胞活化状态进行了光镜和组织学研究。结果显示在滑车成形术后短期内，关节软骨细胞仍保持良好的活性[55]。尽管随访时间较短，该研究发现滑车的钙化软骨层已发生细微的变化，提示滑车成形仍需要进一步随访研究，以明确其远期疗效。

目前有关使用滑车成形术治疗复发性髌骨不稳定的临床研究普遍样本量较小，随访时间短，结果也不一致[52–54]。Verdonk 等随访了 12 例（13 个膝关节）滑车成形患者，术后 18 个月的随访结果显示治疗效果不一，因此该团队建议滑车成形术适用于伴有髌骨疼痛的病例而不论是否存在髌骨不稳定。该研究的纳入对象并非全是复发性不稳定病例，因此该研究结果无法与其他有关滑车成形术的研究进行比较[56]。

部分研究结果证实，滑车成形术能够提高术后短期内患者的主观疗效评分[53,54,57,58]。同时，术后影像学评估证实滑车深度能够得到明显改善[52,54]。术前存在关节退行性病变是影响滑车成形疗效的负面因素[53,58]。

Von Knoch 等发表了目前最大宗的病例研究结果，共 38 例（45 个膝关节）患者，平均随访 8.3 年，所有患者均接受滑车成形术和内侧重叠缝合手术，其中部分联合 MPFL 重建术[54]。该研究使用 Kujala 等所发表的评分系统[59]来评估手术疗效，结果显示术后 Kujala 评分平均为 94.9 分，但缺乏与术前评分的对比。其中一例术前存在髌骨半脱位和恐惧试验阳性的患者为非复发性髌骨脱位病例。研究结果术后无一例再发不稳定,但提示滑车成形无法阻止髌股关节炎的进展。末次随访发现,10个膝关节出现了2级或2级以上的骨关节炎改变。43%的膝关节相比术前,髌股关节的疼痛有所加重。此外,Verdonk等和Donnell等所报道的研究病例数较少,但结果发现部分患者术后发生了关节纤维化[52,56]。

滑车成形术不甚理想的疗效、其对手术技术的严苛要求,以及较高的并发症发病率,都提示该技术较适合用于机制较为复杂的复发性髌股关节不稳定病例,或以往接受过稳定性手术但失效的病例,并要求术者具备较为丰富的经验。同时,对于合并滑车发育不良的病例,完全可以采用其他技术进行处理,往往无须行滑车成形术(避免对软骨造成损伤)。Steiner等报道了采用MPFL重建术治疗合并滑车发育不良病例的随访结果,发现术后评分相比术前显著提高,且在末次随访未出现再发脱位的病例。同时,在滑车发育不良不同程度的患者中,术后疗效评分也无明显差异[31]。因此,对于大部分合并滑车发育不良的复发性髌骨不稳定病例,无须进行滑车成形术。

TTO

TTO属于远端重排手术,可以单独使用或联合软组织手术用于治疗髌股关节不稳定。TTO通过改变髌骨远端的力矩方向,恢复髌股关节的异常接触压力。TTO的指征包括TT-TG距离>20mm、异常增大的Q角、局部髌骨或滑车软骨损伤、高位髌骨以及合并不稳定或轨迹不良的髌股关节炎[60]。将TTO用作复发性髌骨不稳定的治疗,应充分考虑患者的特定致病因素、软骨损伤特点以及髌股关节表面部分区域压力增大的生物力学异常表现[60]。Ebied等研究证实,使用TTO联合MPFL重建术后2年的优良率为96%[61]。

如何具体实施TTO(移位方向和截骨方法)应充分考虑髌股关节炎的生物力学和患者的特定致病因素,以最大程度解决患者的不稳定和疼痛症状,并预防疾病复发。根据需要,可将胫骨结节向前、后,内、外和近、远等不同方向进行移位。

Hauser在1938年最早报道了将向远端和内侧移位的TTO技术用于治疗髌骨不稳定的临床结果,术后短期疗效满意,但由于胫骨结节同时向后侧移位,导致术后继发性髌股关节炎的发病率较高[60]。

Elmslie-Trillat技术是对Hauser技术的改良,即仅将胫骨结节向内侧移位。该技术为胫骨结节的单平面水平截骨。相比于斜向截骨,水平截骨的失败率较高[62]。

胫骨结节内移能够将髌股关节的接触压力从内侧向外侧转移，减小 TT-TG 距离，减轻外侧不稳定。已有大量研究证实，对于无软骨损伤的患者，单独向内侧移位的 TTO 疗效满意，长期随访的优良率为 62.5%[63]。

Maquet 技术在 1976 年被报道。该技术将髂骨移植物置于截骨断端之间，从而使胫骨结节向前方移位[64]。前向移位（髌骨抬高）能够降低髌股关节的压力，并通过增加髌骨和股四头肌腱的成角，强化了髌腱的杠杆作用。前向移位同时使髌骨在水平轴线上发生旋转，从而将髌股关节的接触应力从远端转移到近端关节面。然而，Maquet 技术的并发症率较高，主要是皮肤坏死。该技术主要适用于合并髌骨远端关节面大范围软骨缺损、髌骨和股骨滑车对应的双极软骨病变以及 TT-TG 距离<15mm 的髌股关节炎[60]。

Fulkerson 在 1983 年发表了改良的 TTO 技术。该技术结合了 Maquet 和 Elmslie-Trillat 技术的优点，并将其命名为胫骨结节截骨并前内侧移位（AMZ）[65]，也被称为 Fulkerson 截骨术。该技术采用斜向截骨，通过内移并前移胫骨结节，减小髌骨外侧关节面的压力，将接触应力转移到髌骨近端关节面，并改善髌骨轨迹[65]。Fulkerson 截骨术是目前治疗髌股关节不稳定最常使用的截骨技术，尤其适用于合并软骨损伤的病例。该技术将胫骨结节向前后以及内外两个平面和方向移动，同时还可实现胫骨结节远近方向的移位。胫骨结节向远端移位可使髌骨在屈膝早期进入滑车沟，以增加屈膝早期股骨滑车对髌骨的骨性限制，从而缓解外侧不稳定。

Fulkerson 截骨术的并发症为髌股关节内侧和近端的接触压力增大[60]。在合并膝内翻、髌骨内侧或近端的关节面退行性病变、曾接受内侧半月板切除以及低位髌骨的病例中，尤其容易出现该并发症。同时，应避免将 AMZ 截骨术用于骨骺未闭以及局部或全身炎症性疾病的患者。Fulkerson 截骨术通常采用从髌骨下极到 Gerdy 结节和胫骨结节中点的外侧切口[65]，全长 10~12cm，当然也可以采用更小的内侧切口。显露胫骨结节后行斜向截骨，将胫骨结节向内侧和近端移位。通过改变斜向截骨的角度，可以控制胫骨结节的前向移位程度，增大截骨倾斜度将导致胫骨结节前向移位增加[65]。使用 2~3 枚半螺纹或全螺纹（直径为 3.5~4.5mm）皮质骨或松质骨螺钉固定截骨块，尸体研究证实两种固定方法的失败载荷没有差异[66]。

大量研究证实 TTO 的总体效果良好，但仍然缺乏设计优良的随机对照研究，目前仅有部分高质量的回顾性和前瞻性研究得以发表。Ding 等回顾了 Fulkerson 截骨术用于治疗年轻、活跃的复发性不稳定患者的疗效，研究采用 Kujala 评分对膝前痛进行评估，结果显示手术优良率为 83.8%[67]。因此，作者认为对于年轻、活跃的患者，Fulkerson 截骨术能够有效缓解术前疼痛并改善膝关节功能。

一项系统回顾纳入了38项使用远端重排手术治疗髌骨不稳定的研究，结果表明，术后总体复发率为7%，术后短期到中期复发率为5.3%，提示总体疗效满意[68]。男性、无软骨缺损以及术前主要表现为不稳定而非疼痛症状的病例，TTO疗效相对更好[69]。然而，部分研究发现TTO的疗效可能随着时间的延长而下降，TTO术后长期随访优良率为62.5%[63,70]。

TTO用于治疗髌骨不稳定的总体疗效满意，但仍存在手术相关并发症。Payne等在2015年发表的系统回顾显示，TTO的总体并发症率为4.6%，严重并发症率为3.0%[71]。36.7%的患者需要二次手术取出内固定，而采用Elmslie-Trillat技术的患者，术后需要取出内固定的比例明显降低[71]。TTO的并发症包括伤口延迟愈合、感染、胫骨结节骨折、胫骨近端骨折、关节纤维化和截骨端延迟或不愈合[60]。使用Maquet技术则容易发生软组织并发症。胫骨近端骨折的发病率为2.6%~8%，即便采用逐步负重的康复策略，也未能在术后避免该并发症的发生[72,73]。研究表明，水平截骨更容易发生术后经胫骨结节的骨折，而斜向截骨更容易出现胫骨近端骨折[62]。

总之，单独采用TTO或联合其他软组织手术治疗髌骨不稳定的总体疗效满意。TTO术前应充分考虑患者的特定致病因素、软骨损伤特点和膝关节生物力学。TTO通过减少病变部位的髌骨关节压力，并增加髌股关节稳定性，从而可缓解疼痛并改善功能。

股骨去旋转截骨

TTO可用于解决胫骨侧骨性畸形，股骨前倾角异常增加也会使髌骨外侧力矩增大而改变髌股关节受力。研究已证实股骨前倾角增大超过20°是复发性髌骨不稳定的明确致病机制[4]。如术前怀疑可能存在股骨前倾增大，需行CT或MRI检查以明确[4]。对于此类患者，可以采用股骨去旋转截骨联合其他软组织重建或骨性手术进行处理。去旋转截骨的部位应该位于最接近股骨扭转导致过度前倾的畸形平面，研究发现该平面一般位于转子间或股骨髁上，因此这也是最常采用去旋转截骨的两个位置[4]。然而有关通过去旋转截骨治疗髌骨不稳定的研究仍较少，仅有一项研究证实使用去旋转截骨联合MPFL重建治疗髌骨不稳定能够获得较高的满意度和术后膝关节功能的改善[74]。总之，只要选择恰当的适应证，股骨去旋转截骨术的手术效果优良[4]。

结论

本章详细介绍了复发性髌骨不稳定的各种手术技术，希望读者能将各种手术技术进行综合选择和应用。具体采用何种手术技术，最重要的是要依据患者的特定病理机制，术前需要对下肢和髌股关节的骨性结构以及可能影响髌骨稳定性的静态和动态软组织结构进行充分评估。复发性不稳定的病例，通常存在髌骨内侧软组织结构损伤，如 MPFL 和股内侧肌。复发性不稳定的患者往往存在 MPFL 的完全失效，因此需在术前评估是否需要行 MPFL 重建术，因为单纯修补往往无法恢复内侧稳定性。

对于复发性髌骨不稳定，常见的问题是仅重建了 MPFL 而未发现可能合并的骨性结构异常。因此需要在术前对骨性结构进行充分评估，包括 TT–TG 距离、髌骨高度、下肢力线和扭转畸形等，这些可能都是影响手术疗效的重要因素。针对上述因素，需要进行相应的临床体格检查和影像学检查，包括下肢力线、全长片和特定层面的 CT 扫描。

此外，需要在术前计划时充分考虑患者的年龄、日常活动度、预期和并发症。对于高水平运动员，需要综合考虑可能影响手术过程和术后康复的多种因素，如运动类型、所处的赛季阶段以及康复的时间窗等。这些因素都将影响此类患者术后重返运动的时间。因此，对于高水平运动员，应尽最大努力尝试非手术治疗，如合理的物理治疗、支具和绷带固定等技术。总之，复发性髌骨不稳定的发病机制复杂，应慎重进行手术决策，手术可能对患者的生活、日常活动和工作产生深远影响。

（黄轩 林荣强 译 程飚 张辉 校）

参考文献

1. Fithian DC, Paxton EW, Stone ML, Silva P, Davis DK, Elias DA, White LM. Epidemiology and natural history of acute patellar dislocation. Am J Sports Med. 2004;32(5):1114–21. Epub 2004 May 18
2. Hawkins RJ, Bell RH, Anisette G. Acute patellar dislocations. The natural history. Am J Sports Med. 1986;14(2):117–20.
3. Cofield RH, Bryan RS. Acute dislocation of the patella: results of conservative treatment. J Trauma. 1977;17:526–31.
4. Weber AE, Nathani A, Dines JS, Allen AA, Shubin-Stein BE, Arendt EA, Bedi A. Current concepts review: an algorithmic approach to the management of recurrent lateral patellar dislocation. J Bone Joint Surg Am. 2016;98:417–27.
5. Atkin DM, Fithian DC, Marangi KS, Stone ML, Dobson BE, Mendelsohn C. Characteristics

of patients with primary acute lateral patellar dislocation and their recovery within the first 6 months of injury. Am J Sports Med. 2000;28:472–9.
6. Colvin AC, West RV. Current concepts review: patellar instability. J Bone Joint Surg Am. 2008;90:2751–62.
7. Palmu S, Kallio PE, Donell ST, Helenius I, Nietosvaara Y. Acute patellar dislocation in children and adolescents: a randomized clinical trial. J Bone Joint Surg Am. 2008;90:463–70.
8. Maenpaa H, Lehto MU. Patellar dislocation. The long-term results of nonoperative management in 100 patients. Am J Sports Med. 1997;25:213–7.
9. Lee SE, Cho SH. The effect of McConnell taping on vastus medialis and lateralis activity during squatting in adults with patellofemoral pain syndrome. J Exerc Rehabil. 2013;9(2):326–30. Epub 2013 Apr 25.
10. McConnell J. Rehabilitation and nonoperative treatment of patellar instability. Sports Med Arthrosc. 2007;15(2):95–104.
11. Cowan SM, Bennell KL, Hodges PW. Therapeutic patellar taping changes the timing of vasti muscle activation in people with patellofemoral pain syndrome. Clin J Sport Med. 2002;12:339–47.
12. Stensdotter AK, Hodges PW, Mellor R, Sundelin G. Häger-Ross C. Quadriceps activation in closed and in open kinetic chain exercise. Med Sci Sports Exerc. 2003;35:2043–7.
13. Escamilla RF, Fleisig GS, Zheng N, Barrentine SW, Wilk KE, Andrews JR. Biomechanics of the knee during closed kinetic chain and open kinetic chain exercises. Med Sci Sports Exerc. 1998;30:556–69.
14. Kolowich PA, Paulos LE, Rosenberg TD, Farnsworth S. Lateral release of the patella: indications and contraindications. Am J Sports Med. 1990;18:359–65.
15. Lattermann C, Toth J, Bach BR Jr. The role of lateral retinacular release in the treatment of patellar instability. Sports Med Arthrosc. 2007;15:57–60.
16. Tom A, Fulkerson JP. Restoration of native medial patellofemoral ligament support after patella dislocation. Sports Med Arthrosc. 2007;15:68–71.
17. Ostermeier S, Holst M, Bohnsack M, Hurschler C, Stukenborg-Colsman C, Wirth CJ. In vitro measurement of patellar kinematics following reconstruction of the medial patellofemoral ligament. Knee Surg Sports Traumatol Arthrosc. 2007;15:276–85.
18. Panagopoulos A, van Niekerk L, Triantafillopoulos IK. MPFL reconstruction for recurrent patella dislocation: a new surgical technique and review of the literature. Int J Sports Med. 2008;29:359–65.
19. Nikku R, Nietosvaara Y, Kallio PE, Aalto K, Michelsson JE. Operative versus closed treatment of primary dislocation of the patella. Similar 2-year results in 125 randomized patients. Acta Orthop Scand. 1997;68:419–23.
20. Nikku R, Nietosvaara Y, Aalto K, Kallio PE. Operative treatment of primarily patellar dislocation does not improve medium-term outcome: a 7-year follow-up report and risk analysis of 127 randomized patients. Acta Orthop. 2005;76:699–704.
21. Ahmad CS, Stein BE, Matuz D, Henry JH. Immediate surgical repair of the medial patellar stabilizers for acute patellar dislocation. A review of eight cases. Am J Sports Med. 2000;28:804–10.
22. Colvin AC, West RV. Current concepts review patellar instability. J Bone Joint Surg Am. 2008;90:2751–62. https://doi.org/10.2106/JBJS.H.00211.
23. Desio SM, Burks RT, Bachus KN. Soft tissue restraints to lateral patellar translation in the human knee. Am J Sports Med. 1998;26:59–65.
24. Conlan T, Garth WP Jr, Lemons JE. Evaluation of the medial soft-tissue restraints of the extensor mechanism of the knee. J Bone Joint Surg Am. 1993;75(5):682–93.
25. Sanders TG, Morrison WB, Singleton BA, Miller MD, Cornum KG. Medial patellofemoral ligament injury following acute transient dislocation of the patella: MR findings with surgical correlation in 14 patients. J Comput Assist Tomogr. 2001;25:957–62.
26. Deie M, Ochi M, Sumen Y, Adachi N, Kobayashi K, Yasumoto M. A long-term follow-up study after medial patellofemoral ligament reconstruction using the transferred semitendinosus tendon for patellar dislocation. Knee Surg Sports Traumatol Arthrosc. 2005;13:522–8.
27. Farr J, Schepsis AA. Reconstruction of the medial patellofemoral ligament for recurrent patellar instability. J Knee Surg. 2006;19:307–16.

28. Mikashima Y, Kimura M, Kobayashi Y, Miyawaki M, Tomatsu T. Clinical results of isolated reconstruction of the medial patellofemoral ligament for recurrent dislocation and subluxation of the patella. Acta Orthop Belg. 2006;72:65–71.
29. Nomura E, Inoue M. Hybrid medial patellofemoral ligament reconstruction using the semitendinosus tendon for recurrent patellar dislocation: minimum 3 years' follow-up. Arthroscopy. 2006;22:787–93.
30. Steiner TM, Torga-Spak R, Teitge RA. Medial patellofemoral ligament reconstruction in patients with lateral patellar instability and trochlear dysplasia. Am J Sports Med. 2006;34:1254–61.
31. Elias JJ, Cosgarea AJ. Technical errors during medial patellofemoral ligament reconstruction could overload medial patellofemoral cartilage: a computational analysis. Am J Sports Med. 2006;34:1478–85.
32. Beck P, Brown NA, Greis PE, Burks RT. Patellofemoral contact pressures and lateral patellar translation after medial patellofemoral ligament reconstruction. Am J Sports Med. 2007;35:1557–63.
33. Steensen RN, Dopirak RM, McDonald WG 3rd. The anatomy and isometry of the medial patellofemoral ligament: implications for reconstruction. Am J Sports Med. 2004;32(6):1509–13. Epub 2004 Jul 20.
34. Bollier M, Fulkerson J, Cosgarea A, Tanaka M. Technical failure of medial patellofemoral ligament reconstruction. Arthroscopy. 2011;27(8):1153–9. Epub 2011 Jun 12.
35. Stephen JM, Lumpaopong P, Deehan DJ, Kader D, Amis AA. The medial patellofemoral ligament: location of femoral attachment and length change patterns resulting from anatomic and nonanatomic attachments. Am J Sports Med. 2012;40(8):1871–9. Epub 2012 Jun 22.
36. Schottle PB, Schmeling A, Rosenstiel N, Weiler A. Radiographic landmarks for femoral tunnel placement in medial patellofemoral ligament reconstruction. Am J Sports Med. 2007;35(5):801–4. Epub 2007 Jan 31.
37. Thaunat M, Erasmus PJ. Management of overtight medial patellofemoral ligament reconstruction. Knee Surg Sports Traumatol Arthrosc. 2009;17(5):480–3. Epub 2009 Jan 9.
38. LeGrand AB, Greis PE, Dobbs RE, Burks RT. MPFL reconstruction. Sports Med Arthrosc. 2007;15:72–7.
39. Koh JL, Stewart C. Patellar instability. Clin Sports Med. 2014;33(3):461–76. Epub 2014 May 29.
40. Mountney J, Senavongse W, Amis AA, Thomas NP. Tensile strength of the medial patellofemoral ligament before and after repair or reconstruction. J Bone Joint Surg Br. 2005;87:36–40.
41. Weeks KD 3rd, Fabricant PD, Ladenhauf HN, Green DW. Surgical options for patellar stabilization in the skeletally immature patient. Sports Med Arthrosc. 2012;20(3):194–202.
42. Fondren FB, Goldner JL, Bassett FH 3rd. Recurrent dislocation of the patella treated by the modified roux-Goldthwait procedure. A prospective study of forty seven knees. J Bone Joint Surg Am. 1985;67(7):993–1005.
43. Hinton RY, Sharma KM. Acute and recurrent patellar instability in the young athlete. Orthop Clin North Am. 2003;34(3):385–96.
44. Drez D Jr, Edwards TB, Williams CS. Results of medial patellofemoral ligament reconstruction in the treatment of patellar dislocation. Arthroscopy. 2001;17(3):298–306.
45. Fernandez E, Sala D, Castejon M. Reconstruction of the medial patellofemoral ligament for patellar instability using a semitendinosus autograft. Acta Orthop Belg. 2005;71(3):303–8.
46. Schottle PB, Fucentese SF, Romero J. Clinical and radiological outcome of medial patellofemoral ligament reconstruction with a semitendinosus autograft for patella instability. Knee Surg Sports Traumatol Arthrosc. 2005;13(7):516–21. Epub 2005 Jun 15.
47. Slenker NR, Tucker BS, Pepe MD, Marchetto PA, Cohen SB. Short–/intermediate-term outcomes after medial patellofemoral ligament reconstruction in the treatment of chronic lateral patellofemoral instability. Phys Sportsmed. 2013;41(2):26–33.
48. Ostermeier S, Stukenborg-Colsman C, Hurschler C, Wirth CJ. In vitro investigation of the effect of medial patellofemoral ligament reconstruction and medial tibial tuberosity transfer on lateral patellar stability. Arthroscopy. 2006;22:308–19.
49. Shah JN, Howard JS, Flanigan DC, Brophy RH, Carey JL, Lattermann C. A systematic review of complications and failures associated with medial patellofemoral ligament reconstruction

for recurrent patellar dislocation. Am J Sports Med. 2012;40(8):1916–23. Epub 2012 Jun 7.
50. Dejour H, Walch G, Nove-Josserand L, Guier C. Factors of patellar instability: an anatomic radiographic study. Knee Surg Sports Traumatol Arthrosc. 1994;2:19–26.
51. Dejour D, Le Coultre B. Osteotomies in patello-femoral instabilities. Sports Med Arthrosc. 2007;15(1):39–46.
52. Donell ST, Joseph G, Hing CB, Marshall TJ. Modified Dejour trochleoplasty for severe dysplasia: operative technique and early clinical results. Knee. 2006;13(4):266–73. Epub 2006 Apr 24.
53. Schottle PB, Fucentese SF, Pfirrmann C, Bereiter H, Romero J. Trochleoplasty for patellar instability due to trochlear dysplasia: a minimum 2-year clinical and radiological follow-up of 19 knees. Acta Orthop. 2005;75:693–8.
54. von Knoch F, Bohm T, Burgi ML, von Knoch M, Bereiter H. Trochleoplasty for recurrent patellar dislocation in association with trochlear dysplasia. A 4- to 14-year follow-up study. J Bone Joint Surg Br. 2006;88:1331–5.
55. Schottle PB, Schell H, Duda G, Weiler A. Cartilage viability after trochleoplasty. Knee Surg Sports Traumatol Arthrosc. 2007;15(2):161–7. Epub 2006 Sep 2.
56. Verdonk R, Jansegers E, Stuyts B. Trochleoplasty in dysplastic knee trochlea. Knee Surg Sports Traumatol Arthrosc. 2005;13:529–33.
57. Koeter S, Pakvis D, van Loon CJ, van Kampen A. Trochlear osteotomy for patellar instability: satisfactory minimum 2-year results in patients with dysplasia of the trochlea. Knee Surg Sports Traumatol Arthrosc. 2007;15:228–32.
58. Utting MR, Mulford JS, Eldridge JD. A prospective evaluation of trochleoplasty for the treatment of patellofemoral dislocation and instability. J Bone Joint Surg Br. 2008;90:180–5.
59. Kujala UM, Jaakkola LH, Koskinen SK, Taimela S, Hurme M, Nelimarkka O. Scoring of patellofemoral disorders. Arthroscopy. 1993;9:159–63.
60. Sherman SL, Erickson BJ, Cvetanovich GL, Chalmers PN, Farr J, Bach BR, Cole BJ. Tibial tuberosity osteotomy: indications, techniques, and outcomes. Am J Sports Med. 2014;42:2006–17.
61. Ebied AM, El-Kholy W. Reconstruction of the medial patello-femoral and patello-tibial ligaments for treatment of patellar instability. Knee Surg Sports Traumatol Arthrosc. 2011;20:926–32.
62. Cosgarea J, Schatzke MD, Seth K, Litsky S. Biomechanical analysis of flat and oblique tibial tubercle osteotomy for recurrent patellar instability. Am J Sports Med. 1999;27(4):507–12.
63. Naveed MA, Ackroyd CE, Porteous AJ. Long-term (ten- to 15-year) outcome of arthroscopically assisted Elmslie-Trillat tibial tubercle osteotomy. Bone Joint J. 2013;95(4):478–85.
64. Maquet P. Advancement of the tibial tuberosity. Clin Orthop Relat Res. 1976;115:225–30.
65. Fulkerson JP. Anteromedialization of the tibial tuberosity for patellofemoral malalignment. Clin Orthop Relat Res. 1983;177:176–81.
66. Warner BT, Kamath GV, Spang JT, Weinhold PS, Creighton RA. Comparison of fixation methods after anteromedialization osteotomy of the tibial tubercle for patellar instability. Arthroscopy. 2013;29(10):1628–34.
67. Ding DY, Kanevsky R, Strauss EJ, Jazrawi LM. Anteromedialisation tibial tubercle osteotomy for recurrent patellar instability in young active patients: a retrospective case series. Injury. 2016;47(3):737–41.
68. Longo UG, et al. Medial patellofemoral ligament reconstruction combined with bony procedures for patellar instability: current indications, outcomes, and complications. Arthroscopy. 2016;32:1421–7.
69. Pritsch T, Haim A, Arbel R, Snir N, Shasha N, Dekel S. Tailored tibial tubercle transfer for patellofemoral malalignment: analysis of clinical outcomes. Knee Surg Sports Traumatol Arthrosc. 2007;15:994–1002.
70. Carney JR, Mologne TS, Muldoon M, Cox JS. Long-term evaluation of the roux-Elmslie-Trillat procedure for patellar instability: a 26-year follow-up. Am J Sports Med. 2005;33:1220–3.
71. Payne J, Rimmke N, Schmitt LC, Flanigan DC, Magnussen RA. The incidence of complications of tibial tubercle osteotomy: a systematic review. Arthroscopy. 2015;31:1819–25.
72. Stetson WB, Friedman MJ, Fulkerson JP, Cheng M, Buuck D. Fracture of the proximal tibia with immediate weight bearing after a Fulkerson osteotomy. Am J Sports Med. 1997;25:570–4.

73. Bellemans J, Cauwenberghs F, Brys P, Victor J, Fabry G. Fracture of the proximal tibia after Fulkerson anteromedial tibial tubercle transfer: a report of four cases. Am J Sports Med. 1998;26(2):300–2.
74. Nelitz M, Dreyhaupt J, Williams SRM, Dornacher D. Combined supracondylar femoral derotation osteotomy and patellofemoral ligament reconstruction for recurrent patellar dislocation and severe femoral anteversion syndrome: surgical technique and clinical outcome. Int Orthop. 2015;39:2355–62.

第 9 章 如何避免髌股关节不稳定手术并发症

Michael S. Laidlaw, David R. Diduch, Brian C. Werner

引言

在膝关节运动中，软组织和骨的正常解剖结构为髌骨的稳定提供了保障。高能量创伤可对这些维持髌骨稳定的结构造成损伤，但如果这些结构存在潜在的病理性改变，低能量创伤也会导致复发性髌骨不稳定。髌股关节的轨迹或力线不良不仅会导致潜在的髌股不稳定，还可能导致软骨过度磨损，引起软骨软化等相关疾病，从而产生疼痛。有大量针对软组织、骨组织和力线矫正的手术方法可以维持髌股关节的稳定，但这些手术也有一定的风险和潜在并发症。本章详细介绍了相关文献中上述手术方法最常发生的并发症，并对这些并发症发生的相关技术原因进行了回顾，以指导如何在术中避免这些并发症。

软组织手术并发症

前几章详细介绍了非手术和手术治疗髌骨疼痛和不稳定的方法。鉴于 MPFL 修复术或折叠术在治疗复发性髌骨不稳定中的不确切性，MPFL 重建术的应用更为广泛[1-3]。近端软组织髌骨稳定术可利用隧道或缝合技术，将植入物固定至髌骨。隧道技术可在隧道内单独放置植入物，或通过挤压螺钉将植入物固定在隧道内。

M. S. Laidlaw · D. R. Diduch (✉) · B. C. Werner (✉)
Department of Orthopedic Surgery, Universtiy of Virginia, Charlottesville, VA, USA
e-mail: DRD5C@hscmail.mcc.virginia.edu; BCW4X@hscmail.mcc.virginia.edu

缝合技术包括缝合锚固定髌骨内侧边界或股四头肌转位，以维持髌骨近端软组织附着。大多数手术通过螺钉获得股骨侧固定。也有一些术式不使用螺钉，而是通过将植入物缠绕至内收肌止点处以获得稳定，尽管这并非解剖位置[4]。值得注意的是，利用髌骨隧道将 MPFL 重建至髌骨的方法存在一定风险。一篇系统综述中分析了 25 项主要评估 MPFL 重建术治疗髌骨不稳定的研究。这些研究中还包括 TTO、VMO 提升术、外侧支持带松解术、支持带紧缩术和软骨成形术。在该综述纳入的 629 个膝关节中共发生了 164(26.1%)例并发症[5]。主要并发症包括髌骨骨折、术后不稳定、膝关节屈曲度减小和疼痛。

髌骨骨折

并发症

髌骨骨折是利用髌骨隧道技术进行 MPFL 重建时最常见的并发症之一[6-8]。隧道贯穿髌骨使髌骨承受的应力增加，因此发生骨折的风险较高。髌骨的直接损伤、隧道位置不佳或髌骨骨质不良时股四头肌的偏心收缩可导致术后髌骨骨折（图 9.1）。Shah 报道了 629 个膝关节中发生的 4 例髌骨骨折(0.6%)，骨折的发生均与髌骨隧道有关[5]。这些隧道包括 3.2mm 髌骨横贯隧道、4.5mm 髌骨前方隧道以及两个由 10~15mm 骨桥分隔的 4.5mm 横贯隧道[5]。而 2.4mm 钻孔隧道的相关研究并未报道任何髌骨骨折。此外，尚无研究报道髌骨骨折与直接缝合技术、缝合锚钉或髌骨软组织附着有关。其实，这些技术也可以导致骨折，特别是当锚钉或隧道位置过于靠前时，但与上述造成髌骨骨折的隧道技术相比，这些方法引起的骨折更少见。

Schiphouwer 等[4]报道了目前最大规模的回顾性病例分析研究，纳入了 192 个行 MPFL 重建术的膝关节，重建时的髌骨隧道从髌骨内侧边缘钻入并从髌骨前皮质穿出，直径为 4.5mm。总的并发症发病率为 20.3%，其中 14.1%为主要并发症[4]。研究中共有 7 例髌骨骨折(3.6%)[4]。所有髌骨骨折患者均为男性，手术至骨折发生的平均间隔为 5.8 个月。文献中报道的并发症数量有限，研究和手术技术的差异性较大，因此很难确定这种并发症的真实患病率。但目前已有的研究可以进一步指导我们改进手术技术，减少并发症的发生[5]。

如何避免

基于尸体的生物力学研究表明，自体 MPFL 在髌骨附着点的最大失效载荷为

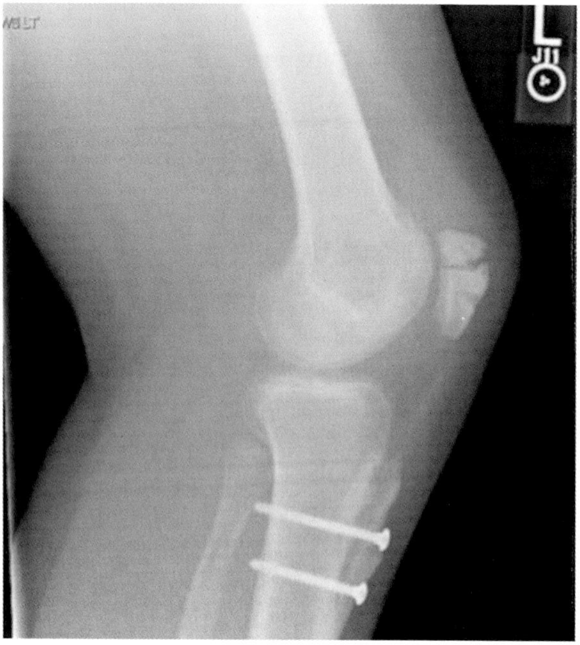

图 9.1 髌骨前斜钻孔引起的骨折。

144~210N,且缝线锚钉、挤压螺钉和骨隧道均能提供比自体原有 MPFL 更令人满意的植入物固定强度[2,9-11]。

挤压螺钉可实现盲端隧道内固定，与贯通隧道相比减少了髌骨骨折的可能性。生物力学测试中常见的固定失败原因包括挤压螺钉固定的植入物滑脱或缝合锚钉的植入物-缝线结合部断裂[10,11]。骨内汇合或从髌骨皮质穿出的隧道的载荷较高可导致骨折,骨折通常包括骨桥骨折或髌骨整体骨折。考虑到植入物的成本,在使用髌骨隧道时,应使用小且短的髌骨隧道,以避免发生骨折。建议采用直径<4.5mm 的髌骨隧道,以降低风险。其他避免骨折发生的方法包括将植入物缝合到髌骨内侧支持带/骨膜上或进行股四头肌转位术，这样就无须在软组织重建时对髌骨进行钻孔或安装任何固定装置[12,13]。

现有文献表明,完全横贯的髌骨隧道可增加髌骨骨折的发生风险,因此作者不推荐这种手术方法。如需使用隧道,直径≤4.5mm 的短斜隧道可能会降低骨折风险。相反,目前研究表明无论是使用缝合锚钉还是挤压螺钉,都有助于进一步降低这种风险。

要点

1. 髌骨骨折是 MPFL 重建术最常见和最严重的并发症。
2. 避免过粗或横贯型的髌骨隧道。
3. 使用缝合锚钉或在短的盲端隧道内打入挤压螺钉进行固定,也可考虑使用直径<4.5mm 的短斜隧道固定植入物。

隧道位置不良、植入物不等长和复发性髌骨不稳定

并发症

植入物不等长和隧道位置不良在临床上可表现为膝关节屈曲受限、紧绷或复发性髌股不稳定。直接触诊有助于了解原有解剖结构,以期在原点重建 MPFL,但有时体型原因或既往的手术瘢痕会使触诊困难。Schottle 点(图 9.2)可通过术中 C 臂成像对原有 MPFL 解剖起点进行定位,有助于避免触诊的不确定性[14]。

股骨定位点不准会对术后膝关节的活动范围产生严重影响。一项系统回顾性

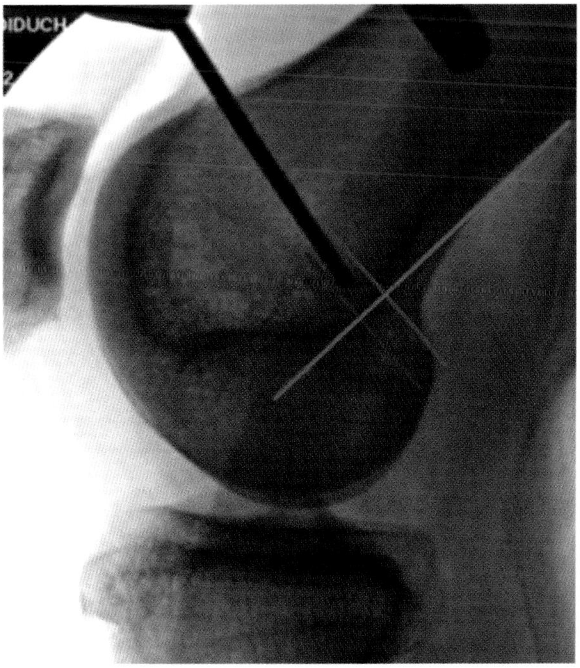

图 9.2 隧道位于 Schottle 点的侧位片。

研究显示,3.4%的患者术后膝关节屈曲度降低,最终有1.4%的患者由于这一原因进行了麻醉下操作(MUA)[5]。这就意味着在术后关节纤维化或僵硬的患者中有40%最终需要MUA。Mulliez等报道,MPFL重建术联合TTO后有1.5%的患者存在关节僵硬[6]。

Shah等报道,32%的并发症与术后脱位恐惧相关[5]。在11项研究中,有3.7%的临床失败与明确的复发性半脱位/脱位有关[5]。研究中共有8.3%的患者在术后检查时在没有明确脱位的情况下持续存在主观脱位恐惧[5]。最终有0.9%的患者因复发性半脱位或脱位而再次进行手术[5]。在Schiphouwer等的研究中,共有5.2%的患者存在客观的复发性髌骨不稳定,其中骨性发育不良与发育正常的患者髌骨不稳定的复发率分别为33.3%和3.8%。单纯MPFL重建与联合其他手术之间的复发率没有差异[4]。据报道,MPFL重建联合TTO术后再脱位的概率较低,但仍有0.8%[6]。文献之间的异质性使得比较较为困难,然而,这些数据均在MPFL重建失败率(复发不稳定)的合理数据范围内。

这项系统研究报道称,缝合技术髌骨复发半脱位/脱位的发病率为4.8%,关节不稳定/恐惧的发病率为24%,均比隧道技术(分别为3.3%和8.6%)高[5]。由于技术和具体方法的差异以及报道中总体样本量的缺乏,无法从这些信息中获得清晰的比较,但它确实提出了一个问题:即无论是否有固定,骨隧道都提供了更好的内在稳定性。这可能是由植入物在软组织固定处的缝合固定不牢造成的。生物力学研究显示缝合技术的植入物载荷较低,这可能是导致临床上症状性恐惧和脱位出现比例较高的原因[10,11]。

如何避免

避免隧道位置不佳以及由此导致的植入物不等长所引起的并发症(膝关节屈曲度减小或复发性不稳定)很重要。只要植入物固定在髌骨的上内侧1/3~2/3处,那么髌骨的固定部位在决定植入物是否等长方面就没有那么重要了。手术关键是在正确的股骨隧道内进行MPFL重建,其中重要的一步是利用C形臂获得一个完美的术中膝关节外侧图像。如前一章所述,严重偏离Schottle点可能导致植入物早期松动从而引起复发性不稳定,或者可能增加髌骨的接触应力,使植入物错位、紧张,从而使得膝关节活动度降低。如果植入位置正确,那么整个运动范围内植入物都不会被显著拉长(图9.3)。股骨侧打入导针后,先将植入物缠绕在导针上,然后沿着膝关节运动弧活动关节,可对植入物的固定位置进行术中评估。评估植入物的放置长度是否变化有助于确定其等长性和股骨隧道的相对位置。

可以通过记住两个描述膝关节屈曲时植入物状态的口诀:“高而紧”或“低而松”,来帮助确定术中植入物的固定定位。如果植入物放置太过近端超过1cm,将会导致伸膝时松弛,引起髌骨不稳定。反之亦然,当膝关节屈曲时植入物过紧,会导致屈曲受限、植入物断裂或髌骨软骨病(图9.4)。植入物的固定点过于靠近股骨近端将导致其随着膝关节的屈曲而紧张,从而形成“高而紧”的模式。相反,如果植入物的固定位置超过解剖起点远端1cm,则会使得伸直紧张、屈曲松弛,无法控制髌骨,从而可能导致复发性不稳定(图9.5)。因此当膝关节在一个范围内屈曲时,术中会出现“低而松”的表现[15]。确定股骨隧道的正确位置将有助于植入物保持等长性,并可降低持续性髌骨不稳定或髌股关节压力增大的风险。固定植入物时膝关节的位置和“张力”的大小也有一定影响,这些将在下一节讨论。

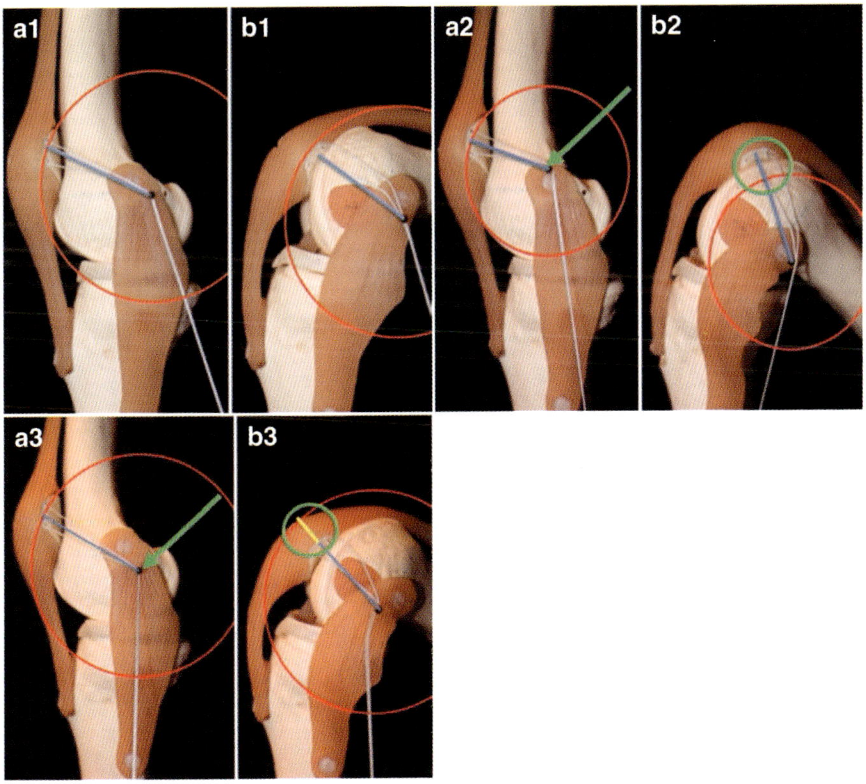

图9.3~图9.5 注意植入物等距放置。在这些模型中,红色圆圈半径表示植入物在固定时的长度,而线表示从股骨到髌骨实际需要的植入物长度。植入物隧道在Schottle点时,屈膝30°位时植入物最接近等距(图9.3 a1,b1)。骨隧道偏近端放置导致植入物不等距,屈曲时过紧,伸直时过松(图9.4 a2,b2)。骨隧道靠近远端放置导致植入物不等距,伸直时过紧,屈曲时过松(图9.5 a3,b3)。

要点

1. 需要在膝关节充分活动时确认植入物在股骨上的真正固定位置(检查整个膝关节运动弧的植入物长度变化,以确保股骨隧道定位准确)。应使用透视来帮助确认或定位股骨插入点。

2. 术中透视的侧位片拍摄要标准。

3. Schottle 点是关键。

内侧过载 OA

并发症

髌骨内侧负荷过重和由此引起的 OA 是一种可以避免的医源性软骨损伤,这种损伤经常发生于植入物过度紧张的状态下。股骨植入物固定时的膝关节屈曲角度也会对其产生影响。研究表明,只需 2N 或 0.5 磅(1 磅≈0.45kg)的力就可以有效恢复软组织的正常张力和髌骨接触应力,短而错位的植入物可使髌骨内侧接触应力增加 50%以上[16,17]。迄今尚无长期随访研究对 MFPL 重建术相关的髌骨内侧关节炎的远期结果进行报道。MPFL 的功能主要是在膝关节屈曲 0°~30°时起到限制作用。在进一步的膝关节屈曲过程中,滑车的形态结构为维持髌骨的稳定性提供了必要的约束和控制[18]。Burrus 等最近为植入物股骨侧固定时膝关节的屈曲角度提供了指导(图 9.6)。他们对股骨隧道放置位置进行了研究,结果表明在股骨侧固定植入物时,膝关节屈曲角度过大会导致植入物实际长度在膝关节屈曲 0°~30°之间发生变化,并且如果股骨隧道位置不当,会加大这种误差[19]。由于 MPFL 在膝关节屈曲的初始 30°期间最为重要,植入物的长度在此时发生显著变化不仅会对膝关节的正常运动学产生影响,还会影响临床疗效。

如何避免

在膝关节屈曲度较高时固定植入物会引起植入物长度的变化,因此建议在固定植入物时将膝关节弯曲至 30°~45°。这也与 MPFL 在屈膝早期最能维持髌骨稳定性一致。与 ACL 重建时所需的较大张力不同,MPFL 只需维持 2N 或 0.5 磅的张力即可。

还有一个小技巧可有助于避免在放置挤压螺钉时发生并发症:在旋紧最后一圈螺钉时,植入物可能会无意中被拉入隧道,从而导致植入物张力过大,进而使髌

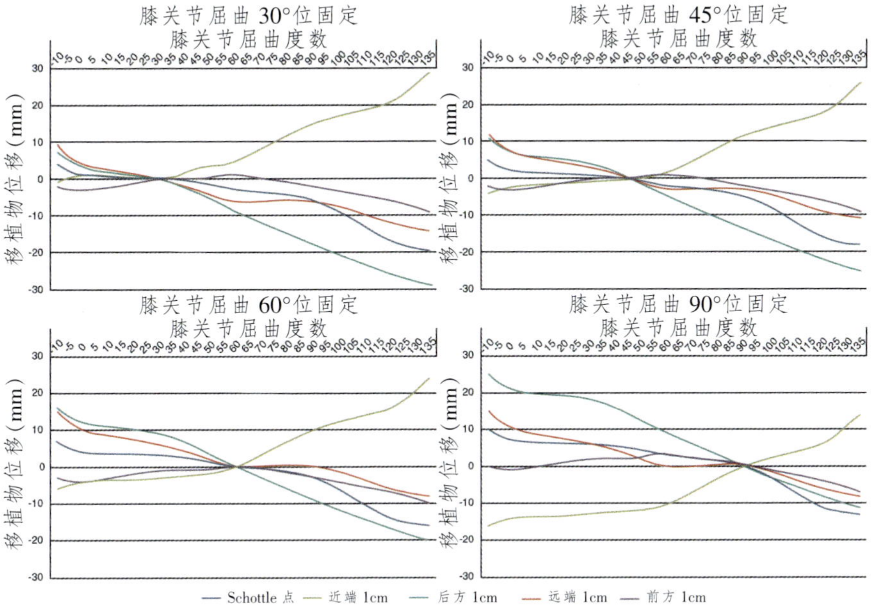

图 9.6 不同膝关节屈曲角度下，在股骨侧不同位置固定 MPFL 模型的图表。在膝关节屈曲>45°时进行固定的植入物，如果股骨定位点不完全在 Schottle 点，则植入物的长度会在膝关节屈曲 0~30°时发生显著变化。MPFL 在膝关节屈曲的初始 30°期间最为重要，因此偏离正确的运动学参数将引起严重的临床后果。(Permission request submitted to OJSM Ref.[15])

骨内移。这一点要格外注意，必要时应稍拧松螺钉，以确保植入物维持适当的长度和张力。最后，当完成 MPFL 固定后一定要评估外侧支持带。注意不要在 MPFL 固定前松解外侧支持带，从而避免医源性髌骨过度内移和医源性髌骨内侧不稳定，因为内侧牵拉植入物时失去了外侧约束。此外，应采用“Z”字形松解外侧支持带，这样在缓解外侧张力过大的同时，还可提供良好的软组织约束，不会像完全松解那样破坏外侧结构。没有研究直接比较这两种松解方法的疗效，但在防止髌骨进一步不稳定方面，“Z”字形松解法更为安全。

要点

1. MPFL 植入物所需的张力仅为 0.5 磅。

2. 膝关节屈曲 30°~45°时进行股骨植入物固定。大于该屈曲角度时固定植入物，会加重股骨隧道定位不佳引起的不良后果。

3. 如有必要，采用 Z”字形松解外侧支持带。

内侧不稳定/外侧支持带重建

并发症

医源性内侧不稳定相对罕见,可由外侧支持带过度松解引起。Hughston 等报道了单纯外侧支持带松解治疗髌骨不稳定的治疗效果,结果发现,髌骨内侧半脱位率高达 50%[20]。MRI 研究也证实单纯外侧支持带松解治疗髌骨不稳定时可发生髌骨内侧半脱位[21]。MPFL 重建时,植入物张力过大并伴有相关外侧松解也可出现髌骨内侧不稳定。文献中对该并发症的报道较为罕见,通常只有简要描述。Schiphouwer 等报道了一例髌骨内侧脱位,发生于 MPFL 重建时的外侧支持带修复失败后[4]。有几篇挽救性手术的文献报道,利用髂胫束甚至股四头肌肌腱治疗医源性内侧髌骨不稳定(IMPI)[22,23]。短期结果显示,这些方法可以缓解 IMPI 相关的疼痛和心理症状,但缺乏长期随访[22]。

如何避免

为了避免这种并发症,建议按照上文的讨论,将固定过程中施加在植入物上的张力限制在 2N 以内。在 MPFL 固定前不要进行外侧松解,如果之前已经进行过外侧松解,则需要确保髌骨位于滑车中心,且在固定股骨时髌骨不会偏向内侧。一个小技巧是触摸髌骨的外侧缘,它应该与滑车的外侧缘呈一条直线并几乎平齐,但在滑车发育不良的病例中,此方法不太适用。重建完成后,需评估髌骨内侧和外侧滑动,以观察是否有明显不对称,并通过完整的 ROM 观察髌骨轨迹。最后,应首选"Z"字形延长外侧支持带而不是完全松解,以保持其约束力。

要点

1. 评估股骨固定后外侧软组织的拉伸/松弛,以限制过度内偏导致的不稳定。

2. 外侧"Z"字形延长优于完全松解。

3. 应了解患者既往的手术史,这会影响手术操作。

一般并发症(MPFL 重建术)

Shah 等统计发现在接受 MPFL 重建术的患者中大约 2%有伤口并发症,包括伤口感染、伤口裂开、皮下血肿和植入物获取相关的神经瘤等[5]。5.4%的患者术后有明显疼痛,其中 3.0%的患者有植入物相关症状,1.1%的患者需要取出植入物来缓解持续性疼痛[5]。由于腘绳肌腱、内收肌腱和 MCL 走行于膝关节内侧,股骨内侧固定点是 MPFL 中术后疼痛的好发部位。此外在联合胫骨结节内移的患者中,胫骨结节螺钉固定点也常出现疼痛。其他研究报道的与软组织重建手术相关的伤口感染和伤口愈合并发症比例为 1.5%~5.7%[4,6]。

TTO 并发症

TTO 是一种功能强大且用途广泛的外科技术,既可以解决髌骨不稳定的问题,也可以解决其他与轨迹不良相关的病理问题,如过载和软骨磨损。正如前文所述,截骨术有不同的倾斜度,每种倾斜度都可以进行不同类型的平面矫正,这是根据特定的病理学特点而定的。然而,TTO 也会导致严重的并发症,其中许多并发症会延长康复进程。Payne 等对与 TTO 相关早期并发症的文献进行了系统性回顾,共纳入了 19 项研究,总计 787 例 TTO。接受治疗的大多数患者是由于髌骨不稳定,其余的则是由于髌骨疼痛和对线不良。报道的总并发症发病率为 4.6%(36/787)[24]。采用的手术技术 472 例为 Elmslie-Trillat 术,193 例为 Fulkerson 术,102 例为内移,远端移位或两者相结合的完全分离处理。值得注意的是,与 Elmslie- Trillat (2.3%)或 Fulkerson(3.1%)相比,胫骨结节完全分离时(5.7%)发生重大并发症的风险更高,但这在统计学上并不显著[24]。除截骨术本身可能带来的并发症外,还有 TTO 潜在后遗症的报道,如过度矫正,在既往有内侧软骨疾病的患者中,力线被转移到内侧和近侧髌股关节[25,26]。由此导致的膝前痛和因植入物疼痛致残的病例也有报道。

不愈合/延迟愈合

并发症

在急性创伤性骨折的文献中已经确定了许多导致不愈合的基础危险因素[27]。截骨术是一种控制性骨折,依靠相对的骨性对位和骨性愈合来形成连接。TTO 有一个很大的松质骨性愈合床,在固定牢固的情况下,通常不会发生不愈合。患者的危险因素,如吸烟、肥胖、营养不良和负重状态等在一定程度上是可以改变的,但手术技巧,如截骨长度、倾斜度、“台阶式截骨”与“斜向截骨”、软组织附着物保留、截骨深度和螺钉放置等都会影响愈合。在一项系统性文献回顾中,报道的骨不连发病率为 0.8%[24]。将这些技术细分后,截骨块完全分离的骨不连风险最高,为 2.4%,而 Fulkerson 术为 1.0%,Elmslie-Trillat 术为 0.2%。延迟愈合也可能发生,表现为愈合时间延长,最多见于截骨块远端。这可见于高位髌骨的远向移位手术中[28]。为了使结节碎片能够对接而进行的水平台阶式截骨主要会导致皮质骨界面的愈合时间延长。2016 年,Fisher 等对因髌骨软骨病变而接受 TTO 的军人进行回顾性研究发现,他们截骨部位的延迟愈合率为 2.3%[29]。延迟愈合的例子如图 9.7 所示。这些皮质骨的横向切口通常需要 6 个月或更长时间才能完全愈合。

如何避免

为了减少骨不连的风险,需要特别注意确保固定方向与截骨面相互垂直,且进行固定时需施加足够的压力。可以额外植入同种异体骨来填充截骨部位的间隙,或者从局部暴露的侧腔进行自体骨移植,以确保骨的紧密结合。另一种技术可用于髌骨高位的离心截骨,其远端截骨块边缘是“斜向的”而不是“台阶式”的,见图 9.8 和图 9.9。这种截骨方式使得 4~5mm 的截骨块可以远向滑动,以保持良好的骨表面促进愈合,而不是台阶切口这种对皮质的横向切割模式,其可能是延迟愈合的危险因素。

要点

1. 充分的截骨固定和加压。
2. 根据需要进行植骨。
3. 可使用斜向和滑动截骨块来增加覆盖。

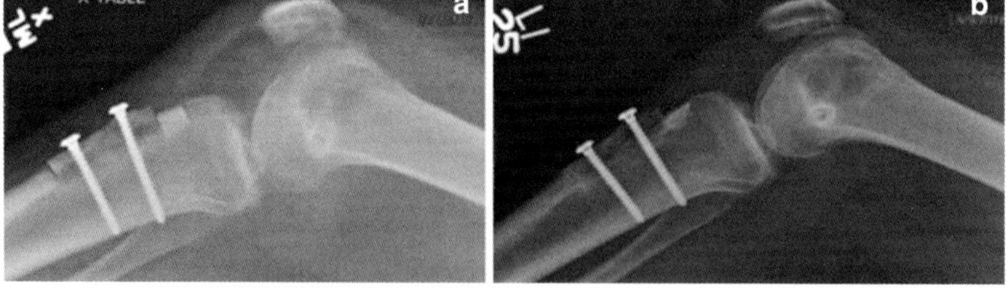

图 9.7 注意 3 个月和 6 个月时硬化性远端的“台阶式截骨”没有完全愈合。

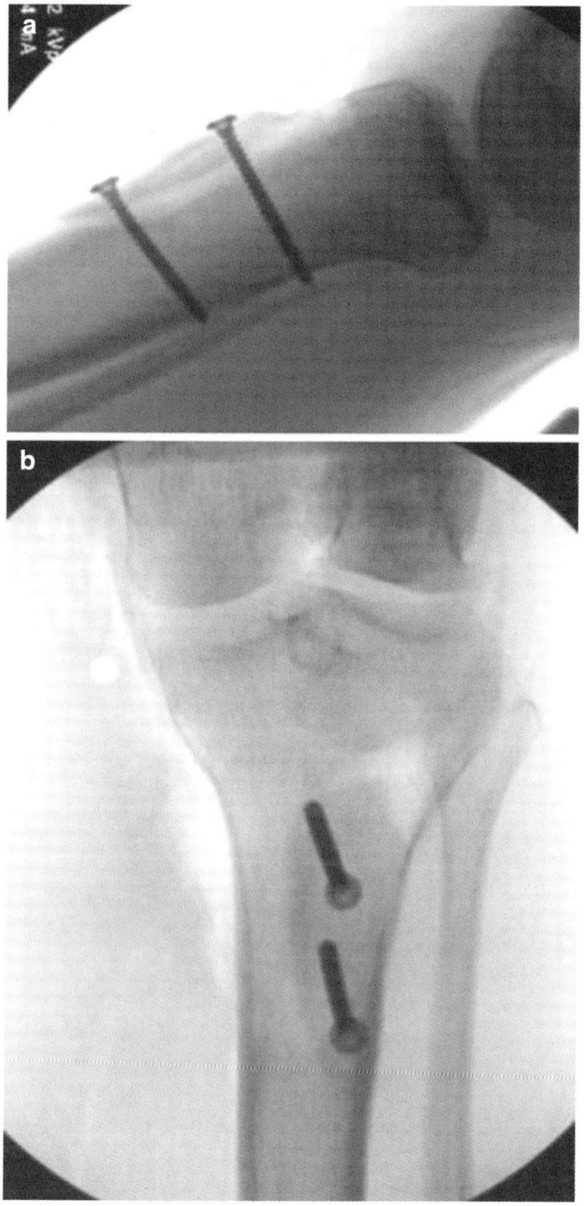

图 9.8　图示为截骨块远端的薄片状边缘，而不是垂直的“台阶式截骨”。

胫骨骨折

并发症

当进行 TTO 时，术中或术后均可能发生骨折并累及截骨块或胫骨干。术中使

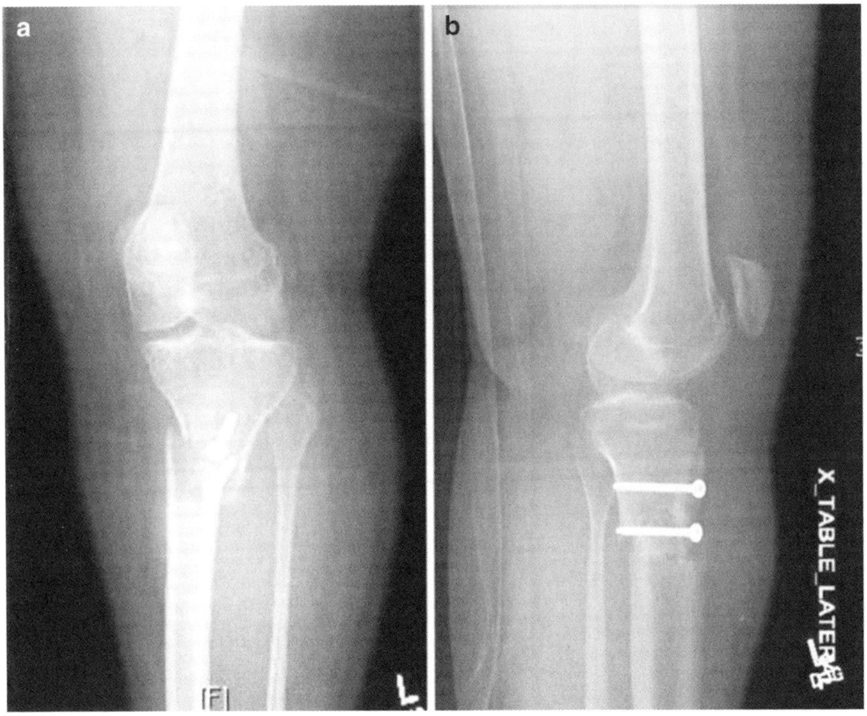

图 9.9 截骨处螺钉最深处发生的胫骨干骨折。(Courtesy of Beth E. Shubin Stein, MD)

用骨刀向远端截骨时,可能发生胫骨截骨块骨折。当固定时,如果截骨块过薄或施加压力过大,也可能导致截骨块骨折,此时需进行额外的固定。将截骨块的长度控制在 6~8cm 可以避免胫骨前皮质弓的破坏,因为此处已逐渐过渡为应力集中的干骺端。术后,失用性骨量减少、过早负重和偏心性股四头肌挛缩等均可导致胫骨截骨块骨折或移位。尽管如此,最有可能的胫骨骨折还是由截骨切口下方或螺钉孔处应力升高导致的(图 9.9)。这可能是由截骨块过长而破坏了远端皮质弓或是负重过早造成的。在一项系统性文献回顾中,787 例 TTO 患者中有 8 例发生了胫骨骨折,发生率为 1.0%[24]。在最近一项对接受 TTO 的军人进行的回顾性研究报道中,截骨块骨折发病率为 2.3%,反映了其真实的发病率[29]。

如何避免

在充分确定胫骨结节的髌韧带附着点后,使用摆锯可以降低胫骨干骨折的风险。截骨远端可以用摆锯截成锥形或斜形,外侧可使用骨刀。或者在使用骨刀完成截骨时,在前部皮质钻出小的“应力释放”孔,以限制骨折向远端扩展。保持截骨块的宽度适当是降低截骨块骨折风险的关键。即便是 Elmslie-Trillat 截骨术,也要使截骨足够厚，以降低使用螺钉和截骨加压时的骨折风险。截骨块远端斜向截骨并限制截骨块长度将有助于前皮质弓应力的合理传导，否则可能会因应力增大而在恢复期发生骨折。最重要的是，患者需要限制负重，直到截骨完全愈合，时间通常为6周。

要点

1. 使用摆锯将截骨块末梢截成锥形边缘。
2. 保持合理的截骨块厚度，并限制其远端延伸。
3. 术后6周内或达到影像学骨愈合前限制完全负重。

一般并发症(TTO)

文献报道伤口并发症发病率为0.8%，其中包括伤口裂开。据报道，伤口感染率为1.0%[24]。此外，更罕见的并发症还包括隐神经瘤和暂时性腓神经麻痹，以及在其他下肢手术中常见的DVT/PE[24]。Payne等报道继发于植入物疼痛而导致植入物移除的风险为36.7%[24]。与Fulkerson截骨术相比，Elmslie-Trillat术和分离截骨术的疼痛发病率较低（分别为26.8%和48.3%），而Fulkerson截骨术的疼痛出现最多，为49%[24]。

滑车成形术和股骨截骨术的并发症

MPFL在膝关节屈曲的前30°过程中对髌骨起着重要的导向作用，而滑车在剩余的屈曲弧度中对髌骨的稳定性发挥重要作用。滑车成形术是一种新的近端骨重排的方法，它可以使机械轴侧向移动以减少TT-TG。前几章主要介绍滑车成形术的适应证和手术技巧。由于其本质是改变滑车的形态，也存在出现关节内手术并发症的风险。

关节纤维化

并发症

每种手术技术都是重塑滑车这一基本概念的延伸与变式，即为髌骨在滑入过程中提供更好的稳定性。滑车槽和轴线的中心是可变的,但为了实现满意的愈合,每一种技术都必须进行制动和固定。正因为如此,也可能会发生术后粘连、活动范围减少以及由此导致的疼痛等并发症[30,31]。这可能需要行关节镜下粘连松解术(LOA)和MUA。这不仅带来了膝关节周围骨折的风险,也可能会影响其他相关手术的效果,如TTO的固定以及MPFL重建后瘢痕化。文献报道的术后关节纤维化的发病率范围较大,为0%~46%[31-34],这可能是由不同的外科技术和不断发展的物理疗法造成的。最近的研究表明其发病率为0%~20%,这也与本章作者未发表的数据相吻合。迄今为止,在一系列超过50个病例中,LOA/MUA的比率为19%。

如何避免

一些较新的外科技术利用缝线锚定和可吸收缝线避免了取出植入物的需要(图9.10)。研究表明,二次关节镜检查时会发现关节内缝线的吸收,并且软骨下滑车骨瓣可以获得满意的愈合[34-36]。此外,如果滑车已经稳定固定,那么,立即开始恢复循序渐进的物理治疗非常重要。与物理治疗师密切合作将最大限度地提高患者的治疗效果,尤其在为解决髌骨不稳定和疼痛等多个问题而在单个膝关节上进行多项手术时,就更为重要。

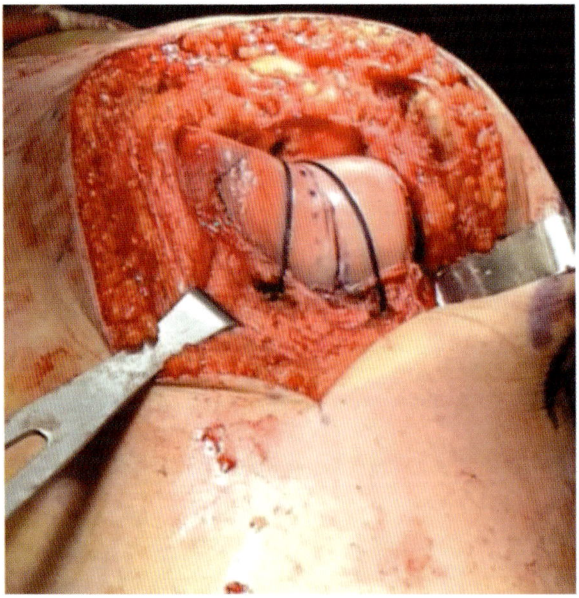

图9.10 注意vicry1号线预装在无结缝合锚钉内,这是特地为了在愈合时获得最大限度的滑车沟复位和骨再生。

要点

1. 选择一种你熟练掌握的可重复使用的手术技术，重建患者所需的滑车形态。

2. 检查可吸收的固定装置，这些装置可能不需要二次手术来移除。

3. 即使在最好的情况下，也会发生关节纤维化，需要妥善处理。

软骨穿孔/软骨下骨折延伸/滑车沟形态丧失/关节炎

并发症

就像所有外科手术一样，选择合适的患者行滑车成形术非常重要。前文已经讨论过适应证，但必须注意的是，既往关节炎病史是手术的禁忌证。因为关节炎有时会伴随有脆性较大的软骨下骨。当使用 20 号刀片切割软骨和软骨下骨板时，会有软骨下囊肿沿着阻力最小的路径裂开，并可能导致骨软骨骨折线的延伸。软骨下骨也可能硬化到 20 号刀片无法刺穿的程度。术后恢复期出现的其他并发症可在术后常规 X 线片上观察和评估，如滑车成形术边缘沉降引起的股沟角的改变和增大。滑车从术中固定好的形态逆转为平坦且结构不良的状态，这会增加内侧软组织重建失败的风险，并且会逐渐再次发生不稳定。

此外，使用高速磨钻来加深滑车沟以完成截骨可能会有热传导。这时如果距离软骨下骨过近，可能会导致软骨表面的热坏死(图 9.11)，出现骨软骨疏松碎裂或软骨软化，进而发展为症状性关节炎。

滑车成形术最令人担忧的并发症是进展为骨性关节炎。髌骨脱位和滑车发育不良是髌股关节病和关节炎发生的危险因素。干预的主要目的是提供更好的髌股关节对合一致性，以限制轨迹不良和不稳定，但干预行为本身也可能导致软骨的不良后果。迄今为止，Dejour 和 von Knoch 的中期随访研究显示，滑车成形术中关节炎的发病率分别为 0%和 30%[33,34]。但据报道在后一组中，在进行手术时即可观察到与关节相关的变化，这可能是既往存在的髌骨脱位造成的。

如何避免

患者选择对于避免并发症非常重要。既往存在关节炎可能会增加关节内骨折的风险，应尽量避免此类患者。即使手术技术不同，但需始终注意磨钻的使用并保

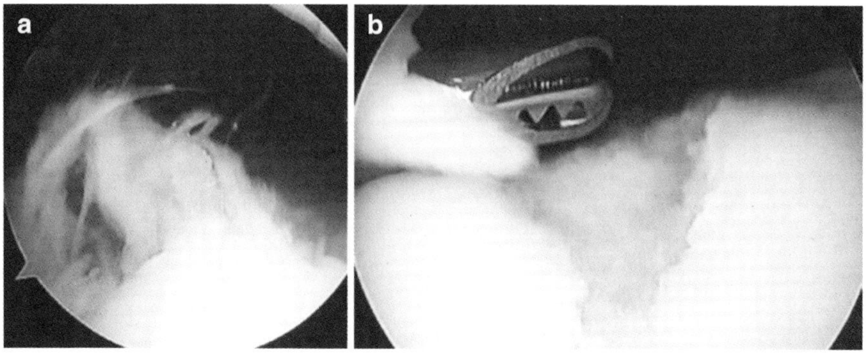

图 9.11 关节镜下清理术前和术后的图像显示滑车成形术后 1 年手术相关的软骨疏松碎裂及软骨软化的情况。(扫码看彩图)

持与软骨下骨板和软骨的距离,以避免在磨锉加深滑车沟时因热传导而致的骨坏死。如果发生这种情况且在术中意识到了这一问题,可根据需要进行局部关节镜清理术,并且可根据其大小、位置和受累情况,考虑进行额外的软骨修复操作。当滑车成形术中制作新的沟槽时,如前文所述,术后可能在内侧和外侧边缘发生沉降。为了解决这一问题,可以在使用骨刀开窗时获取自体骨进行移植,以合理过渡截骨边缘。这样可以防止滑车成形术后愈合时的沉降,并有助于术后滑车对髌股关节的稳定作用。

要点

1. 患者选择是关键。
2. 注意磨钻的深度,根据需要进行灌洗,减少高温的影响。
3. 支撑内外侧滑车边缘防止沉降,从而保持股骨滑车的稳定形态。

一般并发症(滑车成形术)

除上面列出的与滑车成形术相关的常见并发症外,也有术后浅表伤口相关并发症的报道[37]。考虑到滑车成形术的关节内操作性质和用于复位的固定装置,也有文献对内固定移除进行了报道[31,32]。文献中还有关于手术时过度矫正或矫正不足所致的髌骨不协调从而导致髌骨不稳定和疼痛增加的报道[38,39]。

(王一鸣 李朔 译 张辉 敖英芳 校)

参考文献

1. Ahmad CS, Stein BE, Matuz D, Henry JH. Immediate surgical repair of the medial patellar stabilizers for acute patellar dislocation. A review of eight cases. Am.J. Sports Med. 2000;28:804–10.
2. Arendt EA, Moeller A, Agel J. Clinical outcomes of medial patellofemoral ligament repair in recurrent (chronic) lateral patella dislocations. Knee Surg Sports Traumatol Arthrosc. 2011;19:1909–14.
3. Christiansen SE, Jakobsen BW, Lund B, Lind M. Isolated repair of the medial patellofemoral ligament in primary dislocation of the patella: a prospective randomized study. Arthroscopy. 2008;24:881–7.
4. Schiphouwer L, Rood A, Tigchelaar S, Koeter S. Complications of medial patellofemoral ligament reconstruction using two transverse patellar tunnels. Knee Surg Sports Traumatol Arthrosc. 2016;25(1):245–50.
5. Shah JN, Howard JS, Flanigan DC, Brophy RH, Carey JL, Lattermann C. A systematic review of complications and failures associated with medial patellofemoral ligament reconstruction for recurrent patellar dislocation. Am J Sports Med. 2012;40:1916–23.
6. Mulliez A, Lambrecht D, Verbruggen D, Van Der Straeten C, Verdonk P, Victor J. Clinical outcome in MPFL reconstruction with and without tuberositas transposition. Knee Surg Sports Traumatol Arthrosc. 2017;25(9):2708–14. https://doi.org/10.1007/s00167-015-3654-0.
7. Panni AS, Alam M, Cerciello S, Vasso M, Maffulli N. Medial patellofemoral ligament reconstruction with a divergent patellar transverse 2-tunnel technique. Am J Sports Med. 2011;39:2647–55.
8. Parikh SN, Nathan ST, Wall EJ, Eismann EA. Complications of medial patellofemoral ligament reconstruction in young patients. Am J Sports Med. 2013;41:1030–8.
9. Mountney J, Senavongse W, Amis AA, Thomas NP. Tensile strength of the medial patellofemoral ligament before and after repair or reconstruction. J Bone Joint Surg Br. 2005;87:36–40.
10. Russo F, Doan J, Chase DC, Farnsworth CL, Pennock AT. Medial patellofemoral ligament reconstruction: fixation technique biomechanics. J Knee Surg. 2016;29:303–9.
11. Russ SD, Tompkins M, Nuckley D, Macalena J. Biomechanical comparison of patellar fixation techniques in medial patellofemoral ligament reconstruction. Am J Sports Med. 2015;43:195–9.
12. Steensen RN, Dopirak RM, Maurus PB. A simple technique for reconstruction of the medial patellofemoral ligament using a quadriceps tendon graft. Arthroscopy. 2005;21:365–70.
13. Vavalle G, Capozzi M. Isolated reconstruction of the medial patellofemoral ligament with autologous quadriceps tendon. J Orthop Traumatol. 2016;17:155–62.
14. Schottle PB, Romero I, Schmeling A, Weiler A. Technical note: anatomical reconstruction of the medial patellofemoral ligament using a free gracilis autograft. Arch Orthop Trauma Surg. 2008;128:479–84.
15. Burrus MT, Werner BC, Conte EJ, Diduch DR. Troubleshooting the femoral attachment during medial patellofemoral ligament reconstruction: location, location, location. Orthop J Sports Med. 2015;**3**:2325967115569198.
16. Stephen JM, Kaider D, Lumpaopong P, Deehan DJ, Amis AA. The effect of femoral tunnel position and graft tension on patellar contact mechanics and kinematics after medial patellofemoral ligament reconstruction. Am J Sports Med. 2014;42:364–72.
17. Elias JJ, Cosgarea AJ. Technical errors during medial patellofemoral ligament reconstruction could overload medial patellofemoral cartilage: a computational analysis. Am J Sports Med. 2006;34:1478–85.
18. Ronga M, Oliva F, Longo UG, Testa V, Capasso G, Maffulli N. Isolated medial patellofemoral ligament reconstruction for recurrent patellar dislocation. Am J Sports Med. 2009;37:1735–42.
19. Burrus MT, Werner BC, Cancienne JM, Gwathmey FW, Diduch DR. MPFL graft fixation in low degrees of knee flexion minimizes errors made in the femoral location. Knee Surg Sports Traumatol Arthrosc. 2016;25(10):3092–8.

20. Hughston JC, Deese M. Medial subluxation of the patella as a complication of lateral retinacular release. Am J Sports Med. 1988;16:383–8.
21. Shellock FG, Mink JH, Deutsch AL, Fox JM. Patellar tracking abnormalities: clinical experience with kinematic MR imaging in 130 patients. Radiology. 1989;172:799–804.
22. Sanchis-Alfonso V, Montesinos-Berry E, Monllau JC, Merchant AC. Results of isolated lateral retinacular reconstruction for iatrogenic medial patellar instability. Arthroscopy. 2015;31:422–7.
23. Teitge RA, Torga SR. Lateral patellofemoral ligament reconstruction. Arthroscopy. 2004;20:998–1002.
24. Payne J, Rimmke N, Schmitt LC, Flanigan DC, Magnussen RA. The incidence of complications of tibial tubercle osteotomy: a systematic review. Arthroscopy. 2015;31:1819–25.
25. Pidoriano AJ, Weinstein RN, Buuck DA, Fulkerson JP. Correlation of patellar articular lesions with results from anteromedial tibial tubercle transfer. Am J Sports Med. 1997;25:533–7.
26. Bellemans J, Cauwenberghs F, Witvrouw E, Brys P, Victor J. Anteromedial tibial tubercle transfer in patients with chronic anterior knee pain and a subluxation-type patellar malalignment. Am J Sports Med. 1997;25:375–81.
27. Zura R, Xiong Z, Einhorn T, Watson JT, Ostrum RF, Prayson MJ, et al. Epidemiology of fracture nonunion in 18 human bones. JAMA Surg. 2016;151(11):e162775.
28. Magnussen RA, De Simone V, Lustig S, Neyret P, Flanigan DC. Treatment of patella Alta in patients with episodic patellar dislocation: a systematic review. Knee Surg Sports Traumatol Arthrosc. 2014;22:2545–50.
29. Fisher TF, Waterman BR, Orr JD, Holland CA, Bader J, Belmont PJ Jr. Tibial tubercle osteotomy for patellar chondral pathology in an active United States military population. Arthroscopy. 2016;32(11):2342–9.
30. McNamara I, Bua N, Smith TO, Ali K, Donell ST. Deepening trochleoplasty with a thick osteochondral flap for patellar instability: clinical and functional outcomes at a mean 6-year follow-up. Am J Sports Med. 2015;43:2706–13.
31. Verdonk R, Jansegers E, Stuyts B. Trochleoplasty in dysplastic knee trochlea. Knee Surg Sports Traumatol Arthrosc. 2005;13:529–33.
32. Donell ST, Joseph G, Hing CB, Marshall TJ. Modified Dejour trochleoplasty for severe dysplasia: operative technique and early clinical results. Knee. 2006;13:266–73.
33. von Knoch F, Bohm T, Burgi ML, von Knoch M, Bereiter H. Trochleoplasty for recurrent patellar dislocation in association with trochlear dysplasia. A 4- to 14-year follow-up study. J Bone Joint Surg Br. 2006;88:1331–5.
34. Ntagiopoulos PG, Byn P, Dejour D. Midterm results of comprehensive surgical reconstruction including sulcus-deepening trochleoplasty in recurrent patellar dislocations with high-grade trochlear dysplasia. Am J Sports Med. 2013;41:998–1004.
35. Burrus M, Tompkins M, Hinckel B, Diduch DR, Arendt EA. Repair and reconstruction of the medial patellofemoral ligament for treatment of lateral patellar dislocations: Surgical techniques and clinical results. In: Scott WN, editor. Insall and scott: surgery of the knee. 6th ed. Philadelphia: Elsevier; 2017. p. 939–53.
36. Burrus M, Carstensen S, Diduch DR. Trochleoplasty. In: Browne J, Owens B, editors. Operative techniques: knee surgery. Philadelphia: Elsevier. In Press.
37. Utting MR, Mulford JS, Eldridge JD. A prospective evaluation of trochleoplasty for the treatment of patellofemoral dislocation and instability. J Bone Joint Surg Br. 2008;90:180–5.
38. Dejour D, Saggin P. The sulcus deepening trochleoplasty-the Lyon's procedure. Int Orthop. 2010;34:311–6.
39. Fucentese SF, Zingg PO, Schmitt J, Pfirrmann CW, Meyer DC, Koch PP. Classification of trochlear dysplasia as predictor of clinical outcome after trochleoplasty. Knee Surg Sports Traumatol Arthrosc. 2011;19:1655–61.

第 10 章 髌股关节不稳定的影像学检查

Vivek Kalia, Douglas N. Mintz

引言

复发性髌骨不稳定，包括半脱位和脱位，常发生于滑车和髌骨发育不良的部位。17%~69%的原发性髌骨脱位患者会出现复发性脱位。第二次脱位后，再次脱位的概率显著增加[10,17]。复发性脱位增加了软骨损伤的风险[19]。

髌股对线和髌股对位常被混淆。髌股对线是指在一个给定的弯曲角度，髌骨和滑车之间的静态关系。髌股对位则描述了膝关节运动过程中这些结构及相关软组织稳定的动态关系。髌股错位是由骨和软组织复杂的生物力学应力相互作用造成的。动态肌力、软组织稳定、髌骨高度和倾斜、滑车形态的异常对髌股运动学和髌骨在整个膝关节屈伸范围内通过滑车沟协调滑动的能力起重要作用[22]。任何涉及这些结构的异常都可能导致髌股关节的疼痛和功能障碍。创伤或特定的运动，如旋转，可触发髌股关节的不良事件(如急性髌骨半脱位或脱位)。那些伴有解剖异常的患者可反复发作，最常见的是滑车发育不良、髌骨高位和胫骨结节偏外[7]。

不稳定的影像学表现

X 线片

膝关节不稳定的影像学评估传统上包括测量股四头肌角（或 Q 角)，Brattstörm

V. Kalia (✉) · D. N. Mintz
Hospital for Special Surgery, New York, NY, USA
e-mail: MintzD@hss.edu

首次描述了这一方法[3]。测量时需要画两条线,一条从同侧髂前上棘(ASIS)至髌骨中心,第二条从髌骨中心至胫骨结节(图10.1)。Q角>20°的膝关节发生髌骨不稳定的风险更高,同时也更易发生膝前痛[23]。Q角可在很多情况下增大,如膝外翻、股骨前倾增大、胫骨结节偏外和胫骨外旋。Q角评价髌股关节不稳定的可信度和有效性仍然存在争议。X线片可以评估髌股关节的静态线位,在前后位片和侧位片上分别可以看到髌骨的位置和高度。患者膝关节屈曲不同程度使髌骨进入滑车中后拍摄的轴位片可以提供的信息差异很大。在屈曲程度较高的情况下,不利于

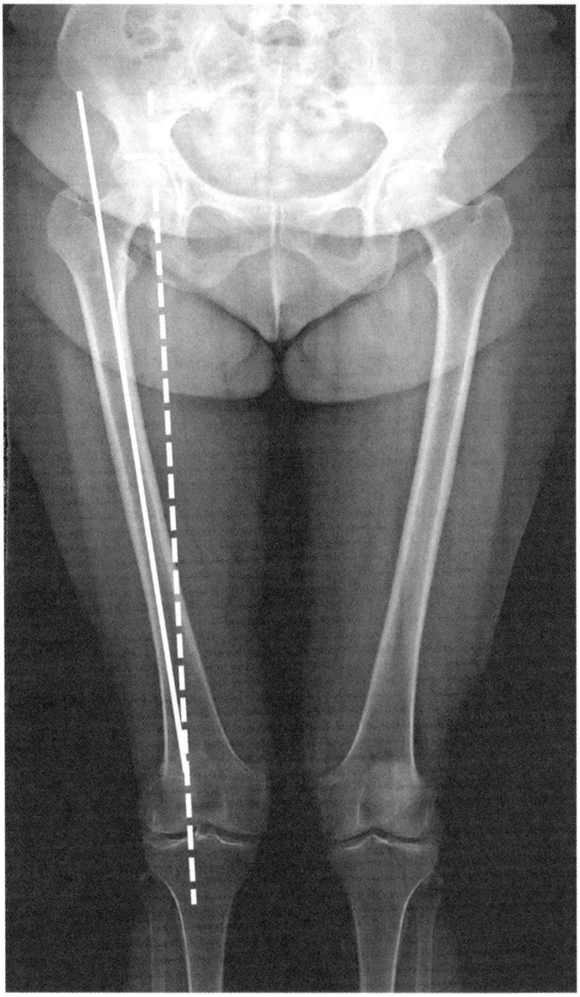

图10.1 骨盆下部至胫骨近端前后位X线片显示了Q角的测量。一条线(实线)从ASIS到髌骨中心,第二条线(虚线)从髌骨中心到胫骨结节,然后向上延伸。这两条直线之间的夹角为Q角。

评估髌骨相对滑车的位置关系(倾斜和半脱位)。标准的侧位片是评估滑车形态最合适的方法。

髌骨脱位后,X 线片可显示积液、软组织肿胀、髌骨侧位倾斜和半脱位。在 X 线片上,有约 1/3 的急性脱位者可出现典型的髌骨内侧游离体[21]。

横断面成像(CT 和 MRI)

一种可在横断面成像上做的更可靠且有效的测量是测量TT-TG 距离[25]。由于在静态 CT 和 MRI 检查中, 髌骨的位置和排列是不同的,TT-TG 已经成为常用的髌骨位置的替代标志物,在不同的成像方式和不同的病理状态中,它是相对稳定的,因此目前最常用于帮助确定治疗方案[4,5]。在 MRI 上,TT-TG 为轴位图像上滑车沟最深点到髌腱插入胫骨结节处中点的距离[25,26](图 10.2)。TT-TG 距离的增加已被证明与外侧髌股关节软骨病变[25]和髌骨不稳定有关[2,18]。滑车角,即轴位图像上滑车外侧面和内侧面的夹角,也可用于表示脱位倾向,如在滑车角较高的浅滑车中(图 10.3)。

在短暂性髌骨外侧脱位的情况下,复位通常发生在影像学检查之前,急性疼痛和膝关节肿胀的临床表现可能是非特异性的。因此,影像学上的标志性特征对于做出或确认髌骨脱位的诊断非常必要。膝关节 MRI 经常用于评估解剖结构,表征脱位的典型骨髓挫伤、内侧支持带和 MPFL 断裂、任何骨折的程度,以及发现骨软骨损伤和破裂[14](图 10.4)。

当髌骨外侧脱位或原路复位时,髌骨的内下面与股骨外侧髁关节外的前外侧面相碰撞[8],造成骨髓挫伤,呈局灶性骨髓水肿区(图 10.5)。与前交叉韧带撕裂的移位相比,股骨外侧髁的挫伤更多地出现在前、上、外侧[15,27]。在髌骨脱位患者中,约 70%存在髌骨下骨软骨损伤[9]。更罕见的是,沿股骨外侧髁发生剪切型骨折[24]。如果在较高的屈曲程度出现脱位,那么损伤股骨外侧髁的风险比损伤外侧滑车的风险更高。

在急性情况下,一般很难区分 MPFL 和内侧支持韧带复合体撕裂的位置(股骨侧或髌骨侧),因为几乎每例患者都有一些髌骨侧的损伤,股骨损伤表现为近端内侧副韧带前部的骨髓水肿。而 MPFL 本身往往难以辨别[7]。

多达 33%的患者在髌骨脱位后可见关节内游离体[7,9,15],通常表现为来自髌骨内侧或股骨外侧髁分离的软骨组织碎片或骨软骨碎片。

大多数髌骨脱位并自行复位的患者会出现持续性髌骨半脱位或倾斜,这是由于伴发 MPFL/内侧支持带复合体损伤以及关节积液[7]。

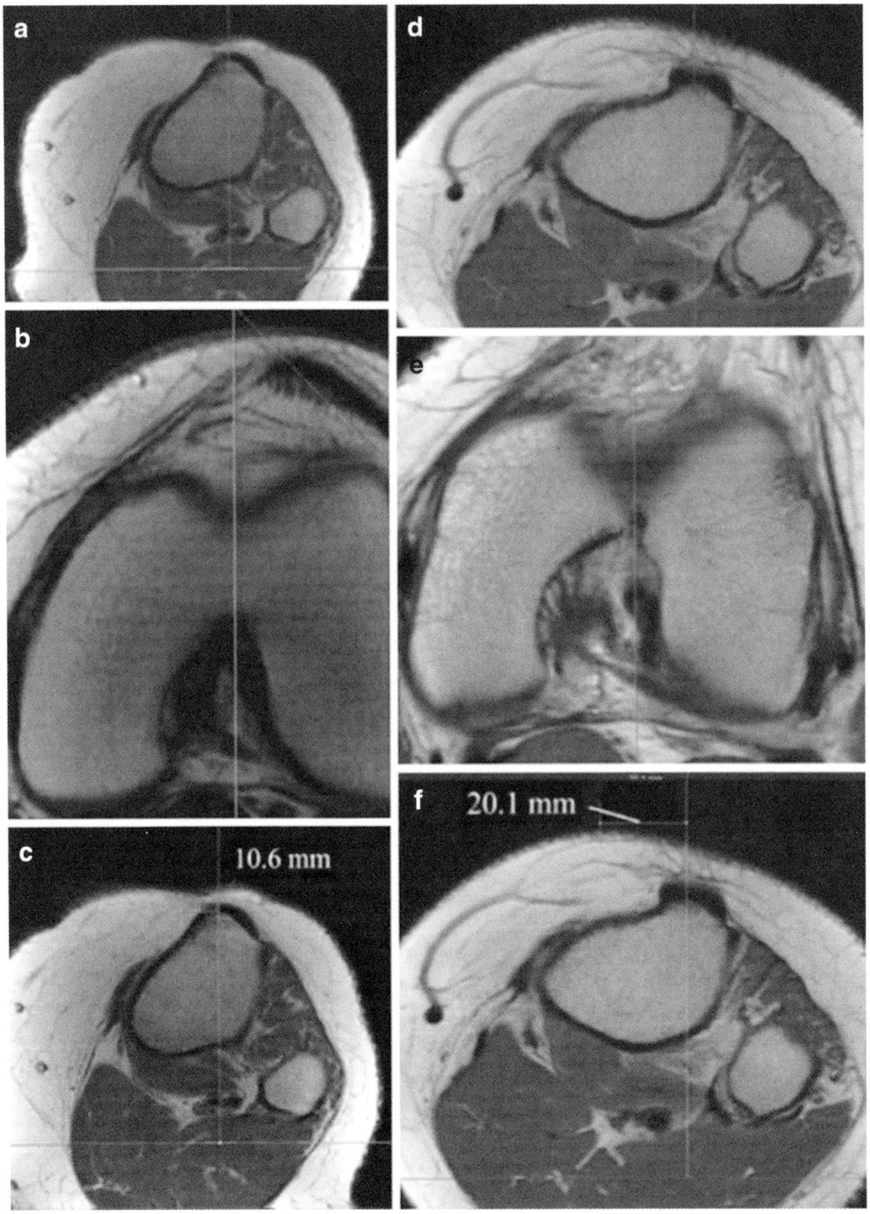

图 10.2 膝关节轴位质子密度加权图像下 TT-TG 距离的测量。通过胫骨结节画一条垂线(a)，通过滑车沟中心画第二条垂线(b)，测量两条线之间的距离(c)，这是正常的(10.6mm)。在图(d~f)中，采用与图(a~c)相同的方法，可以看到 TT-TG 距离异常为 20.1mm。

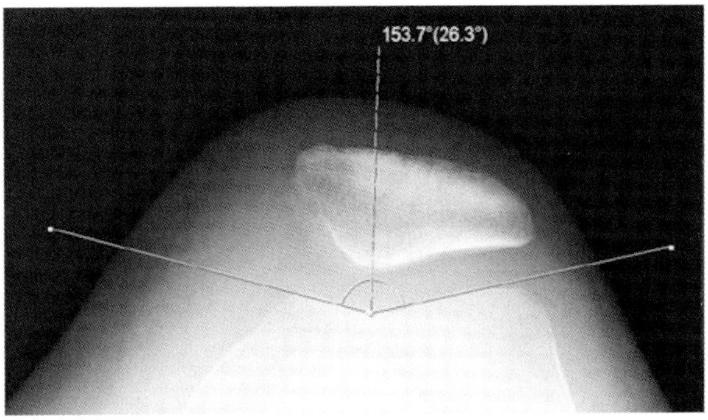

图 10.3 膝关节轴位 X 线片显示浅滑车角为 153.7°(正常<145°)。

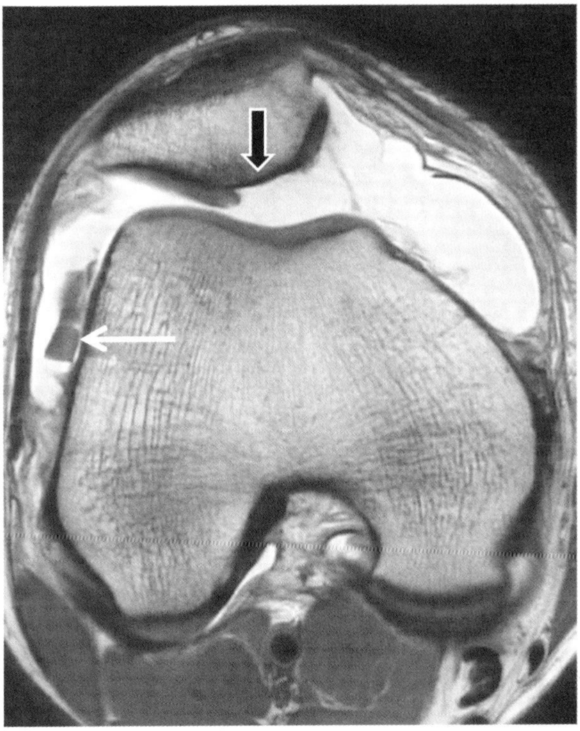

图 10.4 轴位质子密度加权图像显示髌骨正中处Ⅳ级软骨损伤(黑色箭头所示),同时可见移位的软骨碎片(白色箭头所示)和大量膝关节积液。该软骨损伤需早期手术。

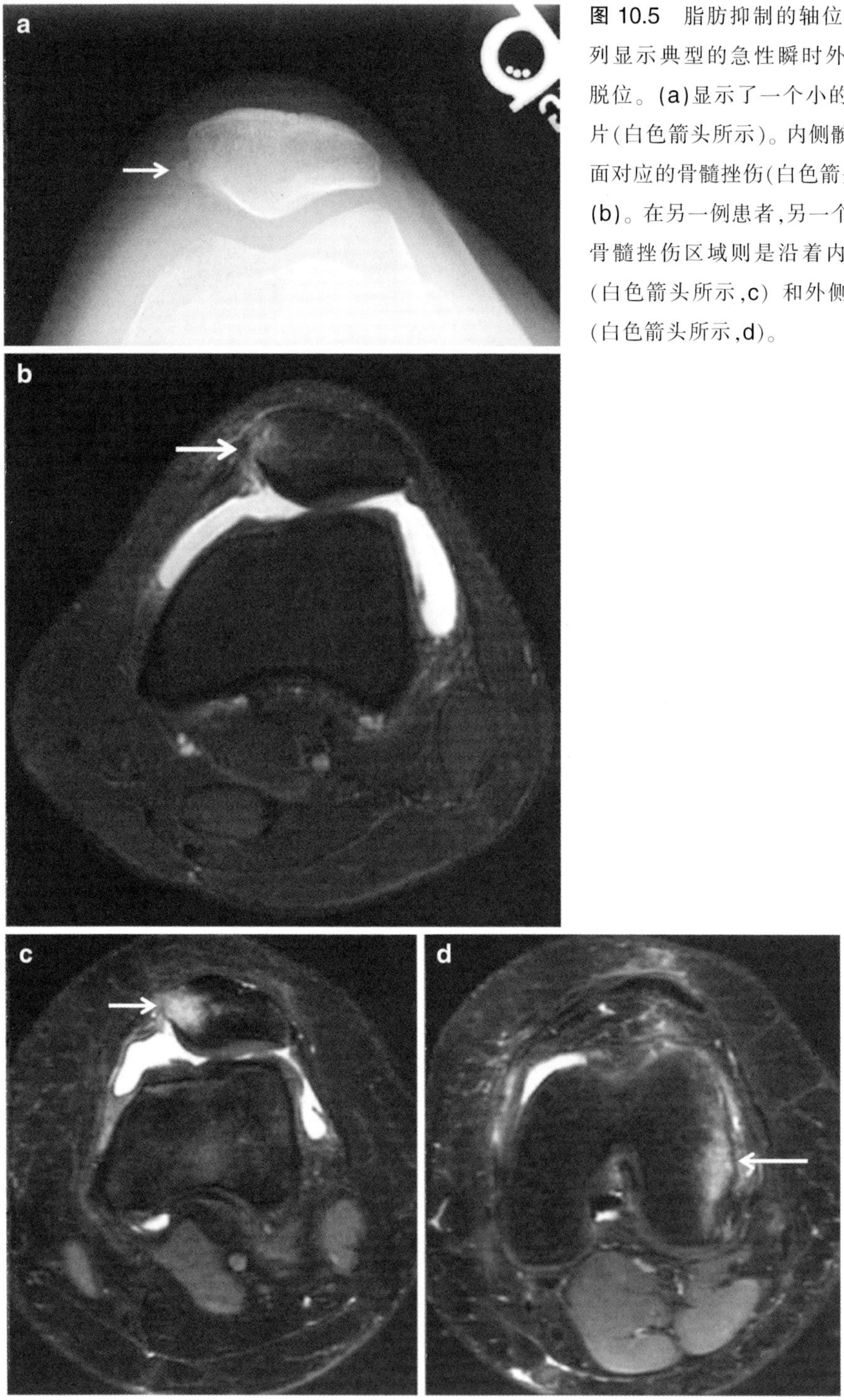

图 10.5 脂肪抑制的轴位 MRI 序列显示典型的急性瞬时外侧髌骨脱位。(a)显示了一个小的骨折碎片(白色箭头所示)。内侧髌骨关节面对应的骨髓挫伤(白色箭头所示)(b)。在另一例患者,另一个经典的骨髓挫伤区域则是沿着内侧髌骨(白色箭头所示,c) 和外侧股骨髁(白色箭头所示,d)。

髌股关节正常术后影像学表现

髌股关节对位手术

近端软组织重排手术可在外侧或内侧进行。内侧包括内侧紧缩、修复和重建。外侧可以进行软组织松解或延长。

滑车成形术是一种近端骨手术。

内侧关节囊紧缩术

内侧关节囊或支持带紧缩手术的理念是以髌骨为基础，减少内侧的多余部分而增加内侧结构的稳定性[1,12]。这些手术的术后再脱位率高于 MPFL 重建术[28]。紧缩在 MRI 上可能难以识别，但其特征是沿内侧关节的瘢痕累及 MPFL/支持带/关节囊(图 10.6)。

MPFL 修复术和重建术

正常的 MPFL 连接于内收肌结节和髌骨内上髁之间(图 10.7)。MPFL 重建手

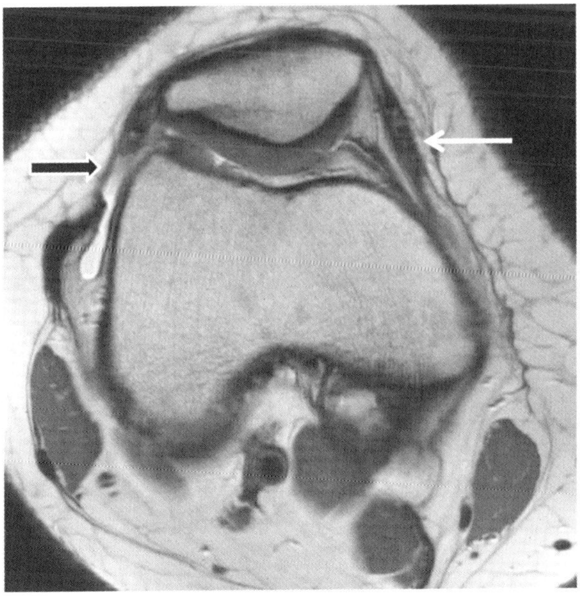

图 10.6　轴位质子密度加权图像显示内侧关节囊紧缩术后，内侧稳定性软组织出现瘢痕(白色箭头所示)，外侧关节囊松解后出现间隙(黑色箭头所示)。

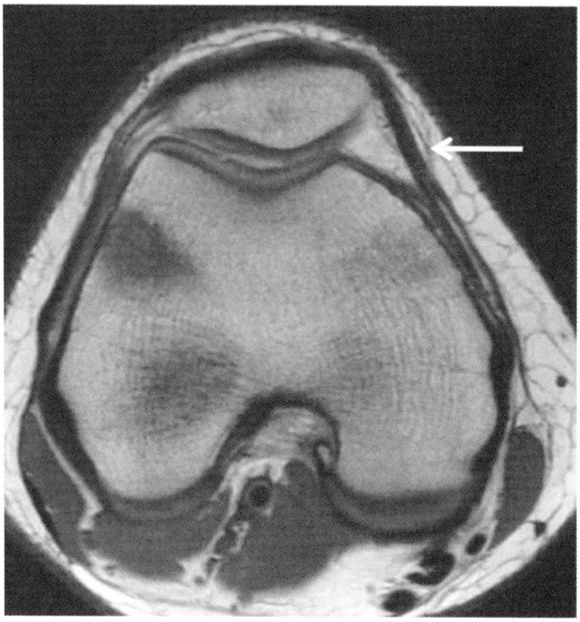

图 10.7 膝关节轴位质子密度加权图像显示正常的 MPFL 外观(白色箭头所示)。

术技术是有多种选择的。术后正常的 MPFL 应具备下列特征:①解剖在位;②连续性好;③MRI 低信号强度(图 10.8)。

MPFL 重建术后可能出现的并发症包括髌骨骨折、股骨或髌骨侧定位错误、再损伤后移植物失败和固定失败(图 10.9)。移植物应在其活动范围内接近等长固定。股骨侧移植物应放置于 Schottle 点(图 10.10)。一个过于接近近端的固定点将使屈曲过于紧张,明显增加髌股关节的压力。而过于远端固定的移植物会在过早屈曲时松动,容易导致复发性不稳定。髌骨侧定位不当,如固定的隧道或锚钉位置过于靠前或靠近端可能会导致固定装置损伤髌骨软骨,并导致骨折。

外侧松解

在膝关节外侧,通过松解支持带和关节囊可以更好地使髌骨稳定在中心,减少脱位风险。

在影像学上,如果实施松解,外侧包膜会出现局灶性缺损(图 10.11)。它可能很难与外侧关节切开术相区分。随着时间的推移,缺损会充满纤维组织。

滑车成形术

滑车成形术的适应证、技术和并发症在其他章节中已有描述。对于骨骼发育

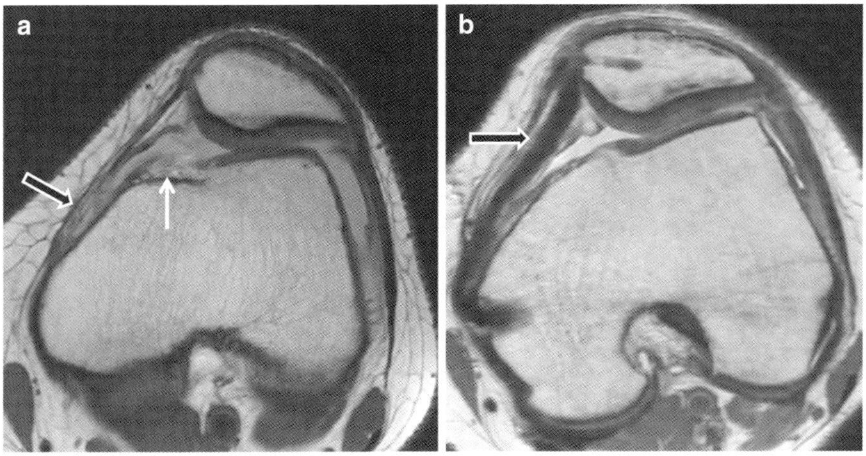

图 10.8　一名有复发性髌骨半脱位病史的 33 岁女性在 MPFL 重建前后的轴位质子密度加权 MRI。(a)显示慢性髌骨外侧半脱位，表现为滑车发育不良，包括内侧滑车关节面发育不全（白色箭头所示）。MPFL 是细的（黑色箭头所示）。(b)显示一个连续的、低信号强度的 MPFL 移植物（黑色箭头所示），改善了髌骨对齐。

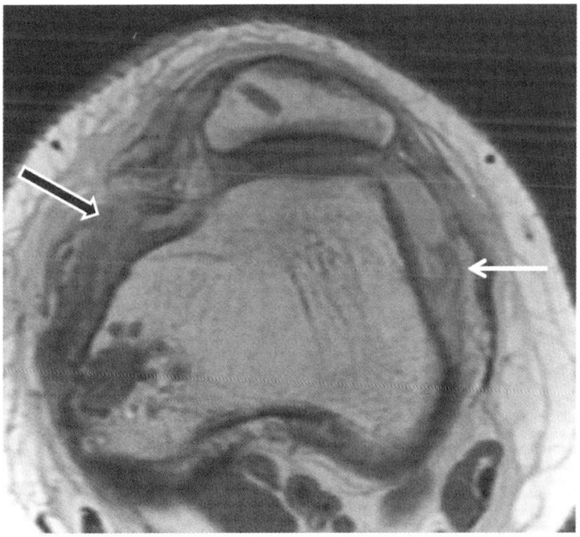

图 10.9　一名 18 岁女性 MPFL 重建术后的轴位 MRI 显示 MPFL 移植物紊乱（黑色箭头所示）和滑膜炎（白色箭头所示）。

成熟且严重滑车发育不良的患者，可进行滑车成形术。对于骨骼发育不成熟的患者，MPFL 重建术可以使用避免损伤到生长板的股骨固定技术安全实施[6]。由于滑车成形术可显著增加有严重髌股关节炎患者的术后疼痛，因此在这种情况下是禁

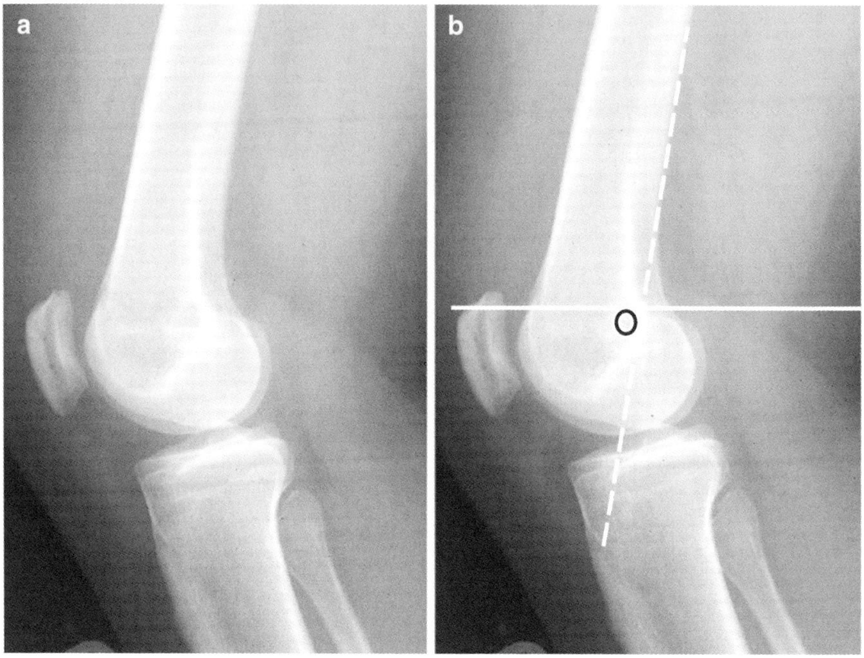

图 10.10 膝关节侧位 X 线片显示在 MPFL 重建过程中放置隧道的 Schottle 插入点。沿股骨后皮层画一条线(白色虚线所示),在股骨髁上缘水平画一条线(白色实线所示)。Schottle 插入点(黑色圆圈所示)位于两线的交点的前下象限。

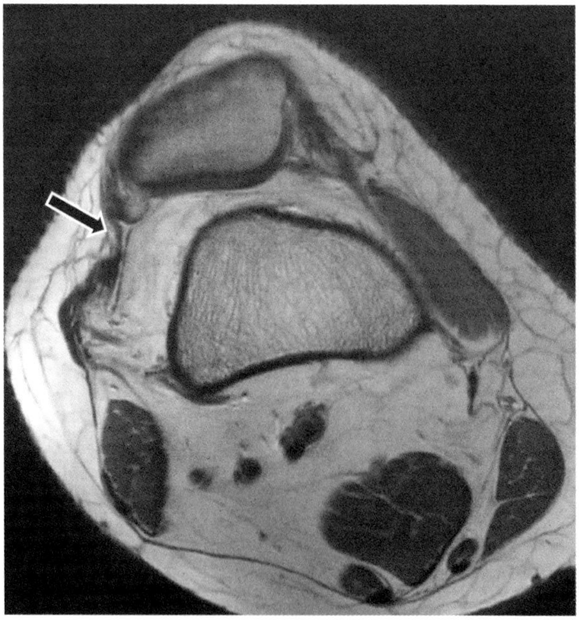

图 10.11 轴位质子密度加权图像显示松解部位外侧囊局部缺损(黑色箭头所示)。

忌的[16]。

滑车成形术目前仍未大规模开展，其术前和术后影像学变化可以用来识别术后改变(图 10.12)。术前 X 线片和 CT 图像通常显示滑车上棘(图 10.13)，滑车成形术的目的是将其消除并尽可能加深滑车沟。在 MRI 上可以看到伪影和其他术后证据。

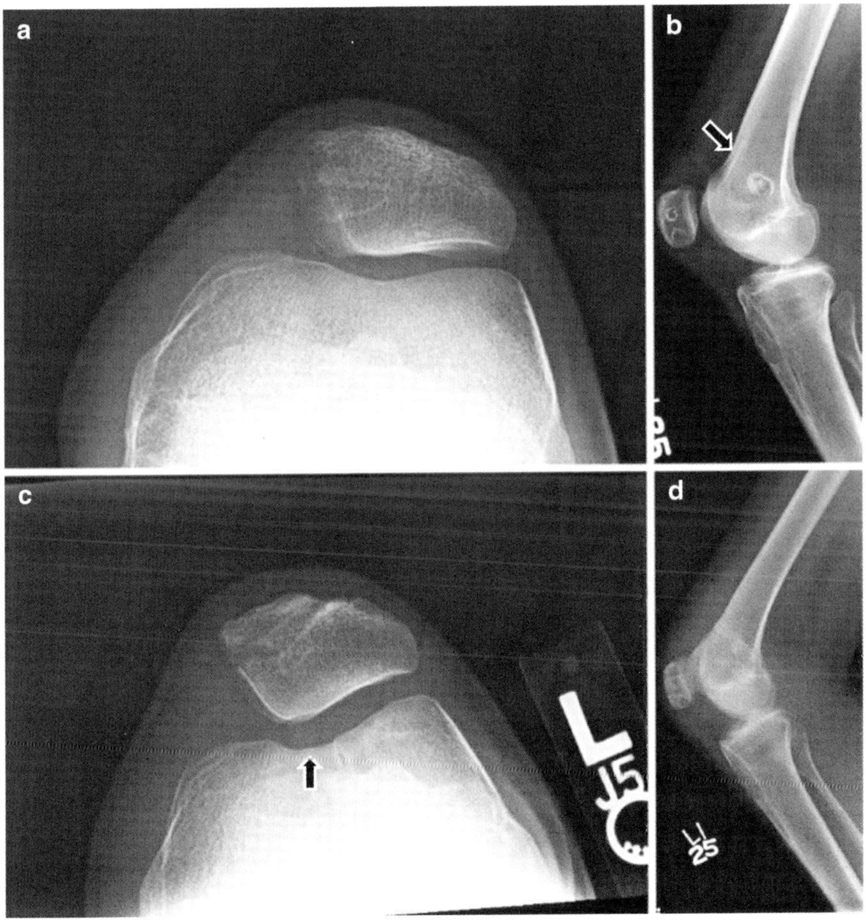

图 10.12　一例 17 岁患者在滑车成形术后，在术前(a、b)和术后(c、d)拍摄了侧位片和轴位片。术后图像显示滑车上棘消失，该结构在术前侧位图像上明显可见[黑色箭头所示，图(b)]。轴位 CT(未显示)可见滑车沟加深[黑色箭头所示，图(c)]。

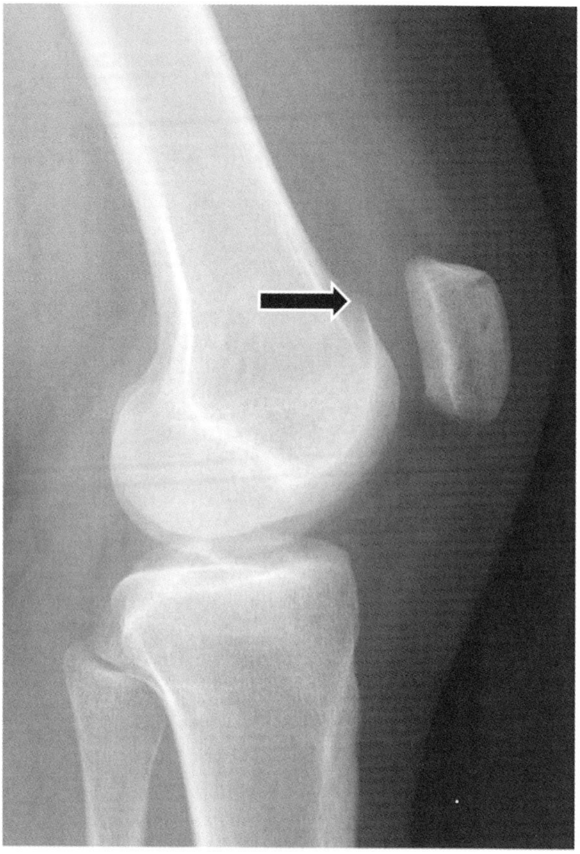

图 10.13 膝关节侧位 X 线片显示滑车上棘(黑色箭头所示)。

远端重排

TTO

TTO 用于治疗髌骨疼痛和(或)髌骨外侧脱位,并且可治疗 TT-TG 过大或高位髌骨[13]。对于髌骨不稳定的患者,TTO 可纠正 TT-TG 过大。此外,在严重高位髌骨的情况下,TTO 也可用于下移髌腱的附着。在重度高位髌骨患者中,结节可向远端移动[20]。对于复发性髌骨不稳定患者何时应用 TTO 尚无共识,但对于 TT-TG 距离>20mm 的患者,应考虑胫骨结节内移,以帮助纠正髌股关节冠状面排列不良并减少髌骨的外侧合力[16]。至于 20mm 的距离大小目前还有争议,还需要更多的研究来确定患者何时应接受 TTO,何时进行单独的 MPFL。

胫骨结节前移或内移的程度可随截骨角度或截骨块的尺寸不同而改变。固定螺钉在 MRI 上比 CT 上更容易造成伪影，因此更难观察愈合情况。侧位片最常通过判断骨皮质的连续性来评估愈合情况。TTO 的并发症包括延迟愈合或不愈合、骨折和感染（图 10.14）。因螺钉而产生疼痛时可能需要将其取出。

软骨手术

软骨移植治疗软骨骨折

对于至少有一层软骨下骨附着的软骨碎片的缺损或损伤，可将碎片固定到原有位置。治疗目标是实现骨与骨的愈合，使年轻患者获得更好的预后。

软骨再生技术

对于小的缺损，微骨折技术可以刺激出血，多能干细胞可以分化成软骨来填补缺损。由于产生的是纤维软骨，而不是透明软骨，在高剪切力作用下，针对髌股关节的治疗效果不佳。

MACI 或 ACI 可在各种支架中填充缺损。一种最新的可用的修复技术是用纤维蛋白胶（DeNOVO）将微粒化的同种异体软骨植入缺损中（图 10.15）。在其术后 2 年，填充的软骨随着时间的推移而成熟，其 MRI 信号特征与邻近的正常软骨相似[11]。

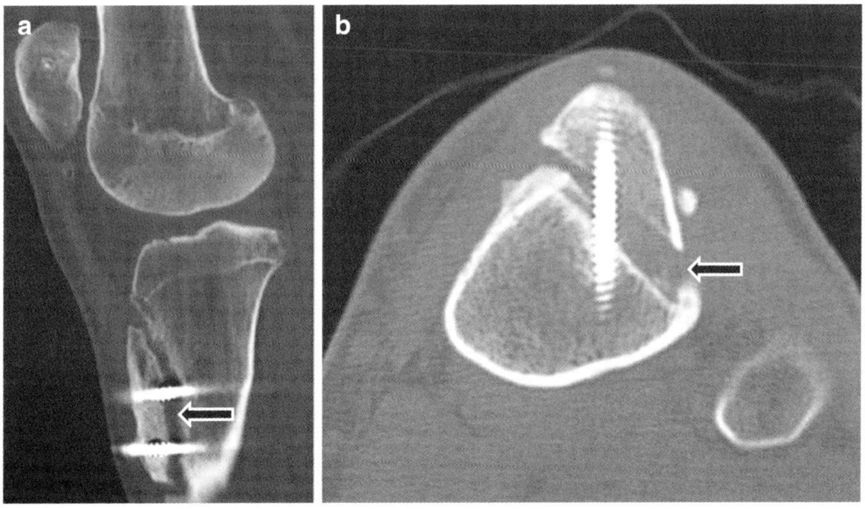

图 10.14　两例不同患者行 TTO 后的矢状位（a）和轴位（b）CT 图像。两幅图像均显示截骨块与胫骨之间存在间隙（黑色箭头所示），间隙边缘硬化，骨不连。

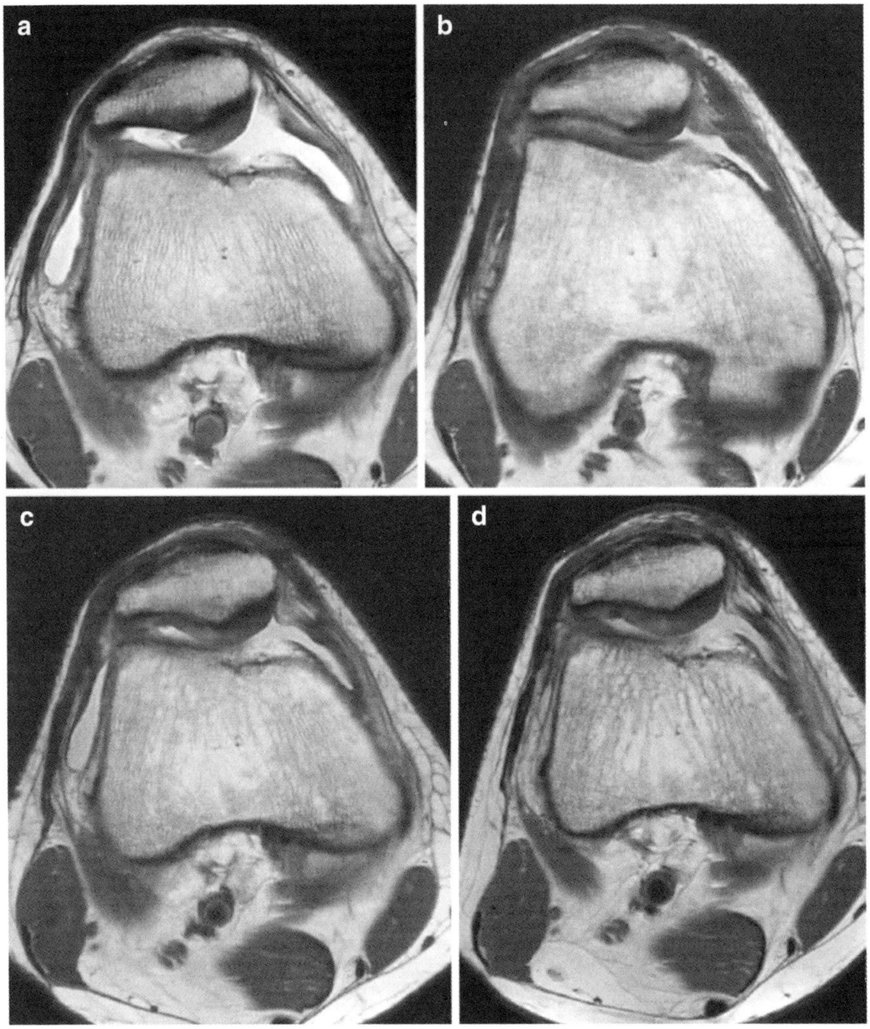

图 10.15 同一患者不同时间检查的四个轴位质子密度加权 MRI。(a)显示患者在髌骨外侧关节面出现Ⅳ级软骨缺损,之后其接受了软骨修复技术,用 DeNOVO 填充缺损的软骨。(b~d)显示移植部位愈合的连续阶段,移植物最初表现为高信号(b),随后逐渐失去高信号(c),后来在厚度和信号强度上更接近邻近的自体软骨(d),但从未完全恢复到正常软骨的形态。

填充

软骨可用于自体移植术[自体骨软骨移植系统(OATS)或异体移植(OCA)](图 10.16)。由于髌骨软骨相对于膝关节其他部位的软骨形状特殊且厚度大,OAT 会导致移植物骨部分突出于周围骨组织部分,以保证移植物的软骨部分,与周围软骨平齐。

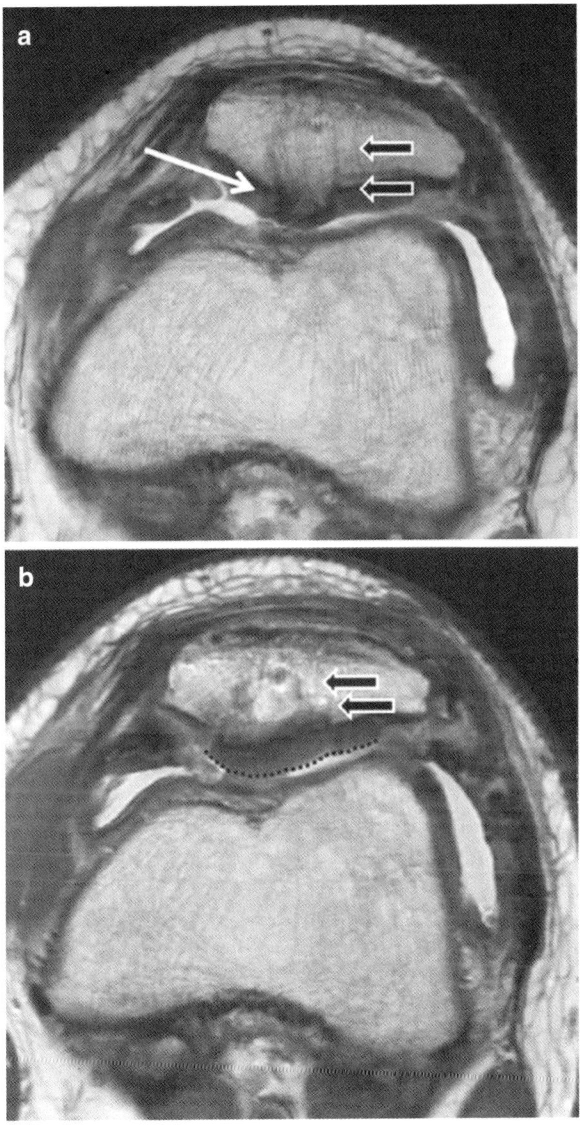

图 10.16 轴位质子密度加权 MRI 显示患者接受了 OATS(a),随后接受了 OCA(b)。(a)自体移植(黑色箭头所示),在骨软骨界面有一个小偏移(白色箭头所示)。(b)用 OCA(黑色箭头所示)替代自体骨移植,正常软骨表面/结构(黑色虚线所示)重建良好,骨软骨界面偏移较小。

OCA 通常用于较大的缺损。最近几年,OCA 的使用也在增加。对于较大的髌骨软骨损伤,最好从其他供体髌骨取下 OCA,以匹配髌骨软骨独特的形状和厚度。无论是自体骨还是异体骨软骨,都存在软骨无法愈合或软骨分层的并发症。

结论

影像学检查在评估个体患者的解剖结构中至关重要，它可以帮助确定患者的术后复发风险，并有助于指导手术治疗。它通常会决定急性初次脱位患者是否需要手术，在患者中发现是否存在游离体或软骨骨折。随着我们治疗软骨损伤的方法不断改进，针对髌骨不稳定的情况，影像学在治疗效果及再生软骨手术成功与否的判断上起着关键作用。此外，在手术失败的情况下进行影像学检查将有助于确定如何更好、更成功地进行翻修术。

（张永进 周天平 译 张辉 敖英芳 校）

参考文献

1. Ahmad CS, Lee FY. An all-arthroscopic soft-tissue balancing technique for lateral patellar instability. Arthroscopy. 2001;17(5):555–7.
2. Askenberger M, Janarv PM, Finnbogason T, Arendt EA. Morphology and anatomic patellar instability risk factors on first-time traumatic lateral patellar dislocations: A prospective magnetic resonance imaging study in skeletally immature children. Am J Sports Med. 2017;45(1):50–8.
3. Brattstörm H. Patella alta in non-dislocating knee joints. Acta Orthop Scand. 1970;41:578–88.
4. Chhabra A, Subhawong TK, Carrino JA. A systematised MRI approach to evaluating the patellofemoral joint. Skelet Radiol. 2011;40(4):375–87.
5. Cooney AD, Kazi Z, Caplan N, et al. The relationship between quadriceps angle and tibial tuberosity–trochlear groove distance in patients with patellar instability. Knee Surg Sports Traumatol Arthrosc. 2012;20:2399–404.
6. Dean CS, Chahla J, Serra Cruz R. Patellofemoral joint reconstruction for patellar instability: medial patellofemoral ligament reconstruction, trochleoplasty, and tibial tubercle osteotomy. Arthrosc Tech. 2016;5(1):e169–75.
7. Diederichs G, Issever AS, Scheffler S. MR imaging of patellar instability: injury patterns and assessment of risk factors. Radiographics. 2010;30(4):961–81.
8. Earhart C, Patel DB, White EA, et al. Transient lateral patellar dislocation: review of imaging findings, patellofemoral anatomy, and treatment options. Emerg Radiol. 2013;20(1):11–23.
9. Elias DA, White LM, Fithian DC. Acute lateral patellar dislocation at MR imaging: injury patterns of medial patellar soft-tissue restraints and osteochondral injuries of the inferomedial patella. Radiology. 2002;225(3):736–43.
10. Fithian DC, Paxton EW, Stone ML, et al. Epidemiology and natural history of acute patellar dislocation. Am J Sports Med. 2004;32(5):1114–21.
11. Grawe B, Burge A, Nguyen J, Strickland S, Warren R, Rodeo S, ShubinStein B. Cartilage regeneration in full-thickness patellar chondral defects treated with particulated juvenile articular allograft cartilage: an MRI analysis. Cartilage. 2017;8:374–83.
12. Henry JE, Pflum FA Jr. Arthroscopic proximal patella realignment and stabilization. Arthroscopy. 1995;11(4):424–5.
13. Ho CP, James EW, Surowiec RK, et al. Systematic technique-dependent differences in CT versus MRI measurement of the tibial tubercle-trochlear groove distance. Am J Sports Med. 2015;43:675–82.
14. Hong E, Kraft MC. Evaluating anterior knee pain. Med Clin N Am. 2014;98:697–717.

15. Kirsch MD, Fitzgerald SW, Friedman H, et al. Transient lateral patellar dislocation: diagnosis with MR imaging. AJR Am J Roentgenol. 1993;161(1):109–13.
16. LaPrade RF, Cram TR, James EW, et al. Trochlear dysplasia and the role of trochleoplasty. Clin Sports Med. 2014;33(3):531–45.
17. Lewallen L, McIntosh A, Dahm D. First-time patellofemoral dislocation: risk factors for recurrent instability. J Knee Surg. 2015;28(4):303–9.
18. Munch JL, Sullivan JP, Nguyen JT, Mintz D, Green DW, Shubin Stein BE, Strickland S. Patellar articular overlap on MRI is a simple alternative to conventional measurements of patellar height. Orthop J Sports Med. 2016;4(7):2325967116656328.
19. Nomura E, Inoue M, Kuimura M. Chondral and osteochondral injuries associated with acute patellar dislocation. Arthroscopy. 2003;19(7):717–21.
20. Robin J, Neyret P. Tuberosity surgery: what is the role of distalization? Oper Tech Sports Med. 2015;23:107–13.
21. Seeley MA, Knesek M, Vanderhave KL. Osteochondral injury after patellar dislocation in children and adolescents. J Pediatr Orthop. 2013;33(5):511–8.
22. Sherman SL, Plackis AC, Nuelle CW. Patellofemoral anatomy and biomechanics. Clin Sports Med. 2014;33(3):389–401.
23. Smith TO, Hunt NJ, Donell ST. The reliability and validity of the Q-angle: a systematic review. Knee Surg Sports Traumatol Arthrosc. 2008;16:1068–79.
24. Swischuk LE, Hernandez JA, Hendrick EP, et al. Lateral femoral condylar shearing fractures. Emerg Radiol. 2003;10(1):19–22.
25. Thakkar RS, Del Grande F, Wadhwa V, et al. Patellar instability: CT and MRI measurements and their correlation with internal derangement findings. Knee Surg Sports Traumatol Arthrosc. 2016;24(9):3021–8.
26. Wittstein JR, Bartlett EC, Easterbrook J, et al. Magnetic resonance imaging evaluation of patellofemoral malalignment. Arthroscopy. 2006;22:643–9.
27. Zaidi A, Babyn P, Astori I, et al. MRI of traumatic patellar dislocation in children. Pediatr Radiol. 2006;36(11):1163–70.
28. Zhao J, Huangfu X, He Y, et al. The role of medial retinaculum plication versus medial patellofemoral ligament reconstruction in combined procedures for recurrent patellar instability in adults. Am J Sports Med. 2012;40:1355–64.

索 引